W0089246

INHALT

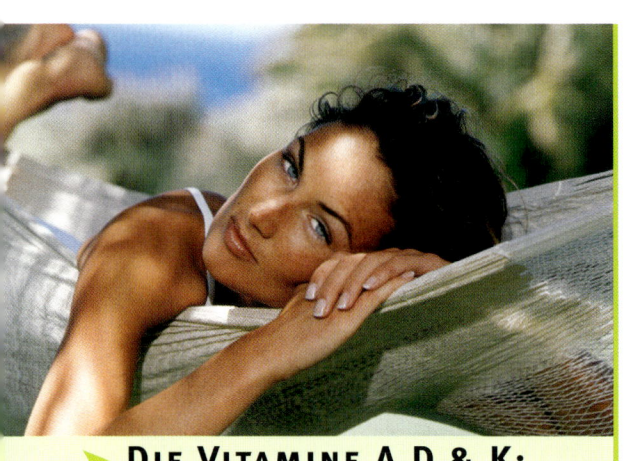

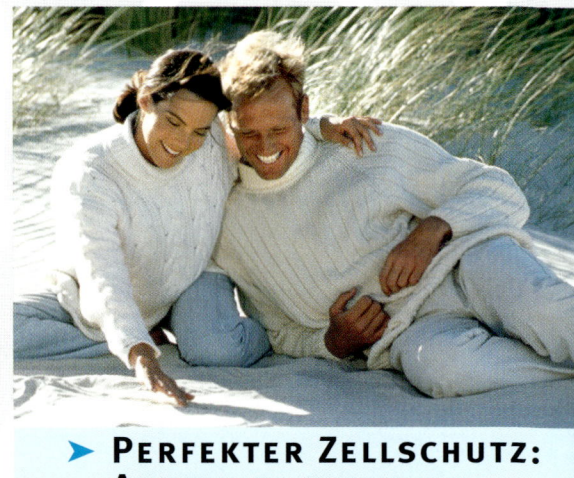

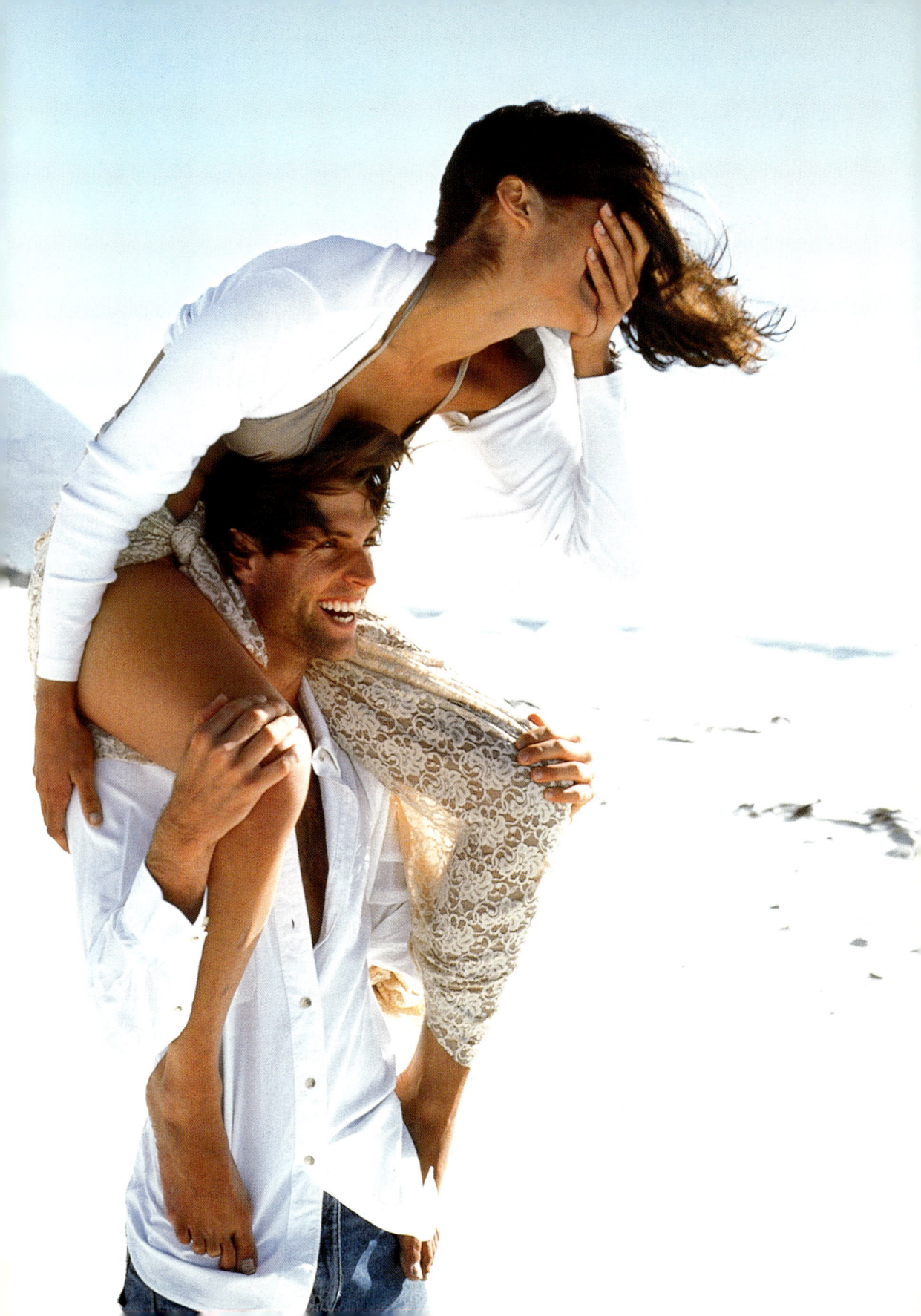

Ein Wort zuvor

Würden Sie in Ihren teuren Sportwagen billiges Heizöl tanken, damit er nur noch auf 120 km/h beschleunigt und der Motor schneller verschleißt? Sicher nicht. Aber das ist die geliebte Forever-old-Strategie vieler Menschen, die täglich Junk-Food tanken.

Versuchen Sie es doch mal mit der Forever-young-Strategie: Tanken Sie hochwertige Biostoffe, damit Sie voller Leistungskraft und Lebensfreude auf der Überholspur bleiben und Ihre Zell-Software (die Gene) nicht beschädigt wird. Elf der vierzehn Vitamine sowie unzählige Pflanzenstoffe aus Obst und Gemüse gehören zu den wichtigsten Biostoffen – darüber sollten Sie Bescheid wissen.

Machen Sie Ihren Stoffwechsel fit

Sie fühlen sich immer so gut, wie Ihr Stoffwechsel funktioniert, und den können Sie mit Biostoffen enorm aktivieren. Mit etwas mehr Obst und Gemüse, Vollkorn und Vollkornprodukten sowie zusätzlichen Vitaminen können Sie Ihr Stoffwechsel-Lebensgefühl spürbar steigern.

Aktivieren Sie Ihr Immunsystem

Ihr Immunsystem bestimmt entscheidend über Ihre Gesundheit. Ein schlagkräftiges Immunsystem knüppelt nicht nur ständig Viren, Pilze und Bakterien nieder, sondern zerstört täglich Krebszellen. Vitamine sorgen dafür, dass sich Ihre Immunzellen schneller vermehren. Sie sind an der Produktion von Botenstoffen und Hormonen beteiligt, die Ihr Immunsystem steuern. Geben Sie Ihrem Immunsystem mit Vitaminen die Schlagkraft zurück, die Ihre Gesundheit braucht.

Werden Sie langsamer alt

Schützen Sie Ihre Zellen vor frühzeitigem Altern und Schäden. Die antioxidativen Vitamine und Pflanzenstoffe aus Obst und Gemüse binden Stoffe, die täglich mehr als 10 000-mal jede einzelne Zelle angreifen und zur Zellalterung führen. »Forever young« bedeutet: Ihr Alterungsprozess verläuft langsamer, Sie bleiben länger leistungsfähig und gesund. Sie können 120 Jahre alt werden. Das bringt Ihnen aber gar nichts, wenn Sie im Pflegeheim dahinvegetieren. Um mit 100 noch Fahrrad fahren und geistig aktiv sein zu können, brauchen Sie flexible Blutbahnen, junge Knochen und ein schnelles Nervensystem.

Die antioxidativen Vitamine und Pflanzenstoffe aus Obst und Gemüse senken die Herzinfarkthäufigkeit um 30 Prozent. Sie erhalten Ihre geistige Leistungsfähigkeit. Vitamine sind auch daran beteiligt, Ihre Knochen stabil zu halten. Sie sorgen dafür, dass Ihre empfindlichen Augenzellen bis ins hohe Alter intakt bleiben. Außerdem halbieren Obst und Gemüse sowie eine Extraportion Vitamine die Krebshäufigkeit.

Topfit mit Vitaminen

»Forever young« hat nichts mit Eitelkeiten zu tun, sondern mit Gesundheit und Lebensfreude. »Topfit mit Vitaminen« zeigt Ihnen anhand der neuesten Erkenntnisse der Forschung, warum Vitamine für Ihre Gesundheit und Leistungskraft so wichtig sind. Wir sagen Ihnen, was Vitamine alles können, in welchen Lebensmitteln kaum noch welche enthalten sind und wie Sie Ihre Vitaminzufuhr optimieren können.

Vitamine gehören zu den Top-Strategien gegen vorzeitiges Altern, sie bringen mehr Gesundheit und Lebensfreude.

Ihre

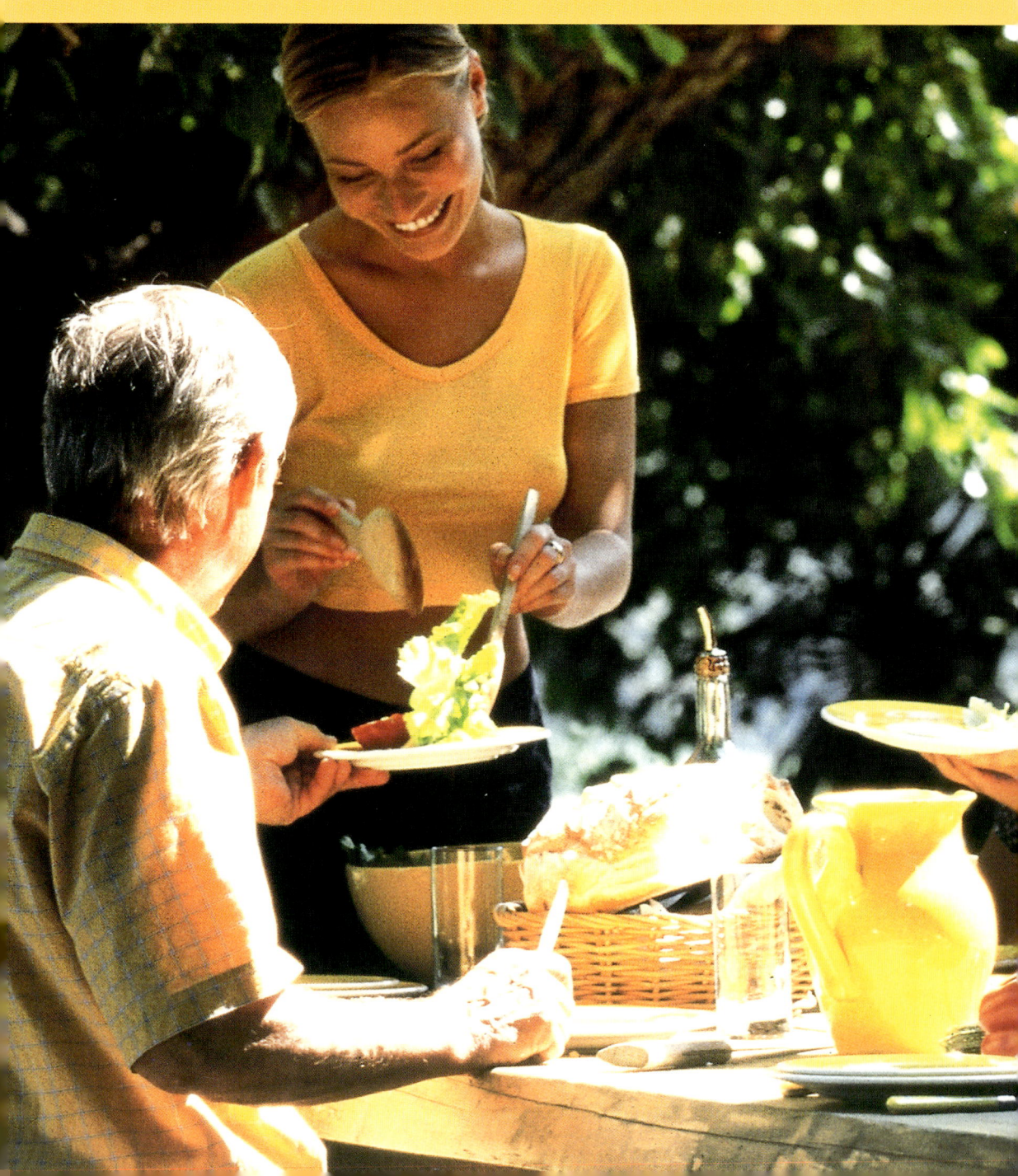

STOFFE FÜR DAS LEBEN:
VITAMINE

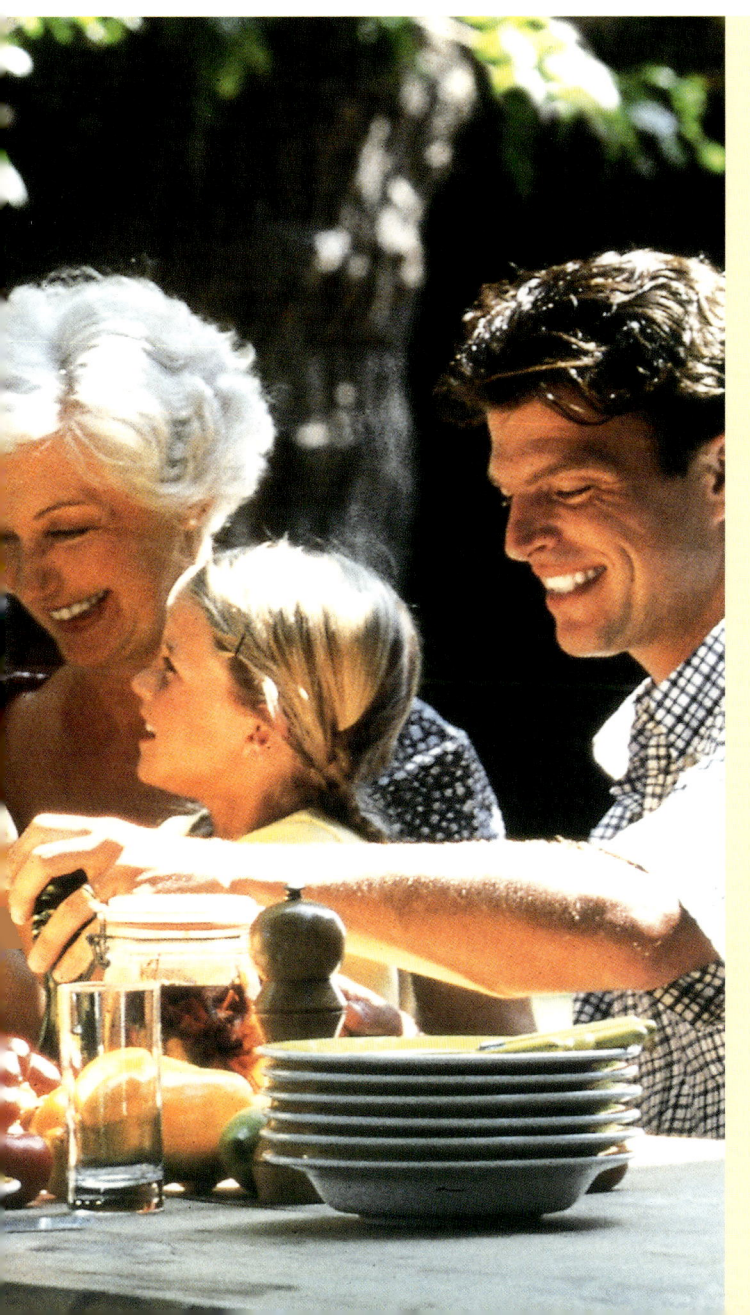

BIS SIE 65 Jahre alt sind, haben Sie 50 Tonnen Lebensmittel verzehrt. Aus ihren Inhaltsstoffen wird Ihr Körper quasi alle sechs Monate einmal komplett neu geschaffen. Doch die Nahrungsbausteine Kohlenhydrate, Eiweiß und Fett können von Ihrem Körper nur genutzt werden, wenn sie vorher in vielen Einzelschritten zerlegt, zusammengesetzt und in die Körperzellen eingebaut werden. An fast allen diesen Schritten sind Vitamine beteiligt. Als Teil von Enzymen und als hormonähnliche Botenstoffe sind mehr als 100 000 Stoffwechselabläufe bekannt, die durch Vitamine gesteuert werden.

OHNE VITAMINE LÄUFT NICHTS

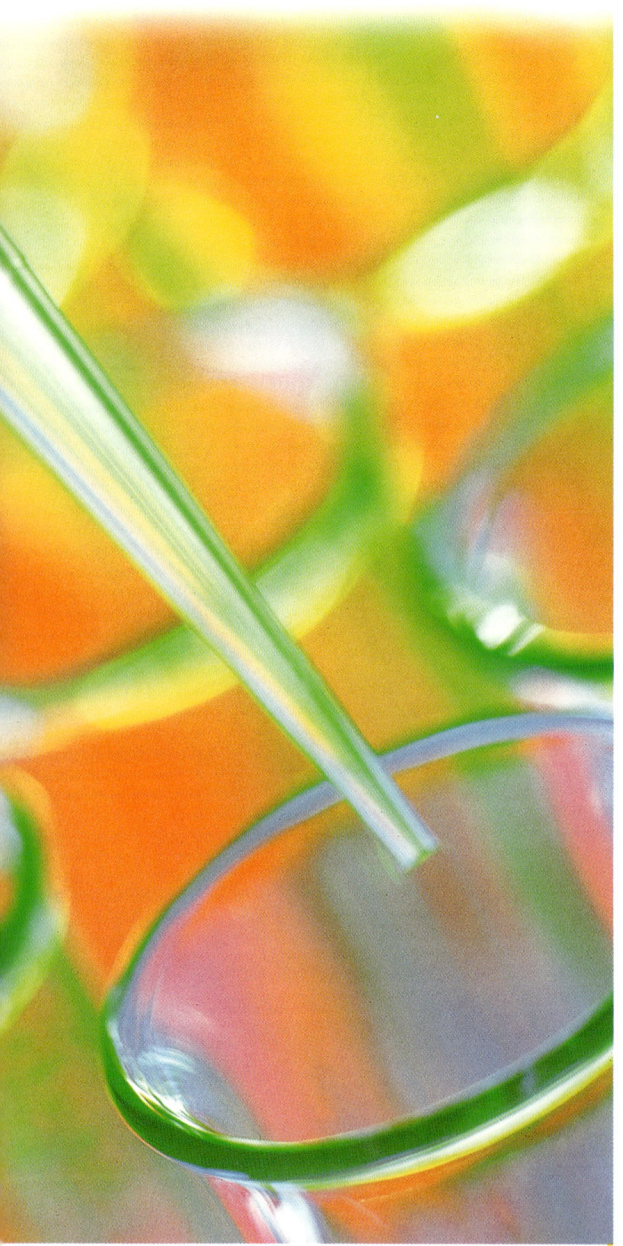

*Jahrzehntelanges Forschen hat zu spannen-
den Erkenntnissen über Funktion und
Bedeutung von Vitaminen geführt.*

Was sind Vitamine?

Die Bezeichnung Vitamin ist Programm:
»Vita« (lat.) bedeutet Leben. Die 14 Vitami-
ne sind lebensnotwendig und können mit
Ausnahme von Vitamin D nicht in unserem
Körper hergestellt werden. Deshalb brau-
chen wir die Zufuhr von Vitaminen aus
Lebensmitteln, und zwar hauptsächlich aus
pflanzlichen.

In unserem Körper gibt es kaum einen
Ablauf, an dem Vitamine nicht beteiligt
sind. Ohne Vitamine ist Leben unmöglich.
Jedes einzelne Vitamin übernimmt eine
hoch spezialisierte Aufgabe im Stoffwechsel-
geschehen, oft in Zusammenarbeit mit
anderen Vitaminen. Fehlt nur eines, führt
dies zu Störungen im Stoffwechsel.

Neun Nobelpreise wurden bis 1964 für die
Entdeckung und Erforschung von Vitaminen vergeben. Seit den 1990er Jahren stehen
diese Biostoffe wieder verstärkt im Mittel-
punkt des wissenschaftlichen Interesses. Die
neu gewonnenen Erkenntnisse haben weit-
reichende Folgen für ihren Einsatz zur
Erhaltung der Gesundheit.

Vitamine aktivieren den Stoffwechsel

Sie haben es selbst in der Hand, ob Sie Ihren
Körperzellen nährstoffarmes Junk-Food
zumuten oder ihnen Lebensmittel mit biologisch hochaktiven Rohstoffen zur Verfügung stellen. Sie entscheiden, ob Ihr
Immunsystem schlagkräftig ist oder vor
kleinsten Infekten kapituliert, ob Sie ein
»High-Speed-Nervensystem« aufbauen
oder ob bleierne geistige Trägheit Sie befällt.
Voraussetzung für Gesundheit und Leistungsfähigkeit ist eine ausgewogene
Ernährung und eine optimale Zufuhr an
Mikronährstoffen – an Vitaminen, Mineralien, Spurenelementen und zahllosen

Pflanzenstoffen. Der Grund: Auf diesen »Beschleunigern« biologischer Abläufe hat sich der menschliche Stoffwechsel entwickelt. Zehn Prozent weniger Vitamine im Blut mag Ihnen unbedeutend erscheinen. Da jedoch jedes Vitamin an Tausenden von Stoffwechselabläufen beteiligt ist, kommt es bereits durch einen geringen Mangel zu einer Verlangsamung des gesamten Stoffwechsels und zu einer Schwächung des Immunsystems. Die meisten Menschen halten dieses gebremste Lebens- oder Stoffwechselgefühl für normal, weil sie es anders gar nicht kennen. Fast niemand erhält heute die Menge an Mikronährstoffen aus der Nahrung, die der Steinzeitmensch aus frischen, nicht gelagerten, nicht raffinierten und nicht gekochten Lebensmitteln zu sich nahm.

Wie kommen Sie an genügend Vitamine?

Die wasserlöslichen Vitamine (siehe Info rechts) sind vor allem in Obst, Gemüse und in Getreideprodukten enthalten. Die fettlöslichen Vitamine finden sich vorwiegend in pflanzlichen Fetten wie Ölen und Nüssen. Vitamin A und B_{12} kommen ausschließlich in tierischen Produkten vor. Alle Vitamine sind wärme-, luft- und lagerempfindlich – die einen mehr, die anderen weniger. Deswegen stecken in transportierten, gelagerten, verarbeiteten oder gekochten Lebensmitteln immer weniger Vitamine als in rohen, unverarbeiteten.

Weite Transportwege für Obst und Gemüse, Lagerzeiten, Kochen und Backen, Konservieren, Bestrahlen und industrielle Be- und Verarbeitung von Lebensmitteln waren in der Evolution des vitaminabhängigen Stoffwechsels von Mensch und Tier nicht vorgesehen. Der zweifache Nobelpreisträger Linus Pauling errechnete, dass uns im Vergleich

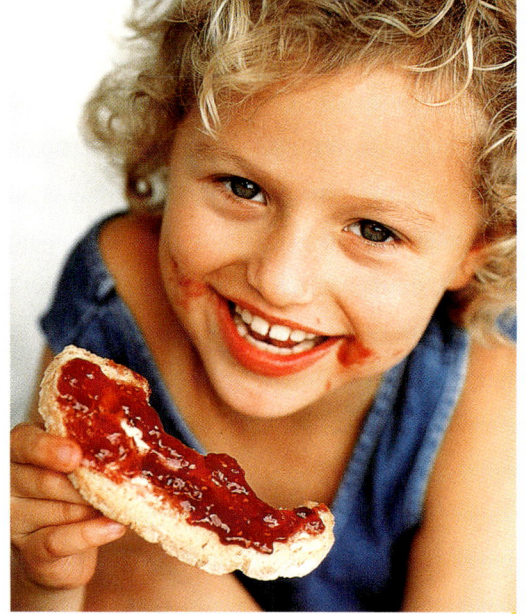

Weißbrot: Nein danke! Lassen Sie sich besser Vollkornbrot schmecken – Ihren Körperzellen zuliebe.

zum Steinzeitmenschen in 2000 Kalorien nur noch ein Drittel der Vitamine zur Verfügung stehen.

Tanken Sie biologische Aktivität

Weißbrot und geschälter Reis gehören zu Ihren Grundnahrungsmitteln? Wenn Sie einmal die Inhaltsstoffe dieser Nahrungsmittel mit ihren naturbelassenen Ausgangsprodukten vergleichen, erkennen Sie leicht, welche den höheren biologischen Wert für Ihren Körper haben.

B-Vitamine werden gebraucht, um Eiweiß und Kohlenhydrate zu zerlegen. Wenn ein Nahrungsmittel keine beziehungsweise keine nennenswerten Mengen an B-Vitaminen enthält, müssen diese im Körper von anderen Stellen abgezogen werden: aus Muskeln und Nerven. Ein Vitamin-B-reiches Lebensmittel liefert dagegen einen Vitaminüberschuss, der Ihren Nerven und Ihrem Gehirn für die schnelle Übertragung von Reizen zur Verfügung steht.

Die Nährstoffdichte bestimmt den Wert eines Lebensmittels

Je mehr Vitamine, Mineralien und Spurenelemente in einem Lebensmittel stecken, desto biologisch aktiver ist es. Je mehr von diesen Biostoffen enthalten sind, desto höher ist die so genannte »Nährstoffdichte« pro Kalorie. Das ist eine ganz neue Art, Lebensmittel zu betrachten. Biologisch wertvolle, nährstoffdichte Lebensmittel beschleunigen Ihren gesamten Stoffwechsel und aktivieren jede einzelne Körperzelle. Übrigens sind nährstoffdichte Lebensmittel von Natur aus ballaststoffreicher als nährstoffarme. Sie machen dadurch schneller satt und wirken so als natürliche Appetitzügler. Das ist der Grund, weshalb Sie bei vollwertigen Lebensmitteln keine Kalorien mehr zu zählen brauchen. Denken Sie also in biologischer Aktivität und in Nährstoffdichte.

Nährstoffarme Industriekost: ein Trauerspiel

Zurück zu Baguette und geschältem Reis. Diese Nahrungsmittel rauben unseren Körperzellen Vitamine, damit sie überhaupt verarbeitet werden können. Sie liefern im Gegensatz zu Brot aus vollem Korn oder ungeschältem Reis nur einen geringen Überschuss an Mikronährstoffen.

Nährstoffperlen vor die Säue

»Als Staatsmann ist nur qualifiziert, wer sich auf Fragen des Weizens versteht.« Das sagte Sokrates (430 v. Chr.). In der Antike war Weizen ein vollwertiges Grundnahrungsmittel. Einen Mangel an Vitaminen gab es nicht.

Das richtige Vitamin am richtigen Ort

IMMER WENIGER Vitamine erhält unser Körper aus den etwa 2000 Kalorien, die wir täglich essen. Er versucht jede noch so verschwindend kleine Menge an Vitaminen aus der Nahrung zu ziehen. Vitamin C wird zum Beispiel schon durch die Mundschleimhaut direkt ins Blut geschleust. Von dort steuert es dann zielstrebig seinen Arbeitsplatz in den Zellen an. Wenn Sie zu wenig Vitamin C bekommen, ist Ihr Immunsystem schon bald nicht mehr auf Zack. So hat jedes Vitamin Tausende von Funktionen, damit Ihr Stoffwechsel reibungslos läuft. Das richtige Vitaminmolekül muss also an den richtigen Ort gelangen. Trotz modernster High-Tech-Medizin beherrschen uns also nach wie vor die Gesetze der Natur. Das war schon immer so: Wir entkommen dem Stoffwechselprogramm nicht, das die Evolution über Millionen von Jahren entwickelt hat.

Mit geschältem Weizen, wie er heute überwiegend als Grundnahrungsmittel dient, könnte niemand mehr überleben. Die wertvollsten Bestandteile dieses Lebensmittels – die Mikronährstoffe – werfen wir nämlich heute den Säuen in der Viehzucht vor. Bei der Herstellung von Auszugsmehl wird die Randschicht des Korns abgeschält. Gerade in ihr stecken jedoch die meisten Vitamine – zehnmal mehr als im Rest des Korns. Vor allem die B-Vitamine der Randschicht sorgen dafür, dass Ihre Zellen und Ihr Nervenstoffwechsel fit und leistungsfähig sind.

Die Industrie gewinnt

Der Schälprozess, der für unseren Stoffwechsel einen herben Verlust bedeutet, verschafft der Lebensmittelindustrie gleich zwei Vorteile: Zum einen wird das Auszugsmehl fast unbegrenzt haltbar und rieselfähig. Darüber hinaus können die wertvollen Randschichten – der Kleieabfall – gewinnbringend als Kraftfutter für Tiere verkauft werden. Immerhin sollen Tiere viele Mikronährstoffe erhalten, damit sie schnell wachsen und ein möglichst starkes Immunsystem für die beengte Tierhaltung haben. In Zeiten von BSE ist dieses pflanzliche Kraftfutter noch begehrter.

Die Lebensmittelindustrie nennt dies »Wertschöpfungskette«. Aber lassen Sie sich nicht hinters Licht führen: Diese Art Wertschöpfung geht voll auf Kosten Ihrer Körperzellen und damit Ihrer Gesundheit. Sie bedeutet Mundraub für Ihre Körperzellen.

So viele Vitamine bleiben im Mehl übrig

Vitamin	Ganzes Korn*	Auszugsmehl (Type 405)*	Verlust
Vitamin A	0,003	0,0015	−50%
Vitamin B$_1$	0,47	0,06	−87%
Vitamin B$_2$	0,09	0,03	−67%
Vitamin B$_3$	5,10	0,70	−86%
Pantothensäure	1,20	0,21	−82%
Vitamin B$_6$	0,27	0,18	−33%
Folsäure	0,09	0,01	−89%
Vitamin E	1,40	0,30	−79%

* Vitamingehalt in Milligramm pro 100 Gramm

Die Vollreis-Connection

Profitieren Sie von 3000 Jahren Erfahrung. Chinesen essen seit Jahrtausenden Reis als Grundnahrungsmittel. Es ist ein vollwertiges Lebensmittel. Im 19. Jahrhundert traten in Asien auf einmal Vitaminmangelerscheinungen auf. Es dauerte fast 50 Jahre bis man erkannte, dass die neuen Reisschälmaschinen dafür verantwortlich waren, welche die wertvollen Vitamine aus der Randschicht des Reises schälten. Verwenden Sie daher Vollkornreis. Im Gegensatz zu Vollkornnudeln, die wohl nur eingeschworenen Öko-Freaks schmecken, ist Vollkornreis geschmacklich einwandfrei.

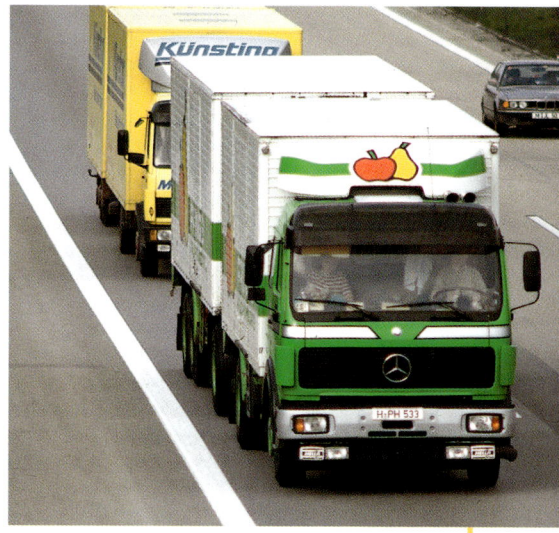

Obst und Gemüse täglich frisch aus dem Laster: Das mag Abwechslung auf den Tisch bringen – Vitamine leider kaum.

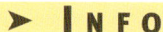

➤ INFO

Profitieren Sie von 3000 Jahren Erfahrung: die Vollreis-Connection

Vitamin	Ungeschälter Reis *	Geschälter Reis *	Verlust
Vitamin E	0,74	0,18	−76%
Vitamin B_1	0,41	0,06	−85%
Vitamin B_2	0,09	0,03	−67%
Vitamin B_3	5,2	1,30	−75%
Vitamin B_6	0,28	0,15	−46%
Folsäure	0,016	0,003	−81%
Pantothensäure	1,70	0,63	−63%

* Vitamingehalt in Milligramm pro 100 Gramm

Schlappes Gemüse quer durch Europa

Ohne Sonne reifen Früchte auf Lastern zwar während ihres Transports geschmacklich nach, aber ihr relativ niedriger Vitamingehalt verändert sich dabei nicht mehr. Ganz im Gegenteil: Dieses vitaminarme Obst und Gemüse macht auf der Fahrt quer durch Europa noch weiter schlapp. An einem Tag gehen bei Raumtemperatur schon 40 Prozent des Vitamin C verloren.

Was Sie aus dem Regal im Supermarkt greifen, sieht zwar bunt aus, ist aber vitaminarm im Vergleich zu frisch Geerntetem. Ein sechs Monate alter Lagerhaus-Apfel aus Frankreich, ein unreifer Flug-Apfel aus Neuseeland oder bestrahltes Gemüse aus Holland enthalten kaum noch Vitamine.

Zucker – die Geißel der modernen Ernährung

Ein Paradebeispiel für ein Nahrungsmittel mit leeren Kalorien ist Zucker. Er liefert nur Energie in Form von Kalorien ohne jegliche Vitalstoffe. Zucker ist eine relativ neue Errungenschaft des Menschen für seine Ernährung. Zuckerrohr wurde erst von Alexander dem Großen aus Vorderasien eingeführt. Schon dort diagnostizierten die

Ärzte, dass »sich Ameisen um den Urin von Zuckerkranken sammelten«. Im 17. und 18. Jahrhundert führte das Zuckerrohr zu den großen Sklavenexporten nach Brasilien und in die Karibik, wo die Zuckerplantagen waren.

Entwicklung des Zuckerverbrauchs

Jahr	Zuckerverbrauch/Kopf
1789	0,5 kg
1845	3,6 kg
1871	10 kg
1929	24 kg
1960	30 kg
1994	35 kg

Erst Ende des 18. Jahrhunderts wurde ein Verfahren entwickelt, mit dem es gelang, Zucker aus Zuckerrüben zu raffinieren. Die Folge: Der Zuckerkonsum nahm explosionsartig zu, und Europa wurde mit einem ganz neuen, bisher unbekannten Krankheitsbild konfrontiert: mit dem Diabetes, auch als Zuckerkrankheit bezeichnet. Diabetes trat zunächst nur bei der Zucker konsumierenden Aristokratie auf. Heute leiden vier Millionen Deutsche an Diabetes, die Folgeerkrankungen stehen an dritter Stelle der Todesursachen in Deutschland.

Zu viel Zucker überfordert die Bauchspeicheldrüse

35 Kilo reiner Zucker überfluten durchschnittlich den Stoffwechsel eines Deutschen pro Jahr. Die walnussgroße Bauchspeicheldrüse, die Insulin produziert, das den Zucker in die Zellen transportiert, ist damit überfordert. Die Geschichte des Zuckers ist die Geschichte einer neuen Krankheit: des Diabetes Typ II, der erworbenen Zuckerkrankheit.

Zucker überschwemmt die Blutbahn ...

In fast allen Fertig- oder Halbfertigprodukten steckt Zucker: vom Ketchup über Salatsauce bis zu Essiggurken, von Müslis und Cereals über Fruchtjoghurts, Fruchtnektare, Limonaden, Energieriegel. Ein Glas Limonade kann die Menge von 16 Stück Würfelzucker enthalten. Industriell hochverarbeitete Lebensmittel haben jedoch nur wenige Vitamine und Ballaststoffe.

... und raubt Vitamine

Die Vitamine, die der Stoffwechsel braucht, um den Zucker zu verarbeiten, werden dem Immunsystem, Nerven und Gehirn regelrecht weggenommen. Nicht minder dramatisch für den Organismus ist, dass das Blut in kürzester Zeit mit Zuckermolekülen überschwemmt wird. Denn weißer, raffinierter Zucker besteht aus kleinen Molekülen, die problemlos durch die Darmwand ins Blut wandern können. Das Hormon Insulin hat nun die Aufgabe, den in die Höhe geschnellten Blutzucker wieder auf sein Normalniveau zu bringen und den Zucker in die Zellen zu transportieren. Sind diese gesättigt, fahren die Zellen die Schotten hoch. Das Insulin bleibt dann ohne Wirkung. Die kleine Bauchspeicheldrüse produziert dann wie hysterisch Insulin, jedoch vergeblich. Geschieht dies über Jahre hinweg, entwickelt sich daraufhin zunächst eine Insulinresistenz, die Vorstufe von Diabetes Typ II. Der Rest des Zuckers aus der Blutbahn wird in Fett umgewandelt und in die Fettzellen eingelagert. Das Hormon Insulin verrichtet

Das Auf und Ab des Blutzuckerspiegels

GLUKOSE (rote Kurve) aus Limo und Süßigkeiten lässt den Blutzucker zu schnell hochschnellen. Das »Zucker-wegpack-Hormon« Insulin wird massiv ausgeschüttet. Die Folge: Der Blutzuckerspiegel fällt zu schnell, Sie werden nervös und bekommen Hungerattacken, weil Sie unterzuckert sind. Bei Vollkornprodukten wie Weizenflocken (blaue Linie) gelangt der Zucker aufgrund der darin enthaltenen Ballaststoffe nur nach und nach in die Blutbahn. Das ist der »Wohlfühl-Blutzuckerspiegel«, der Nerven und Gehirn über längere Zeit gut versorgt.

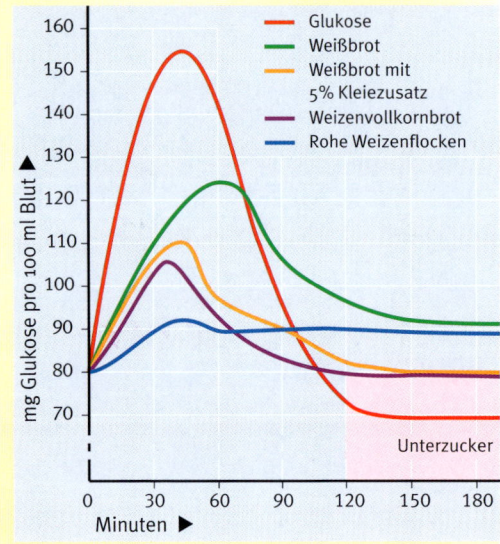

diese Arbeit so gut, dass der Blutzuckerspiegel erst einmal auf ein zu niedriges Niveau abfällt. Da Nerven und Gehirn ständigen Zuckernachschub brauchen, werden Sie jetzt nervös, ungeduldig, die Laune trübt sich ein, die Leistung fällt ab, und das Gehirn gibt ein Hungersignal aus: Zuckernachschub, aber bitte sofort! Sie bekommen Heißhunger auf Süßes. Das Jo-Jospiel des Blutzuckers beginnt erneut.

Warum helfen B-Vitamine nicht?

Menschen, die sich überwiegend von hochverarbeiteten Lebensmitteln ernähren, nehmen automatisch zu wenig B-Vitamine auf. Mit B-Vitaminen kann man die Psyche zwar normalerweise aufmöbeln. Doch wenn Sie schnelle Kohlenhydrate essen, die für ihre Verstoffwechselung viele B-Vitamine brauchen, selbst aber keine mitbringen, bleiben für die Psyche weniger übrig.

Schnelle Kohlenhydrate, wie Süßigkeiten, Weißmehlprodukte und Limonaden, lassen Ihren Blutzuckerspiegel immer zwischen einem zu hohen (nach dem Essen) und einem zu tiefen (bei Hungerattacken) pendeln. Betroffene sind in der Unterzuckerungsphase meist unglücklich, nervös, unkonzentriert. Nur eine Ernährungsumstellung auf vollwertige Lebensmittel, die nach und nach Energie spendet und Vitalstoffe liefert, schafft hier Abhilfe.

Essen Sie Vollkorn, Obst und Gemüse

Obst, Gemüse und Vollkorn sind vitaminreich, ballaststoffreich und bestehen aus langkettigen Kohlenhydraten – 5 bis 20 Zuckermoleküle sind miteinander verbunden. Diese müssen erst mal nach und nach »geknackt«, also verdaut werden und gelangen so langsam ins Blut. Dadurch wird für einen ständigen

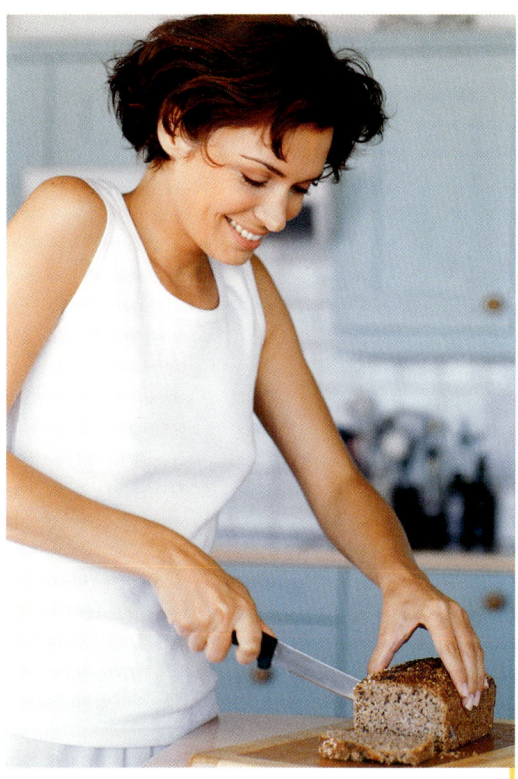

Essen Sie Vollkornprodukte! Der langsame Abbau ihrer Kohlenhydrate bewirkt einen langsamen und kontinuierlichen Anstieg des Blutzuckerspiegels. Dadurch ist ein ständiger Energienachschub gesichert.

de. Ratten, denen viel Zucker verfüttert wird, haben eine um zehn Prozent kürzere Lebenszeit als ihre zuckerfrei gehaltenen Artgenossen. Der Grund: Zuckermoleküle in der Blutbahn können sich unter dem Beschuss von freien Radikalen mit Eiweiß verbinden, kleben dann die kleinsten Blutbahnen zu und heften sich an verschiedene Zellteile. Dadurch entstehen Herz-Kreislauf-Erkrankungen, und die Transportwege in und aus den Zellen werden verklebt. Die Zellen altern dadurch schneller. Man nennt diese Karamellisierung von Zucker und Eiweiß »AGEs« (Advanced Glycation End Products). Je höher der Blutzucker ist, desto mehr AGEs entstehen. Auf der Haut machen sich diese Karamellisierungsprozesse als Altersflecken deutlich bemerkbar.

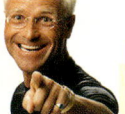

Mein Tipp für Sie

Tauschen Sie schnelle gegen langsame Kohlenhydrate aus!

Nehmen Sie ...

♦ ... Fruchtsaft statt Fruchtnektar.
♦ ... Naturjoghurt mit frischen Früchten statt Fruchtjoghurt.
♦ ... Müsli mit Honig statt Fertig-Müsli mit Zucker.
♦ ... Tomatensauce aus frischen Früchten statt Ketchup.
♦ ... Apfelschorle statt Cola.
♦ ... Tee/Kaffee mit Süßstoff oder völlig ungesüßten Tee/Kaffee statt Tee/Kaffee mit Zucker. (So können Sie bis zu zehn Kilo Zucker pro Jahr vermeiden.)
♦ ... Vollkornprodukte statt Weißmehlprodukte.
♦ ... ungeschälten Reis statt geschälten.

Energienachschub gesorgt, und Sie fühlen sich noch Stunden nach dem Essen voller Energie, sind konzentriert und gut gelaunt. Gleichzeitig liefern Obst und Gemüse die Vitamine mit, die sie für ihre Verarbeitung im Stoffwechsel brauchen. Und noch mehr: Ein kleiner Überschuss an Vitaminen bleibt für andere Stoffwechselaktivitäten und die Stärkung des Immunsystems übrig.

Weniger Zucker – mehr Antioxidanzien

An Diabetes sterben jährlich Hunderttausen-

Vitaminmangel im High-Tech-Paradies

Die meisten von uns glauben, gut zu essen. Doch wie viele Biomoleküle nehmen wir wirklich zu uns? Die »Nationale Verzehrsstudie« gibt Auskunft darüber, wie es wirklich aussieht um die Vitaminversorgung der deutschen Bevölkerung. Sie untersucht, ob wenigstens die Minimalzufuhr erreicht wird, welche die Deutsche Gesellschaft für Ernährung (DGE) vorgibt. Wie viel Prozent der 19- bis 35-jährigen Männer und Frauen nicht einmal mehr dieses Minimum schaffen, können Sie in dieser Grafik erkennen.

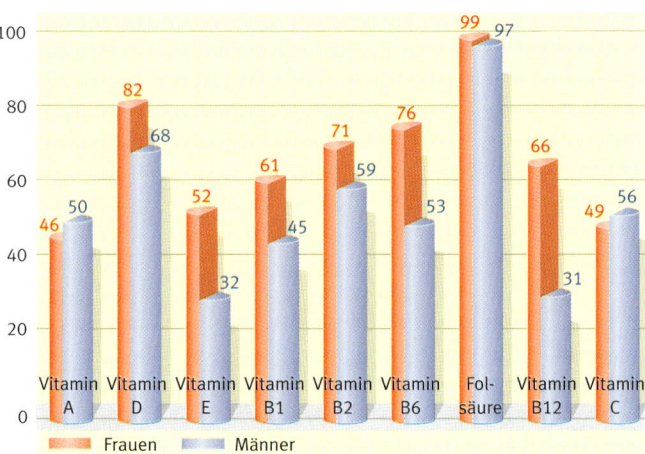

Weniger Zucker durch Vollwerternährung

Eine Vollwerternährung senkt den Zuckerkonsum und führt gleichzeitig Antioxidanzien zu, wie Vitamin C und E sowie Beta-Karotin. Diese binden freie Radikale und vermindern damit die Bildung von AGEs. Senken Sie deshalb Ihren Zuckerkonsum und achten Sie auf genügend antioxidative Vitamine A, C und E.

Die Zuckerindustrie – eine starke Lobby

Seit Jahrzehnten möchte uns die Zuckerindustrie weißmachen, dass Zucker unschädlich ist. Die Harvard-Universität hat dies nun genauer untersucht: 45 000 Männer und 65 000 Frauen zwischen 40 und 65 Jahren wurden 6 Jahre lang beobachtet. Diejenigen, die am meisten Zucker und am wenigsten Ballaststoffe aßen, hatten ein dop-

pelt so hohes Risiko, Diabetes zu entwickeln, als der statistische Durchschnitt. Diejenigen, die sich ballaststoffreich ernährten, senkten das Diabetes-Risiko um 30 Prozent.

So süßen Sie besser

➤ Honig enthält genau wie Obst Fruktose und beeinflusst den Insulinspiegel weniger. Tauschen Sie Zucker so oft wie möglich gegen Honig aus.
➤ Aspartam ist der ideale Süßstoff. Aspartam ist eine leicht veränderte Aminosäure, also ein Grundbaustein von natürlichem Eiweiß, die süß schmeckt. Aspartam ist beispielsweise in »Cola light« enthalten. So können Sie süßen, ohne die lästige Wirkung auf den Insulinspiegel zu haben.
➤ Achtung: Cyclamat. Vermeiden Sie diesen Süßstoff. Er ist meist in deutschen Süßstoffen enthalten, aber in den USA und Großbritannien bereits verboten, weil er als krebserregend gilt.

Die kleinste Vitamin-fabrik der Welt

Es ist eines der großen Wunder der Natur, wie im keimenden Samen Vitamine explosionsartig produziert werden. Dafür braucht es gerade einmal Sonnenlicht, Wärme, Sauerstoff und Feuchtigkeit. Wenn ein Samenkorn keimt, kann sein Vitamingehalt innerhalb weniger Tage um das Drei- bis Vierfache zunehmen. Von den wunderbaren Vitaminfabriken in Pflanzen hängen wir alle ab, da wir Menschen – mit Ausnahme von Vitamin D – keine Vitamine selbst produzieren können.

Vitaminfabriken, die auf jede Fensterbank passen

Frisch gekeimte Kresse, Leinsamen-, Bohnen- oder Alfalfasprossen können Sie im Bioladen und vielfach beim gut sortierten Gemüsehändler kaufen. In ein paar Tagen können Sie Sprossen aber auch auf der Fensterbank selber wachsen lassen.

Sprossen lassen sich in Salaten oder als Brotaufstrich in vielen Variationen einsetzen. Sie enthalten nicht nur Vitamine, sondern auch Vitamin-Enzym-Komplexe und Vorstufen von Vitaminen, deren Wirkweise heute noch nicht geklärt ist. Ebenso liefern sie wertvolle Mineralstoffe.

> ➤ **INFO**

Vitamingehalt in Sprossen

Zunahme an Vitaminen in Mung(o)bohnensprossen im Vergleich zu ihren Samen

Vitamin A	+ 208 %
Vitamin B_1	+ 285 %
Vitamin B_2	+ 515 %
Vitamin B_3	+ 256 %
Vitamin C	+ 1000 %

So geht's: Mung(o)sprossen selber ziehen
Die Samen waschen, eventuelle Schmutzteile oder zerbrochene Samen aussortieren. Die intakten Samen unter fließendem Wasser abspülen. Dann in ein Anzuchtgefäß geben, zum Beispiel in ein Einmachglas. Die Samen mit abgekochtem, kaltem Wasser gut bedecken und das Gefäß mit einem Stück Mulltuch oder Fliegengitter sowie Gummiring verschließen. Die Samen 12 Stunden quellen lassen. Die Quell- oder Einweichzeit hängt von der Größe der Samen ab. Nach der Quellzeit das Wasser abgießen, nicht gequollene Samen aussortieren. Aufgequollene Samen in einem Sieb unter fließendem Wasser abspülen. Wieder ins Gefäß geben, verschließen. Das Gefäß schräg auf den Kopf stellen, damit das Restwasser ablaufen kann. Gefäß drehen, damit die Samen aufgelockert werden. Die Samen 5 Tage wachsen lassen. Dabei täglich 2- bis 3-mal spülen und abtropfen lassen, wie oben bereits beschrieben. 1 Tasse Mung(o)bohnensamen ergibt 200 bis 300 Gramm Keimlinge.

Steigern Sie Ihre Vitaminzufuhr auf natürliche Art: mit Keimen und Sprossen.

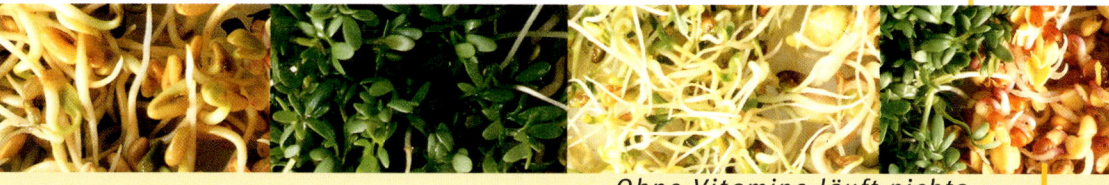

Ohne Vitamine läuft nichts

So schützen Sie Vitamine

➤ 1. Kaufen Sie Obst und Gemüse aus der Region

Obst und Gemüse verlieren bei Raumtemperatur zwischen 10 bis 50 Prozent ihrer Vitamine pro Tag. Decken Sie Ihren täglichen Obst- und Gemüsebedarf weitestgehend mit Erzeugnissen aus Ihrer Region. Lassen Sie Ware, die im Ladenfenster oder in der Sonne liegt, am besten liegen.

➤ 2. Bevorzugen Sie reifes Obst

Die kleinen Vitaminfabriken funktionieren nur in der ungeernteten Pflanze in der Sonne. Unreif geerntetes Obst reift zwar geschmacklich nach, bildet aber keine Vitamine mehr.

➤ 3. Lagern Sie Obst und Gemüse im Kühlschrank

Legen Sie Obst nicht in die Schale. Bei Raumtemperatur geht fast die Hälfte des Vitamin C pro Tag verloren. Selbst bei 4 Grad im Kühlschrank liegt der Vitamin-C-Verlust in 48 Stunden bei 34 Prozent. Essen Sie Obst und Gemüse so frisch wie möglich.

➤ 4. Bestrahltes Obst – nein danke!

Kennen Sie Obst, das nach zwei Monaten auf der Fensterbank noch genauso aussieht wie vorher? Solches Obst ist meist bestrahlt. Nach einer derartigen Behandlung finden keine weiteren Enzymaktivitäten mehr in den Früchten statt – sie sind ohne Stoffwechsel und verderben langsamer. Bestrahltes Obst verliert einen Großteil seiner Vitamine.

➤ 5. Setzen Sie auf Tiefkühlkost

Tiefkühlgemüse wird sofort nach der Ernte eingefroren, um finanzielle Verluste für die Produzenten zu vermeiden. Verbunden damit ist der angenehme Nebeneffekt, dass die Vitamine zum größten Teil im Gemüse erhalten bleiben. Wenn Sie nur einmal pro Woche Zeit zum Einkaufen haben, greifen Sie besser in die Tiefkühltruhe. Industriell eingefrorenes Gemüse ist vitaminreicher als gelagertes oder selbst eingefrorenes. Es handelt sich um saisonal geerntetes Gemüse, Übersee-Fluggemüse wird kaum verarbeitet.

➤ 6. Waschen Sie Salat und Gemüse nur kurz

Lassen Sie Salat und Gemüse nicht im Wasser liegen, das schwemmt Vitamine aus. Waschen Sie Gemüse kurz unter Wasser, entfernen Sie Wachsschichten an Obstschalen mit einer Bürste.

➤ 7. Schützen Sie Vitamine vor Wärme

50 bis 70 Prozent aller Vitamine gehen durch Kochen verloren. Folat ist besonders empfindlich: Durch 2-minütiges Kochen werden bis zu 90 Prozent zerstört. Wichtig: Dünsten Sie Gemüse nur kurz und vermeiden Sie langes Kochen. Halten Sie Speisen nie lange warm. Das Warmhalten in Restaurants oder Kantinen verursacht einen Vitamin-C-Verlust von 70 Prozent. Ihr Immunsystem würde jubeln, könnte es über diese Restzufuhr verfügen. Wärmen Sie deshalb das Essen lieber erneut auf.

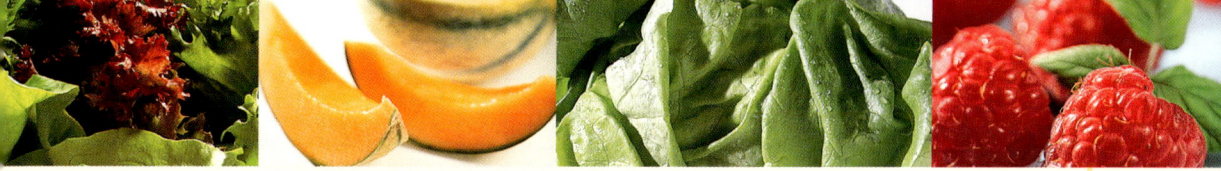

Nach der Ernte von Obst und Gemüse beginnt der Vitaminverlust. Sie können diese Verluste jedoch niedrig halten.

➤ 8. STREUEN SIE E 300 AUF IHREN SALAT

Zerkleinerter Salat in der Salatbar verliert in nur 30 Minuten 50 Prozent seiner Vitamine. Schneiden Sie deshalb Obst oder Salate erst kurz vor dem Verzehr in Stücke. Wenn Sie längere Zeit vorher etwas vorbereiten, streuen Sie E 300 – auch bekannt unter dem Namen Vitamin C – darüber. Füllen Sie dafür Vitamin C in einen Salzstreuer. So ist es immer griffbereit. Die Industrie macht es uns vor: E 300 verhindert, dass Sauerstoff Vitamine zerstören kann. Machen Sie den Test: Schneiden Sie einen Apfel auf. Auf eine Hälfte streuen Sie Vitamin C, die andere lassen Sie so, wie sie ist. Nach kurzer Zeit werden Sie feststellen: Die mit Vitamin C bestreute Hälfte bleibt weiß, die andere wird durch Luftsauerstoff (Oxidation) braun gefärbt.

➤ 9. KOCHEN SIE KARTOFFELN MIT SCHALE

Der Vitamin-C-Verlust bei Kartoffeln, die ohne Schale gekocht werden, ist doppelt so hoch wie bei Kartoffeln, die in der Schale gegart werden.

➤ 10. GREIFEN SIE ZU VOLLKORN

Meiden Sie geschälten Reis und Auszugsmehlbrote. Auszugsmehl und geschälter Reis haben im Vergleich zu ihren ungeschälten Schwestern 40 bis 80 Prozent weniger Vitamine. Verwenden Sie Vollkornprodukte.

➤ 11. MILCH IN DUNKLEN FLASCHEN ODER IN TETRAPACS

Denn: Milch verliert in durchsichtigen Glasflaschen bereits in 2 Stunden 85 Prozent ihres Vitamin-B_2-Gehalts und innerhalb von einem Tag 50 Prozent des Vitamin B_6. Und: Vermeiden Sie H-Milch. Die hocherhitzte, sterilisierte Milch enthält kaum noch Vitamin B_6.

➤ 12. SO SCHÜTZEN SIE VITAMIN E IN PFLANZENÖLEN

Durch Druck beim Pressen von Öl entsteht Hitze, die Vitamin E zerstört. Bevorzugen Sie deshalb kaltgepresste Öle, die in dunklen Glasflaschen angeboten werden. Das in den Ölen enthaltene Vitamin E wird nämlich durch freie Radikale, die im Licht enthalten sind, aufgebraucht. Wichtig daher: Lagern Sie Pflanzenöle dunkel.

➤ 13. MIKROWELLE

Wie Mikrowellen sich auf die verschiedensten Teile von Lebensmitteln auswirken, ist noch nicht geklärt. Fest steht jedoch, dass 28 Prozent des Vitamin B_1 durch Mikrowellen zerstört werden.

➤ 14. SCHÜTTEN SIE VITAMINE NICHT WEG

Die wasserlöslichen B-Vitamine werden beim Kochen von Reis gelöst – die wertvollsten Biostoffe landen im Kochwasser. Nehmen Sie das stärkehaltige Reiswasser, um Saucen anzudicken. So können Sie den Vitamingehalt Ihres Essens gleich um 30 bis 40 Prozent verbessern. Schütten Sie Gemüsewasser dagegen besser weg. Dort sammeln sich schädliche Nitrate an. Vor allem im Kochwasser von Spinat und grünem Blattgemüse.

ZURÜCK ZUR STEINZEITERNÄHRUNG

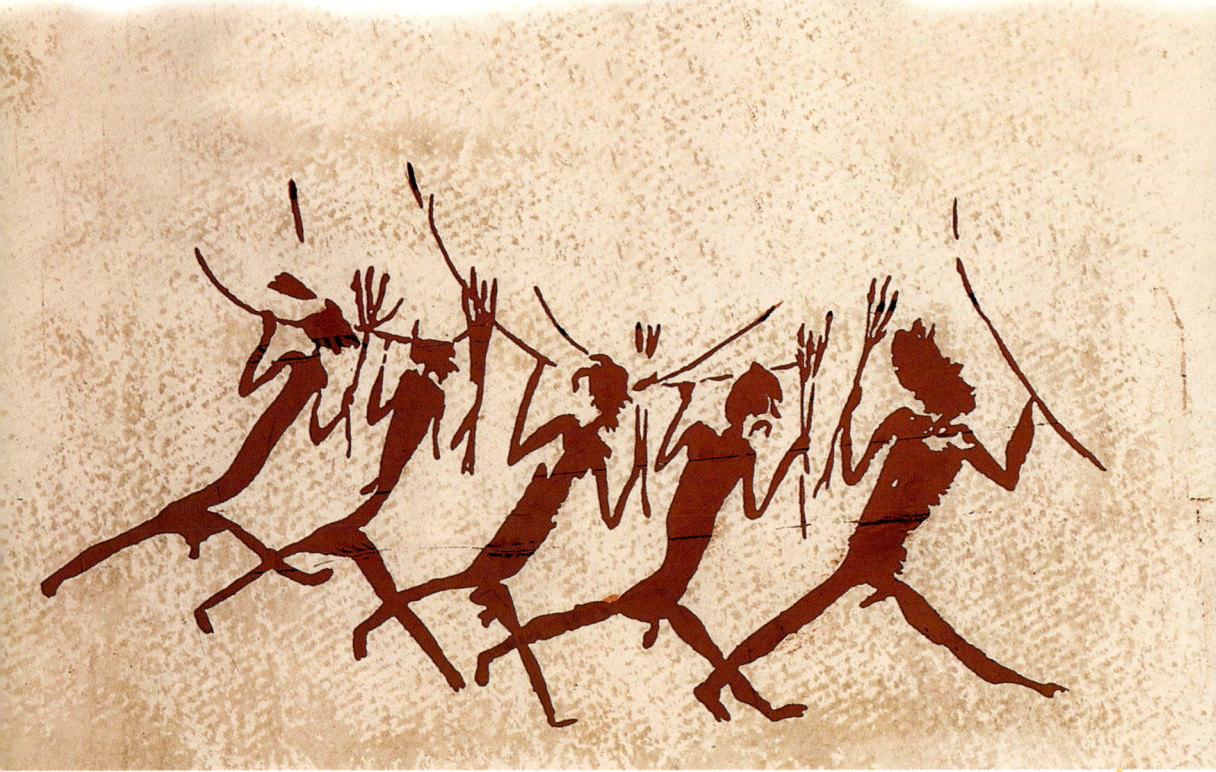

Steinzeitmenschen waren optimal mit Mikronährstoffen versorgt: Ihre Nahrung enthielt durchschnittlich dreimal mehr an Biostoffen als unsere.

Sorgen Sie für Steinzeit-Vitaminblutwerte

Die Vitaminversorgung der Menschen in der Steinzeit war wesentlich besser, als sie es heute ist. Der zweifache Nobelpreisträger Linus Pauling analysierte, welche Nährstoffe im Suppenteller der Steinzeitfrau Lucy waren. Sein Ergebnis: Lucy bekam dreimal mehr Mikronährstoffe, als die Deutsche Gesellschaft für Ernährung heute empfiehlt, sogar die 20fache Menge an Vitamin C. Gut so: Sonst hätte Lucy auch ständig an Nebenhöhlenentzündungen und sonstigen ernährungsbedingten Zivilisationszipperlein ge-

litten und wäre recht schnell von der Evolution aussortiert worden. Diese steinzeitliche Vitaminzufuhr sollten auch Sie anstreben. Sportler wissen das längst. Sportmediziner bringen deren Vitaminblutwerte auf Steinzeitniveau. Doch auch normale Menschen können Hochleistungssportler sein: von der Hausfrau mit drei Kindern, die Nerven wie Drahtseile braucht, dem Jugendlichen, der unter Schulstress steht, bis hin zum Manager im Büro, der ständig klare Gedanken fassen muss. Alle haben ein und dasselbe Problem: Wie bekomme ich genügend Biomoleküle zusammen, um meinen Herausforderungen gerecht zu werden und langfristig gesund zu bleiben?

Die vitaminreiche Steinzeiternährung

Noch vor 100 Jahren war die Ernährung vieler Deutscher gesünder. Wir nehmen im Jahr 2001 doppelt so viel Fett, zehnmal so viel Zucker und einfache Kohlenhydrate (beispielsweise aus Weißmehlprodukten und Pasta) sowie weniger als die Hälfte an Ballaststoffen zu uns als noch vor gut 150 Jahren. Hinzu kommt, dass durchschnittlich fünf Prozent der Energiezufuhr aus Alkohol stammen.

Na und? Könnten Sie meinen. Aber: Fett, einfacher Zucker und Alkohol sind leere Kalorien. Sie liefern keine Vitamine, Mineralien und Spurenelemente.

In Fett sind zum Beispiel gar keine wasserlöslichen Vitamine enthalten. Doch die meiste Energie, die wir täglich in Form von Kalorien aufnehmen, stammt aus Fetten. Mit 30 bis 40 Prozent sind sie unser Energielieferant Nummer eins. In Zucker und einfachen Kohlenhydraten wie Nudeln, Kuchen, Weißbrot fehlen bestimmte Vitamine ganz. Und Alkohol trägt überhaupt nichts zur Vitaminbilanz bei – im Gegenteil: Er verbraucht große Mengen an Vitamin B_1. So beträgt die Vitaminzufuhr heute im Durchschnitt gerade mal noch etwa 30 Prozent von dem, was in der Steinzeit üblich war.

»Vollkorn« – so heißt das Zauberwort

In Vollkorn sind Ballaststoffe mit einer Vielzahl an Biomolekülen und Vitaminen enthalten – eine wahre Fundgrube für unseren Stoffwechsel. Wenn Lucy Getreide oder Reis geerntet hat, hat sie nicht die besten Nährstoffe heruntergeschält. Wenn sie ein Reh erlegt hat, enthielt dies nur 4 Prozent Fett, im Gegensatz zu einem Stalltier von heute, das im Durchschnitt 20 Prozent Fett liefert.

Essen Sie das, was Lucy heute essen würde

Greifen Sie zu biologisch aktiven und nährstoffdichten Lebensmitteln, zu möglichst viel frischem Obst und Gemüse, eventuell auch zu Tiefkühlgemüse. Der Vitamingehalt von tiefgekühltem Gemüse liegt über dem von frischem, das länger gelagert wurde. Trinken Sie Gemüsesäfte statt gesüßte Erfrischungsgetränke. Das ist die einfachste Art, zwischendurch die Vitamintanks nachzufüllen. Essen Sie Vollkornbrot und Vollreis statt bearbeiteter, haltbarer und dadurch minderwertiger Industrieplörre. Und essen Sie weniger Fett. Denn jede Fettkalorie raubt Ihnen Vitamine.

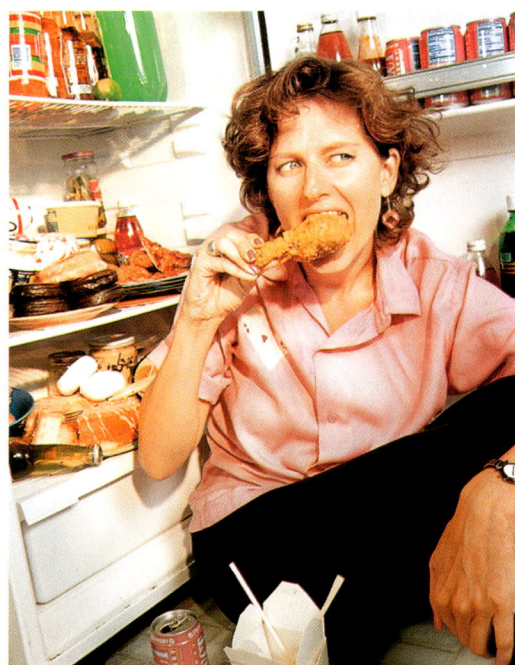

Hippokrates wusste es schon 450 v. Chr.: »Wenn du nicht bereit bist, dein Leben zu ändern, kann dir nicht geholfen werden.«

Vitamine als Gesund-
heitsversicherung

Dr. Norman Walker trank literweise frische Säfte, er verhalf dem Orangensaft in den 1950er Jahren in den USA zu seiner Popularität. Und er bewies, dass Vitamine helfen, jung zu bleiben: Mit über 100 fuhr er noch Fahrrad. Mit 114 schrieb er sein letztes Erfolgsbuch. Walker ist kein Einzelfall.

Vitamine halten den Zellstoffwechsel jung und helfen langfristige Erkrankungen zu vermeiden. Immer mehr wissenschaftliche Studien werden veröffentlicht, die den großen Einfluss von Vitaminen und anderen Biostoffen auf die Gesundheit belegen.

70 Prozent aller Krankheiten sind ernährungsbedingt

Was sich über die Jahre vielleicht nur als leichtes Abfallen des Stoffwechsels durch zu wenige Biostoffe äußerte, verstärkt sich mit der Zeit in handfeste Krankheiten: Herz-Kreislauf-Erkrankungen, Krebs, Katarakt (grauer Star), Rheuma, Allergien, Osteoporose, Alzheimer und Parkinson rauben Ihnen die besten Jahre Ihres Lebens. Bereits jedes fünfte Kind in Österreich weist zu hohe Blutfettwerte auf.

Das erwartet Ihre Körper-zelle von Ihnen

Ganz sicher »wartet« Ihre Zelle nicht auf ein körperfremdes Arzneimittel, wenn es ihr schlecht geht. »Glauben Sie wirklich«, fragt Professor R. J. Williams, der Entdecker der Vitamine Folsäure und Pantothensäure, »dass Sie an Arthritis leiden, weil Ihrem System Aspirin fehlt?«

Machen Sie Ihre 70 Billionen Zellen glücklich

HABEN SIE sich schon einmal eine Ihrer 70 Billionen Körperzellen vorgestellt? Wohl kaum. Die meisten Menschen kennen sich selbst– das Ich – nur als äußeres Erscheinungsbild und als eine Ansammlung von Ansichten und Gefühlen. Alles andere ist irgendwo da drinnen.

Stellen Sie sich nun einmal eine Ihrer 70 Billionen Körperzellen vor: Ihr wirkliches Leben. Ihre Zellen sind nur gesund, aktiv und glücklich, wenn sie alle Nährstoffe haben, um reibungslos zu funktionieren und sich ständig zu erneuern.

Jede dieser Zellen ist eine faszinierende kleine biochemische Fabrik, die alles Mögliche produzieren kann (siehe Abbildung Seite 25 oben): In dieser winzigen Zelle stecken die genetische Softwarebibliothek (DNA), bis zu 1800 kleine Energiezentralen (Mitochondrien), eine Produktionsabteilung für Eiweißersatzteile (Golgi-Apparat und Ribosomen), eine Import-Sammelstelle (Endosomen), viele Müllverbrennungsanlagen (die Lysosomen), ein Hafen, in dem Nährstoffe mit Kränen von außen und Müll von innen abtransportiert werden (Membrane/Zellwände), über 10 000 Stoffwechselbeschleuniger (vitaminabhängige Enzyme) und vieles mehr. Und das Faszinierendste: Das Ganze baut sich auf bloß 45 Nährstoffen auf. 14 davon sind Vitamine, der Rest sind Mineralien, Spurenelemente, Aminosäuren und 2 essenzielle Fettsäuren. Diese 45 Nährstoffe müssen ausreichend vorhanden sein, damit jede Zelle glücklich ist.

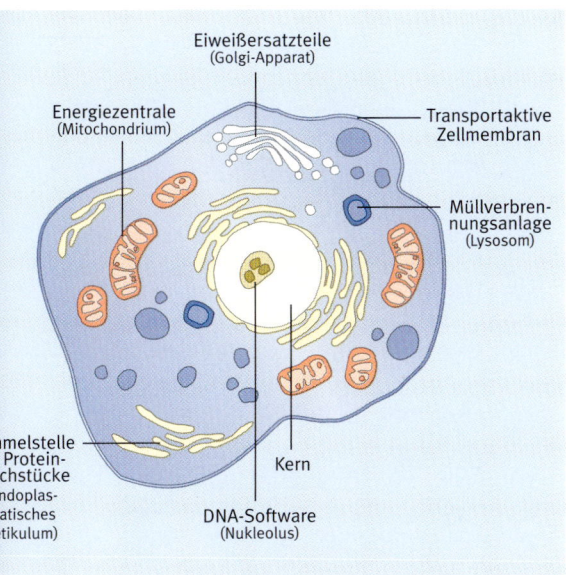

Jede Körperzelle ist ein eigenständiger Organismus, der mit Nährstoffen versorgt werden muss, damit alle Stoffwechsel-funktionen reibungslos ablaufen können.

Zellen wollen Nährstoffe

Die orthomolekulare Medizin setzt daher hoch dosiert Vitamine, Mineralien, Spuren-elemente und Aminosäuren ein, um die Ursachen von Krankheiten zu vermindern. Die klassische Medizin therapiert dagegen oft nur an den Symptomen herum, anstatt langfristig vorzubeugen und die Ursachen anzugehen. Wir haben eine Reparatur-medizin statt ein System, das versucht gesund zu erhalten.

Die meisten Zivilisationskrankheiten sind Stoffwechselerkrankungen, die durch einen jahrzehntelangen Mangel an Biostoffen ent-stehen. Eine frühzeitige nährstoffreiche Ernährung und zusätzliche Mikronährstoffe sind die beste Medizin, diese langsam fort-schreitenden Erkrankungen von vornherein

zu vermeiden. Die aufregendste wissen-schaftliche Forschung für Gesundheit und Lebensverlängerung kommt daher nicht aus der Gentechnologie, sondern aus dem Ernährungsbereich. Sie können dieses Wis-sen mit wenig Aufwand für sich nutzen.

Offizielle Vitamin-empfehlungen

»Ein Glas Saft enthält 50 Prozent Ihres Vitamin-C-Bedarfs nach DGE.« Das lesen Sie soeben auf Ihrer Saftflasche. Daraus schließen Sie: »Mit zwei Gläsern voll Saft bin ich also mit genügend Vitaminen versorgt.« Schön wär's. Doch: Was sagen diese Vit-aminwerte tatsächlich aus? Entsprechen sie wirklich Ihrem individuellen Bedarf? Errei-chen Sie damit das Optimum für Ihre Gesundheit? Hilft Ihnen ein Mehr an Vit-aminen, langfristig Krankheiten zu vermei-den? Gilt diese minimale Vitaminzufuhr auch für Gestresste, Schwangere, Ihre Kin-der, Ihre Eltern, für Raucher oder für Men-schen mit hohen Blutfetten?

Wie sind diese Empfehlungen entstanden?

Weltweit werden geringste Vitaminmengen für den Bedarf von gesunden Menschen mittleren Alters ohne spezielle Belastungen oder Erkrankungen erdacht. Dabei ist es bei über 100 000 vitaminabhängigen Stoffwech-selschritten überhaupt nicht möglich, genau zu bestimmen, wie viel Milligramm Vitamin der durchschnittliche Mensch benötigt.

Noch weniger ist es möglich zu bestimmen, wie viele Nährstoffe der Einzelne tatsächlich braucht. Denn die Lebensgewohnheiten unterscheiden sich zu sehr: Ob Sie über 70 Jahre alt sind und Ihr Darm nur einen Bruchteil der zugeführten Vitamine auf-

Die besten internationalen Empfehlungen

DAS NATIONALE Krebsforschungs-institut in den USA empfiehlt täglich die dreifache Menge an Vitamin C und E zur Vorbeugung vor Krebserkrankungen im Vergleich zur DGE. Und die American Heart Association empfiehlt zusätzliches Vitamin E zur Vermeidung von Herz-Kreis-lauf-Erkrankungen.

nimmt oder ob Sie Zigaretten rauchen und viel Alkohol trinken oder Medikamente nehmen. Es wird auch nicht berücksichtigt, wie schwer und wie groß Sie sind oder ob Sie intensiv Sport treiben oder einen besonders stressigen Job haben. All diese Faktoren verursachen gewaltige Unterschiede im jeweiligen Vitaminbedarf. Es ist völlig unmöglich, all diese individuellen Unterschiede in einer Tabelle mit den Werten für Vitaminempfehlungen zu berücksichtigen. Ihr Stoffwechsel lässt sich eben nicht in Milligramm berechnen.

Veraltete Minimalempfehlungen

Die offiziellen Minimalempfehlungen in Deutschland entstanden in den 1950er Jahren und basieren auf den Mengen an Vitaminen, die gerade ausreichten, um bestimmte Mangelerkrankungen zu vermeiden. Wurde keine kurzfristige Mangelerkrankung festgestellt, analysierte man, was sich im Suppenteller der »normalgesunden« Bevölkerung befand. Dann hat man noch einige Milligramm dazugeschlagen, und so entstand eine empfohlene Minimalzufuhr, die möglichst jeder erreichen sollte.

Heute weiß man, dass Herz-Kreislauf-Erkrankungen, Krebs, Rheuma, Augenkrankheiten und Allergien durch eine langfristig zu geringe Vitaminzufuhr mit verursacht werden, in gewissem Sinne also Mangelerkrankungen sind. Ob Sie langfristig gesund bleiben, wird in den offiziellen Empfehlungen der DGE nicht berücksichtigt. Sie sollten sich also besser nicht auf die Werte auf Ihrer Saftflasche oder auf anderen Lebensmittelverpackungen verlassen.

Auf Etiketten werden häufig die Mengen der Vitamine, die im Produkt enthalten sind, in Milligramm angegeben. Daneben ist die Deckung des Minimalbedarfs aufgeführt. Der Verbraucher kennt oft nicht den Unterschied zwischen Optimal- und Minimalzufuhr.

Multivitaminsaft

Vitamine		% RDA*
Vitamin C	30,0 mg	50 %
Niacin	9,0 mg	50 %
Vitamin E	5,0 mg	50 %
Pantothenat	3,0 mg	50 %
Provitamin A (β-Carotin)	1700 μg	50 %
– entspricht Vitamin A	280 μg	35 %
Vitamin B6	1,0 mg	50 %
Vitamin B2	0,8 mg	50 %
Vitamin B1	0,7 mg	50 %
Folsäure	100 μg	50 %
Biotin	0,075 mg	50 %
Vitamin B12	0,5 μg	50 %
* der empfohlenen Tagesdosis		

Die Vitaminzufuhr auf der Saftflasche
Lassen Sie sich nicht in die Irre führen, indem Sie glauben, die minimale Zufuhrempfehlung würde für jeden ausreichen. Ob Sie langfristig Krankheiten vermeiden, ist, wie bereits erwähnt, in den offiziellen Empfehlungen der DGE nicht eingerechnet. Weil Ihr persönlicher Vitaminbedarf – bedingt durch Ihre Lebensumstände – nicht in einer offiziellen Tabelle berücksichtigt sein kann. Die Empfehlungen gelten nur für gesunde Menschen mit durchschnittlicher Lebensweise – eben ohne besondere Belastungen.

Orientieren Sie sich an Lucy

Übrigens: Für die Standard-Ernährung der Affen in den zoologischen Gärten der USA wird eine 23-mal höhere Vitaminzufuhr angesetzt, als sie uns die DGE zubilligt. Man stellte fest, dass Affen ansonsten Infektionen bekommen und zu früh sterben.
Norman Walker, der mit 114 sein letztes Saftbuch schrieb, und der Nobelpreisträger und Vitamin-Guru Linus Pauling, der noch mit 93 auf Vortragstourneen ging, haben es uns vorgemacht: Für quicklebendige Zellen bis ins hohe Alter brauchen Sie eine dreimal höhere Vitaminzufuhr. Ebenso wie die Steinzeitfrau Lucy.

Wir empfehlen die Steinzeit-Vitaminzufuhr

Essen Sie viel frisches Obst und Gemüse. Essen Sie Vollkornprodukte. Trinken Sie Obst- und Gemüsesäfte. Und decken Sie zusätzlich Ihren täglichen Vitaminbedarf mit Produkten aus der Apotheke: Mit 100 bis 400 Milligramm Vitamin E, 1 bis 3 Gramm Vitamin C sowie einem Vitamin-B-Komplex.

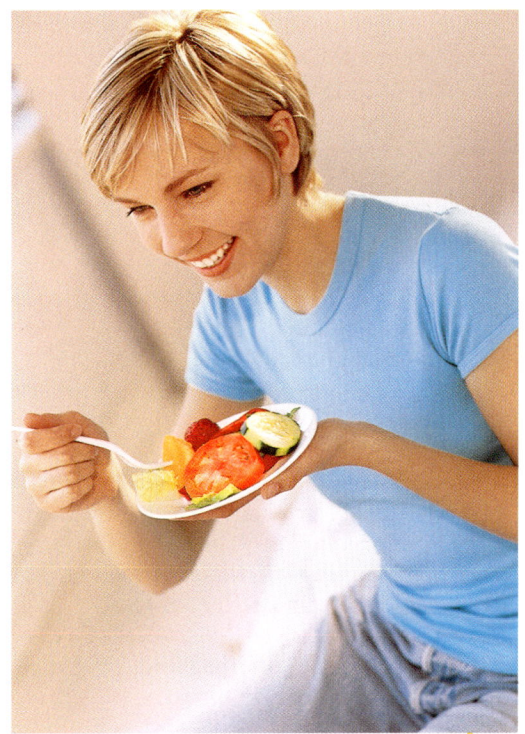

Täglich Gemüse und Obst sollten für Sie genauso selbstverständlich sein wie die Extraportion Vitamine aus der Apotheke.

SIND ZU VIELE VITAMINE GEFÄHRLICH?

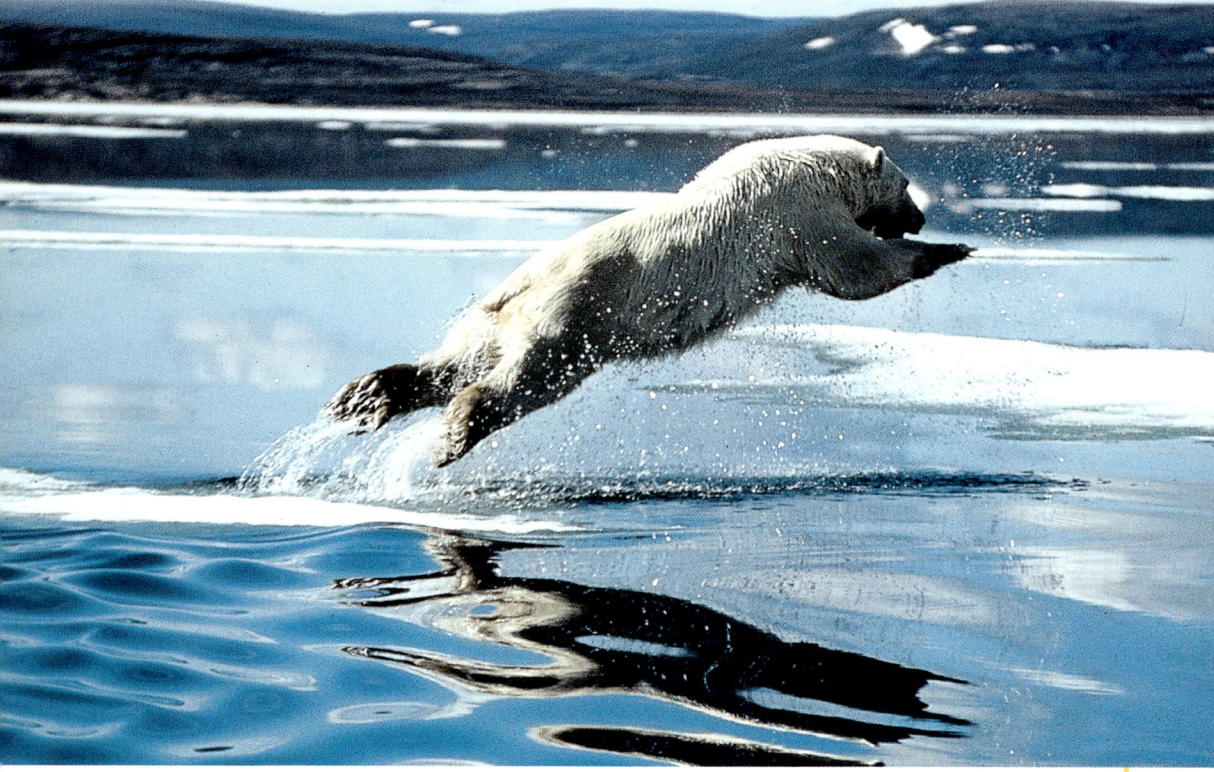

Was für den Eisbären normal und lebensnotwendig ist, ist für den Menschen gefährlich: hohe Mengen an Vitamin A und D.

Die fettlöslichen Vitamine

Wie gefährlich eine zu hohe Dosis der fettlöslichen Vitamine A und D sein kann, veranschaulicht die folgende Geschichte: Eine Gruppe von Polarforschern erlegte Eisbären und Robben, um ihre knappen Lebensmittelvorräte zu ergänzen. Da Leber normalerweise besonders viele Nährstoffe enthält, verzehrten sie die Leber dieser Tiere. Eskimos wissen, dass man von Eisbärleber besser die Finger lässt – die Forscher bis dato nicht.

Kurz nach dem Essen wurden die Forscher von heftigen Kopfschmerzen, Übelkeit und Erbrechen geplagt. Noch Wochen nach diesem Mahl litten sie an Leberentzündung und Gelbsucht. Wie kam es dazu? Eisbären ernähren sich von ganzen Seefischen, die extreme Mengen an Vitamin A und D enthalten. Diese beiden Vitamine sammeln sich als Folge davon in der Leber der Eisbären an: Schon bei dem Verzehr von 10 Gramm Eisbärenleber treten Vergiftungserscheinungen auf.

Einige Millionen Einheiten Vitamin D wirken übrigens so stark, dass man es als Rattengift benutzt. Schon nach zwei Tagen sterben die Tiere an Leberversagen, da dieses fettlösliche Vitamin, genau wie Vitamin A, in der Leber unbegrenzt gespeichert wird.

Vitamin A und D:
Auf die Dosis kommt es an

Sie können von diesen beiden Vitaminen enorm profitieren, wenn Sie sich auskennen: Die richtige Menge an Vitamin A und D macht Ihr Immunsystem schlagkräftig, verringert die Entstehung von Krebs, und zusätzliches Vitamin D ist ein Jungbrunnen für Ihre Knochen. Mehr darüber lesen Sie im 3. Kapitel ab Seite 88.

Rechnen Sie besser nach
Das, was Ihr Körper an Vitamin A braucht, lässt sich zum großen Teil mit Karotinoiden aus Obst und Gemüse decken. Der Körper wandelt es nur bei Bedarf in Vitamin A um. Wenn Sie mehrere Vitaminpräparate kombinieren, rechnen Sie für Vitamin A und D unbedingt genau nach, damit Sie nicht überdosieren. Die einzige Dosierungsregel in diesem Buch lautet:
➤ Vitamin A nicht über 2300 Mikrogramm pro Tag. Besser aus Obst und Gemüse decken.
➤ Vitamin D nicht über 10 Mikrogramm pro Tag.

Vitamin E und K:
Ein Zuviel macht keine Probleme

Anders als mit Vitamin A und D verhält es sich mit den fettlöslichen Vitaminen E und K. Sie bergen keine Gefahr einer Überdosierung. Genau wie die wasserlöslichen Vitamine (siehe rechts) werden sie mit dem Urin ausgeschieden, wenn der Körper bereits genug davon hat.

Und die wasserlöslichen Vitamine?

Kann man die wasserlöslichen Vitamine überdosieren? Bei den wasserlöslichen B-Vitaminen und Vitamin C wird jeder Überschuss, den der Körper nicht braucht, einfach über den Urin ausgeschieden. Genauso verhält es sich auch bei dem fettlöslichen Vitamin E.
Das amerikanische Poison Control Center registriert Vergiftungen. In den letzten zehn Jahren wurde kein einziger Fall einer bedrohlichen Überdosierung mit wasserlöslichen Vitaminen oder dem fettlöslichen Vitamin E gemeldet.

Die Gefahr ist also nicht die Überdosierung, sondern der Mangel

Diese Kernaussage wird zum Beispiel durch die Tatsache unterstrichen, dass ein Mangel an den Vitaminen B_6, B_{12} und Folsäure überhöhte Homocysteinwerte verursacht, die in den USA jährlich zu 56 000 vermeidbaren Herzinfarkten führen.

Eine Erfindung
der Presse

Sie kennen die furchterregenden Meldungen aus der Presse über angebliche Vitaminvergiftungen? Aber: Eine Vergiftung mit wasserlöslichen Vitaminen ist überhaupt nicht möglich! Eine in Deutschland hergestellte Vitaminbrausetablette enthält durchschnittlich meist die empfohlene Tageszufuhr an wasserlöslichen Vitaminen, die die Deutsche Gesellschaft für Ernährung empfiehlt. Vitamin A und D sind in Brausetabletten oft nicht enthalten, weil sie fettlöslich sind, sich deshalb nur schlecht in Wasser lösen.

Überdosierung: kein Problem bei wasserlöslichen Vitaminen

DIE SICHEREN Obergrenzen helfen Ihnen beim Einkauf, wenn Sie die Inhaltsangabe von Vitaminpräparaten prüfen wollen oder verschiedene Produkte kombinieren. Die wasserlöslichen Vitamine werden am besten als Tabletten mit zeitverzögerter Aufnahme eingenommen. Diese setzen die Vitamine über einen Zeitraum von acht Stunden langsam frei. So haben Sie ständig Nachschub für die Zellen.

Die sicheren Obergrenzen für die wasserlöslichen B-Vitamine und Vitamin C
Damit Sie sich vorstellen können, wie sicher die wasserlöslichen Vitamine wirklich sind, haben wir den Inhalt einer Brausetablette in Relation zur oberen sicheren Grenze gesetzt. Wie viele Brausetabletten Sie täglich zu sich nehmen müssten, um diesen Wert zu erreichen, steht in der dritten Spalte der unteren Tabelle. Eine Brausetablette entspricht der einfachen Tageszufuhr-Empfehlung der DGE für das jeweilige Vitamin.

Vitamin	sichere Obergrenze	entspricht so vielen Brausetabletten
Vitamin B_1	100 mg	76
Vitamin B_2	200 mg	133
Vitamin B_3	450 mg	26
Pantothensäure	500 mg	84
Vitamin B_6	200 mg	125
Folsäure	1000 µg	2
Vitamin B_{12}	500 µg	166
Vitamin C	2 000 mg	20

Wie viele Brausetabletten könnten Ihnen schaden?

Wir haben für Sie einmal nachgerechnet, wie viele Brausetabletten Sie einnehmen müssten, um unerwünschte Nebenwirkungen durch eine Vitamin-B_6-Überdosierung zu bekommen. Die Zahlen zur Vitamin-B_6-Sicherheit stammen von Prof. Biesalski, dem wohl angesehensten Vitaminexperten Deutschlands:

➤ 1,3 Milligramm Vitamin B_6 empfiehlt die Deutsche Gesellschaft für Ernährung durchschnittlich als Tagesdosis für Jugendliche und Erwachsene. In der folgenden Beispielrechnung gehen wir davon aus, dass diese Menge in einer Brausetablette enthalten ist. Also: 1 Brausetablette enthält hier 1,3 Milligramm Vitamin B_6.

➤ 4000 bis 20 000 Milligramm Vitamin B_6 werden problemlos über kurze Zeit vertragen (das entspricht der Menge, die in rund 3075 bis rund 153 850 Brausetabletten enthalten ist.)

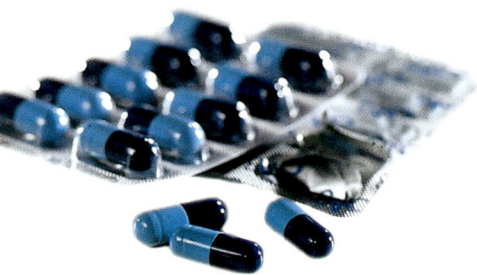

➤ Bei täglichen 500 Milligramm Vitamin B_6 über mehrere Monate treten Nervenschmerzen auf (das entspricht der Menge, die in rund 385 Brausetabletten enthalten ist). In der Praxis kommen derartige Überdosierungen nicht vor. Trotzdem beschwören Vitamintheoretiker immer wieder die Gefahren einer Überdosierung von B-Vitaminen.

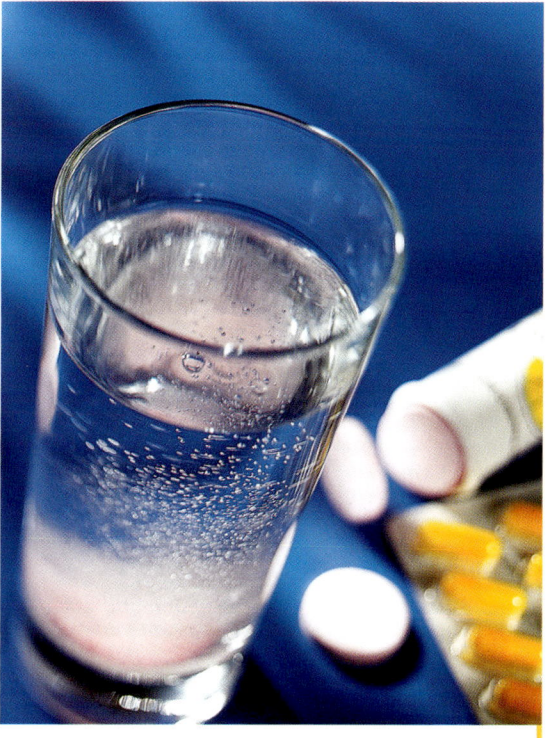

Die Vitaminmengen in Brausetabletten orientieren sich an den Minimal-empfehlungen der DGE .

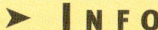

Abkürzungen in diesem Buch

♦ 1 mg (1 Milligramm) = 1000 µg (1000 Mikrogramm) oder 1000 mcg (1000 microgram). Die Abkürzung mcg statt µg wird in den USA verwendet.
♦ IE (Internationale Einheiten) = IU (International Units). Maßeinheit für die fettlöslichen Vitamine A, D, E.
♦ DGE: Deutsche Gesellschaft für Ernährung

Welche Mengen an wasserlöslichen Vitaminen können Sie nun einnehmen?

Prof. Shrimpton hat über 300 Studien ausgewertet, um herauszufinden, wie hoch Sie täglich, zusätzlich und dauerhaft Vitamine ergänzen können. Diesen Wert finden Sie als »sichere Obergrenze« am Ende jeder Vitaminbeschreibung in diesem Buch unter der Vitaminempfehlung von Dr. Strunz. Sie bietet Ihnen eine Orientierungshilfe beim Einkauf, wenn Sie verschiedene Vitaminprodukte miteinander kombinieren wollen.

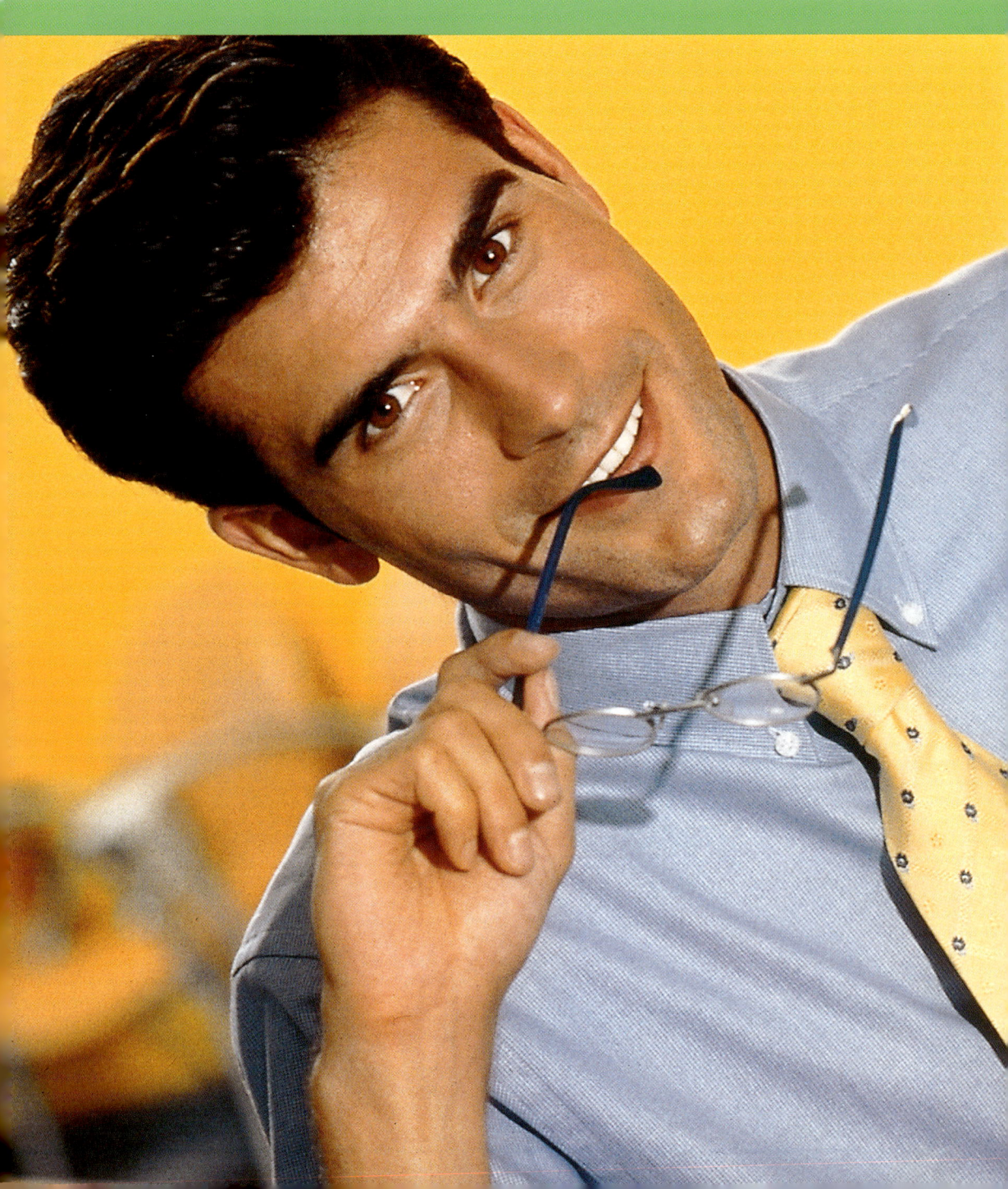

Gemeinsam stark:
B-Vitamine

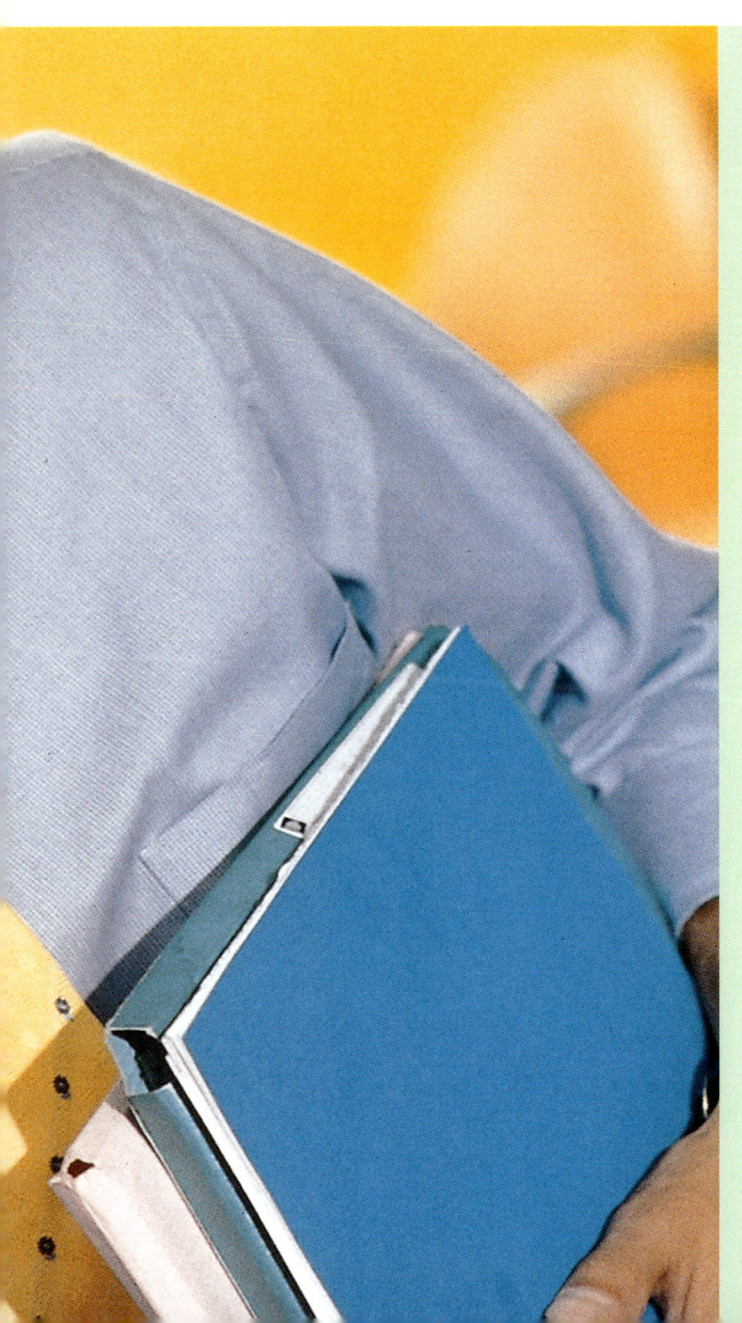

Acht Vitamine bilden die Gruppe der B-Vitamine: das Vitamin B_1 (Thiamin), das Vitamin B_2 (Riboflavin), das Vitamin B_3 (Niacin), die Pantothensäure (Vitamin B_5), das Vitamin B_6 (Pyridoxin), die Folsäure (Vitamin B_9), Vitamin B_{12} (Cobalamin) und Biotin. Alle B-Vitamine arbeiten eng zusammen. Sie sind die Manager Ihres Stoffwechsels: Von ihnen hängt ab, wie viel Energie Sie von Minute zu Minute haben, wie Sie sich fühlen, wie Ihr Gehirn arbeitet und schließlich, wie viel Zeit Ihre Körperzellen brauchen, um sich zu erneuern und zu reparieren.

33

Aufbaustoffe für Körper & Seele

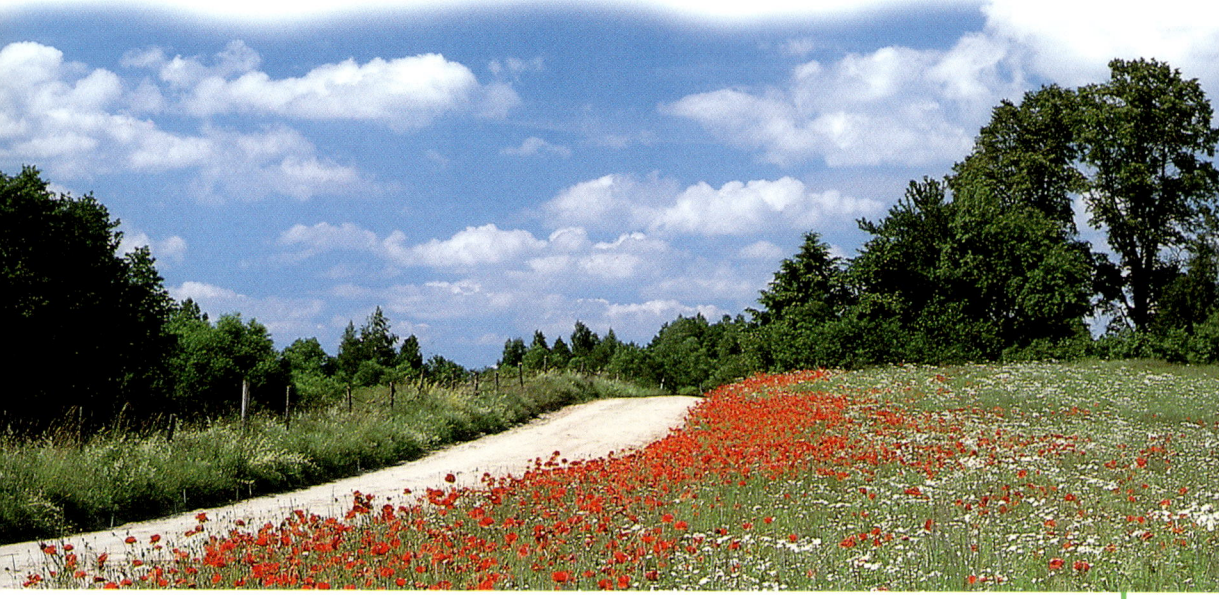

B-Vitamine bestimmen, wie gut Ihr Stoffwechsel funktioniert: Bekommt er genug von ihnen, läuft alles wie auf einer Schnellstraße, zu wenig lässt ihn wie auf einem Feldweg holpern.

Die B-Vitamine bestimmen das Tempo

Das Bild vom holprigen Feldweg symbolisiert, wie ineffizient Ihr Stoffwechsel bei einem Vitaminmangel arbeitet. Bei optimaler Zufuhr hingegen funktioniert Ihr Stoffwechsel effizient wie auf einer Schnellstraße.

Ihr Stoffwechsel: Schnellstraße oder Feldweg?

Wenn Sie Ihren Stoffwechsel mit genügend Vitaminen für all seine Produktionsschritte versorgen, funktioniert er schnell und reibungslos: Sie haben Energie für den Tag, Glücksbotenstoffe im Gehirn, und ein schneller Neubau aller Zellen ist Ihnen sicher. Ein Mangel an Vitaminen bremst hingegen die Energieproduktion: Sie fühlen sich ständig müde und schlapp. Auch die Herstellung der Botenstoffe für Gehirn und Nervensystem läuft auf Sparflamme. Die Folge: Sie sind gereizt, unruhig, übel gelaunt, schmerzanfällig und schlafen schlecht. Bei einem Vitaminmangel leidet auch die Zellbildung, neue Zellen entstehen nur zögerlich. Das macht Sie unter anderem infektanfällig, weil die Immunzellen nur langsam gebildet werden. Probleme an verschiedensten Zellsystemen wie beispielsweise Haut, Schleimhaut, Magen und Darm treten auf.

Die Energie-Vitamine: Tag für Tag volle Lebenskraft

Im Energiestoffwechsel sind es vor allem die B-Vitamine, die an der Verwertung der Nahrung beteiligt sind. Sie spielen eine zentrale Rolle bei der komplizierten Umwandlung von Kohlenhydraten in Glukose (Blutzucker) und Glykogen (Speicherform der Kohlenhydrate in Muskel und Leber). Sie sind an der Erzeugung von schnell verfügbarer Energie in der Zelle beteiligt, ebenso an Fettverbrennung und Fettspeicherung.

Wenn Ihr Essen zu einem großen Teil aus leeren Kalorien besteht, wenn also Fertigprodukte, Brot und andere Getreideprodukte aus weißen Mehlen und Süßes Ihre Favoriten sind, dann läuft Ihre Energieproduktion mit Sicherheit holprig – es ist, als hätten Sie Diesel statt Super getankt.

Die Psycho-Vitamine: Nerven wie Drahtseile

Im Nervenstoffwechsel übernehmen die B-Vitamine eine wichtige Rolle bei der Über-

> ➤ **T I P P**

Tanken Sie laufend B-Vitamine nach

ALLE B-VITAMINE sind wasserlöslich und können im Körper kaum gespeichert werden. Eine Ausnahme bildet das Vitamin B_{12}. Die Vitamin-B_{12}-Depots in der Leber reichen für beinahe zehn Jahre. Alle anderen wasserlöslichen B-Vitamine müssen Sie ständig zuführen, damit sie nicht an entscheidender Stelle im Stoffwechsel fehlen. Eine gesicherte Zufuhr gelingt Ihnen normalerweise durch eine vollwertige Ernährung – also durch den Verzehr von Vollkornprodukten, Gemüse und Obst, gelegentlich Fleisch und Fisch. Wer einen erhöhten Vitaminbedarf hat, muss diesen durch Vitaminzusätze decken.

tragung von Reizen, weshalb sie auch als neurotrope Vitamine bezeichnet werden. Tatsächlich entscheiden diese Psycho-Vitamine über Ihr Gefühlsleben und Ihre geistige Leistungsfähigkeit mit. So sind sie an der Produktion verschiedener Botenstoffe beteiligt: von Serotonin (für innere Ruhe), Melatonin (dem Schlafbotenstoff), Noradrenalin (für freudigen Tatendrang), Dopamin (für ein fröhliches, unbeschwertes Gemüt), Acetylcholin (für ein gutes Gedächtnis) sowie 40 weiteren bis jetzt bekannten Botenstoffen. Die B-Vitamine greifen so aktiv in Ihre Psyche ein und spielen auf der Klaviatur Ihrer Gefühle. Und: Sie bestimmen Ihre geistige Leistungsfähigkeit. Ab Seite 36 erfahren Sie, wie Sie die Produktion Ihrer Botenstoffe aktivieren können.

Die Bau-Vitamine: Zellerneuerung, Wachstum, Reparatur

Im Baustoffwechsel sind die B-Vitamine am Auf- und Abbau von Genen (DNA) und Eiweißstoffen beteiligt. Die DNA gibt den Bauplan für alle Zellen vor. Die Zellen werden daraufhin mit Eiweißstoffen repariert oder völlig neu gebaut. Ohne die B-Vitamine würden Zellwachstum und Zellerneuerung stoppen, weil einzelne Eiweißbausteine gar nicht hergestellt werden könnten und somit kein Eiweißbaustein an den anderen »geschraubt« werden könnte.

Ein B-Vitamin-Mangel wirkt sich auf die Zellerneuerung schnell aus: Sie werden infektanfällig, da Sie zu langsam Immunzellen produzieren; die Haut schuppt sich, da der Nachschub an Hautzellen lahmt; Sie leiden an Blutarmut, da Ihre Zellen im Knochenmark nicht schnell genug produzieren. Auf den folgenden Seiten werden viele Beispiele von Krankheiten und Symptomen aufgezeigt, bei denen ein Vitaminmangel der Auslöser von Stoffwechselproblemen ist.

VITAMIN B₁: TREIBSTOFF FÜRS GEHIRN

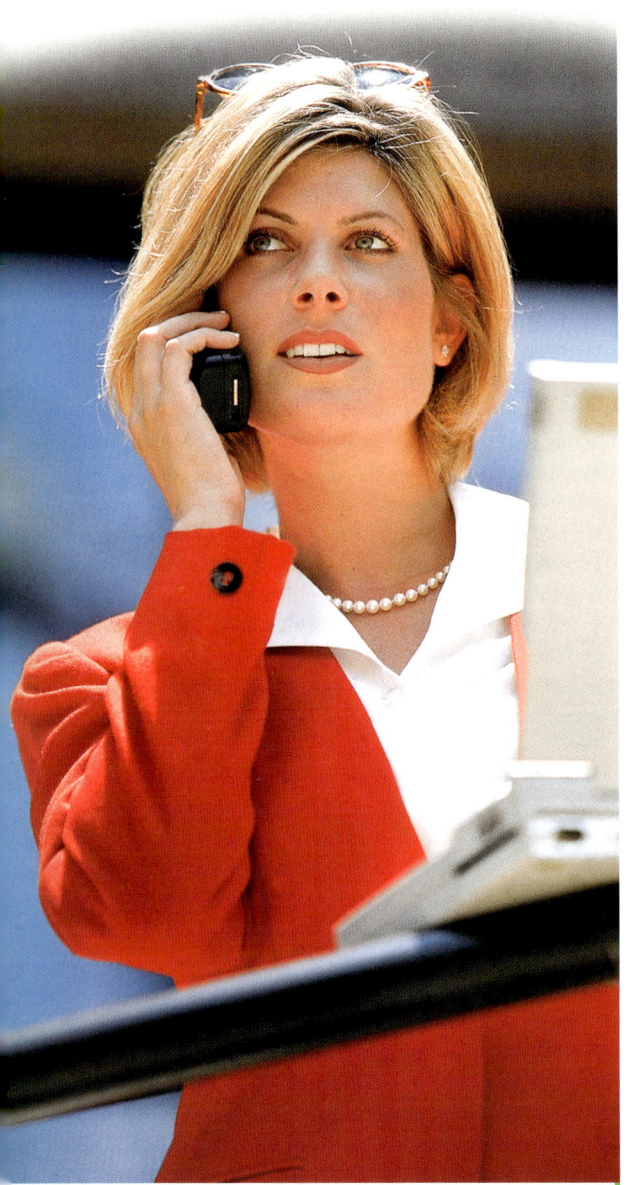

Geistige Flexibilität, Konzentrationsvermögen und ein gutes Gedächtnis helfen Ihnen Ihren beruflichen und privaten Alltag zu meistern.

Energie für Nerven und graue Zellen

Vitaminhaltige Enzyme beschleunigen jeden einzelnen Stoffwechselschritt. Vitamin B₁ oder Thiamin ist Teil eines riesigen Heeres von Enzymen, die Kohlenhydrate aus unserer Nahrung in kleinste, verwertbare Energie-Zuckermoleküle – die Glukose – aufspalten. Sobald es im Körper an Vitamin B₁ mangelt, läuft der Spaltungsprozess von Kohlenhydraten in Glukose nicht optimal. Doch Nerven und Gehirn sind auf die Zufuhr von Glukose angewiesen, nur daraus können sie Energie gewinnen. Fett können sie dagegen überhaupt nicht verwerten.

Das Gehirn macht zwar nur 3 bis 4 Prozent unseres Körpergewichts aus, es verbraucht jedoch 20 Prozent unserer gesamten Energie. Das Hochleistungsorgan Gehirn nimmt Energie nur in Form von Glukose. Bleibt der Glukosenachschub aus, werden wir zunächst unliebsam und reizbar, weil die Nerven förmlich nach Glukose schreien, danach müde, geistig träge und abgeschlagen.

Vitamin B₁ vernetzt Gehirn und Muskeln

Neben der Energieproduktion ist Vitamin B₁ auch selbst aktiv in der Leitung von Nervenimpulsen, also in der Vernetzung zwischen Gehirn und Muskelsteuerung. Jede Bewegung ist ein intensives, exaktes Zusammenspiel aus Nervenaktivität und Muskeln. Das ist beispielsweise der Grund dafür, warum Sie die Kontrolle über Ihre Bewegungen verlieren, wenn Alkohol Ihr Nervensystem außer Gefecht setzt. Ein ähnlicher Mechanismus wie bei Patienten mit Nervenerkrankungen, zum Beispiel Parkinson.

Wenn Sie schon einmal eine längere Diät gemacht haben, kennen Sie wahrscheinlich das Gefühl, dass man sowohl unausstehlich wird als auch in gewissem Sinne ungeschickt. Dies liegt ganz bestimmt an mangelnden Nervenleitstoffen und am fehlenden Vitamin B_1 in den Nerven – die Bewegungen werden eckig und ruckartig, der harmonische Bewegungsablauf ist gestört.

Vitamin B_1 bremst die Vergesslichkeit

Gedächtnis, Lernfähigkeit und Konzentration sind eng an das Vitamin B_1 geknüpft, denn Vitamin B_1 ist am Erhalt des Nervenleitstoffs Acetylcholin beteiligt.

Acetylcholin ist so wichtig, dass für seine Entdeckung 1936 der Nobelpreis vergeben wurde. Acetylcholin ist der Botenstoff im Gehirn, der dafür sorgt, dass Informationen ins »Gedächtnis der Gehirnzellen« geschrieben werden und Sie diese auch wieder abrufen und weiterleiten können.

Wenn Sie sich keine fünf Zahlen mehr merken können oder immer wieder vergessen, wo Sie Ihr Auto geparkt haben, dann mangelt es Ihnen wahrscheinlich am Gehirnbotenstoff Acetylcholin, oder Sie leiden einfach daran, dass dieser Botenstoff zu schnell abgebaut wird.

Der Abbau von Acetylcholin wird verlangsamt

Vitamin B_1 kann den Abbau von Acetylcholin verlangsamen. Je länger es aktiv ist, desto besser ist es um Ihre Lernfähigkeit, Ihre Gedächtnisleistung und Ihre Konzentrationsfähigkeit bestellt. Wahrscheinlich ist deswegen im Gehirn und in den Nervenleitbahnen genauso viel Vitamin B_1 wie Acetylcholin gespeichert.

Vitamin B_1 steigert die Gedächtnisleistung, da es sowohl selbst an der Übermittlung

von Nervenimpulsen beteiligt ist als auch gleichzeitig den Nervenleitstoff Acetylcholin vor dem Abbau schützt.

Neuronen wollen bei Laune gehalten werden

Das Gehirn hat einen großen Nährstoffbedarf. Die konstante Zufuhr von Energie, Eiweiß und Vitaminen ist aber auch von enormer Bedeutung für Ihre Stimmung, denn für die Produktion von Glückshormonen und anderen Botenstoffen sind diese drei genannten Faktoren unerlässlich. Fehlt einer von ihnen, werden Sie unkonzentrierter, und das Lernen fällt Ihnen schwerer. Eine Studie zeigt, dass ältere Menschen, die zu wenig Vitamin B_1 aufnehmen, schlechter in Gedächtnistests abschneiden als andere. Handy-Kurse, die einige Telefonhersteller für ältere Benutzer anbieten, sind dafür ein gutes Beispiel: Viele der Teilnehmer besitzen schon seit Monaten ein Handy, können aber bis zum Kursbeginn nicht damit telefonieren. In drei bis vier Stunden mühsamen Trainings lernen die Teilnehmer, die häufig erst Ende 50 sind, wie man überhaupt ein Gespräch auf dem Handy annimmt. Man kann regelrecht zuschauen, wie träge Nervenimpulse – die Gedanken – von Neuron zu Neuron schnecken. Diese tragisch-komische Begriffsstutzigkeit spitzt sich mit zunehmendem Alter traurig zu.

60 Prozent der Unterbringungen von älteren Menschen in Altersheimen begründen sich mit dem Verfall der geistigen Leistungsfähigkeit. Bei 30 Prozent der Patienten, die in Nervenheilanstalten eingeliefert werden, lässt sich ein Vitamin-B_1-Mangel nachweisen.

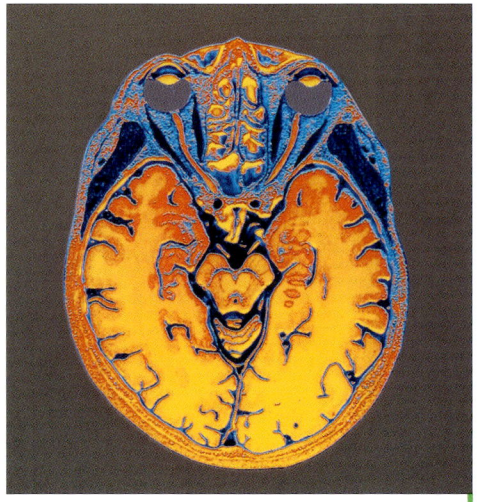

Querschnittsaufnahme von einem gesunden Gehirn. Deutlich zu erkennen sind Nervenverbindungen (rot), die im Gehirn enden.

Nervenzellen brauchen Vitamin B_1 und Cholin

Sie aber erinnern sich doch noch ... ? 45 Prozent der Frauen und 61 Prozent der Männer erreichen noch nicht einmal die minimale Vitamin-B_1-Zufuhr der DGE-Empfehlung durch die Ernährung. Der Grund ist: Vitamin B_1 geht in unseren Lebensmitteln heute durch Be- und Verarbeitung bis zu 80 Prozent verloren.

Langfristig ist es jedoch wichtig, Ihre Gehirnnerven – die so genannten Neuronen – bei Laune zu halten. Nervenzellen mögen es schön ölig-feucht. Sie wollen ausreichend versorgt sein mit Vitamin B_1 und Cholin zur Produktion von Acetylcholin.

Kurbeln Sie Ihre Serotoninproduktion an

Vor allem Kinder sind Opfer der Süßwaren- und Junk-Food-Industrie. Da Vitamin B_1 hauptsächlich in Vollkornprodukten enthalten ist, haben sie häufig einen Vitamin-B_1-Mangel. Die typischen Verhaltensweisen der betroffenen Kinder reichen von Konzentrationsschwäche, Lernschwierigkeiten und Schlafstörungen bis hin zu reizbarem, aggressivem Verhalten. Viele Erwachsene nehmen dies heute schon als normal hin und schieben es auf mangelnde häusliche Wärme und Erziehung.

Häufig ist jedoch ein Stoffwechselproblem die Ursache bei diesen kleinen (aber auch bei vielen erwachsenen) Nervensägen. Ein Vitamin-B_1-Mangel lässt sich bei diesen Kindern in Blutuntersuchungen feststellen. Durch die Aufnahme von zu wenig Vitamin B_1 wird Acetylcholin zu früh abgebaut. Es entstehen Konzentrations- und Lernschwächen.

Wie aber kommt es zu aggressivem Verhalten und zu Schlafstörungen? Vitamin B_1 ist auch an der Produktion von Serotonin beteiligt, dem Botenstoff für Ausgeglichenheit und innere Ruhe. Wenn Ihrem Organismus viel Serotonin zur Verfügung steht, dann sind Sie ruhig, gelassen, schlafen gut und sind nicht aggressiv. Bananen, Müsli und Vitamin-B-Brausetabletten können hier Wunder bewirken. Mit Vitamin B_1 zur Bildung von Serotonin sind Sie notorisch gut drauf.

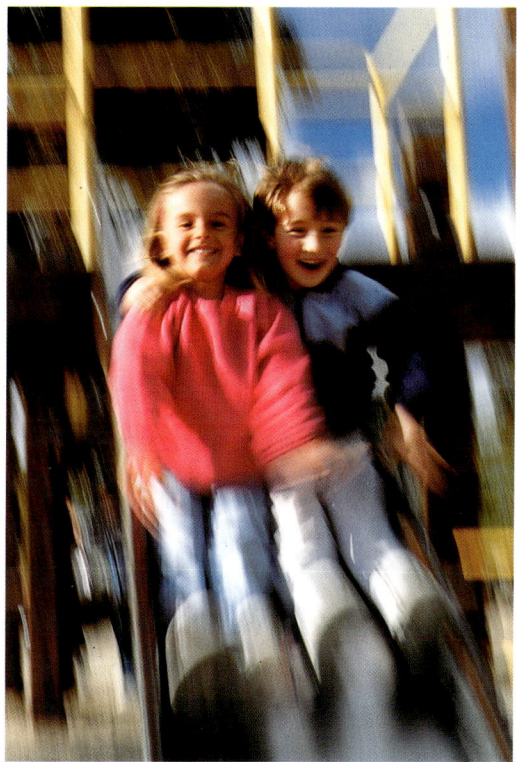

Kinder brauchen Vitamin B_1! Sonst können Konzentrationsschwäche, Lernschwierigkeiten und schlechte Laune das Lachen trüben.

Alkohol verbraucht Vitamin B_1

Vor allem der Abbau von Alkohol verbraucht große Mengen an Vitamin B_1 im Stoffwechsel. Außerdem werden die Aufnahme von Vitamin B_1 im Darm und der Transport in die Nervenzellen gehemmt. Der Durchschnittsbürger nimmt fünf Prozent seiner täglichen Kalorien in Form von Alkohol auf, und das vervielfacht den Bedarf an Vitamin B_1.

Die beseelten Momente des totalen Vitamin-B$_1$-Mangels

Nach dem zehnten Schnaps gehorchen Ihnen die Muskeln nicht mehr. Sie sind so richtig sexuell enthemmt, weil Sie sich momentan nicht erinnern können, wie Sie früher einmal einen Korb bekommen haben. Sie sind überschwänglich, da Ihr Gedächtnis Ihnen nicht zuflüstert, »was Sie nicht tun sollen«.

Schmerzhafte Erinnerungen sind auch nicht mehr abrufbar. Das sind die beseelten, erinnerungsfreien Momente des Alkoholrauschs. Alkohol verändert die Botenstoffe im Gehirn.

Ohne Botenstoff kein Gedächtnis

Jetzt verstehen Sie, wie ein vorübergehender Mangel an Vitamin B$_1$ und Acetylcholin wirkt. Alkohol vermindert die letzten Reste von Vitamin B$_1$ in den Nerven, das den Abbau des Acetylcholin noch verhindern könnte. Ohne Botenstoff kein Gedächtnis. Es kommt zur Gedächtnislücke, zum Blackout. Außerdem funktioniert die Vitamin-B$_1$-abhängige Nervenübertragung zwischen Gehirn und Muskeln nicht mehr. So torkeln Sie durch die Straßen. Die Glukose-Energieproduktion verlangsamt sich. Sie werden schläfrig.

Der erinnerungsfreie Alkoholrausch ist das merkfähigste Bild für die verschiedenen Funktionen von Vitamin B$_1$ und Acetylcholin. Es ist die kürzeste und vollständigste Zusammenfassung, die wir Ihnen ins Gedächtnis stellen können.

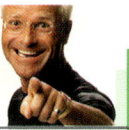

Mein Tipp für Sie

Essen Sie Vitamin-B-haltige Smart Foods

Müsli: Der Vitamin-B$_1$-Booster
Starten Sie morgens mit einem Müsli in den Tag: für eine starke Gedächtnisleistung sowie höhere Lern- und Konzentrationsfähigkeit. Das Frühstücksmüsli mit Hafer- und Weizenflocken, Sonnenblumenkernen, etwas Bierhefe, Weizenkeimen und einer Banane verbindet die Vitamin-B$_1$- und cholinreichsten Lebensmittel miteinander. Echtes Brain-Food.

Die Vollkorn-Connection
Vitamin B$_1$ steckt in Vollkornprodukten wie Reis, Hafer, Weizen. Obst enthält nur etwa ein Zehntel des Vitamin B$_1$ im Vergleich zu Vollkornprodukten. Ausnahme: Bananen.

Vitamin B$_1$: Die Hitliste

	pro 100 g
Bierhefe	12 mg
Weizenkeime	2,01 mg
Sonnenblumenkerne	1,9 mg
Haferflocken	0,59 mg
Buchweizenmehl	0,58 mg
Weizenvollkornmehl	0,47 mg
ungeschälter Reis	0,41 mg
Weizenflocken	0,36 mg
Banane	0,20 mg

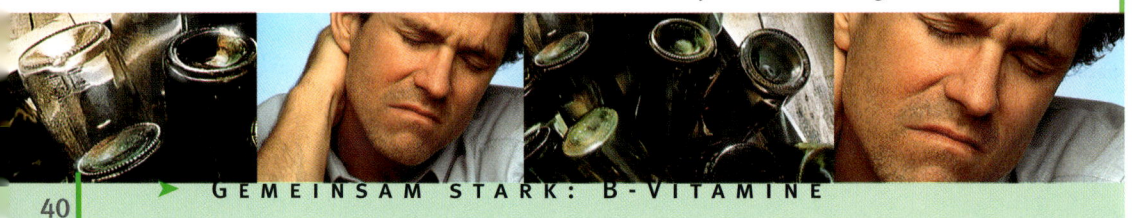

B-Vitamine, Cholin und Eiweiß: Diese Mischung vertreibt den »Kater«.

Am Morgen danach: schmerzende Glieder und schlechte Laune

Wer kennt nicht die verkaterte Stimmung am nächsten Tag, nachdem man mal so richtig tief ins Glas geschaut hat? Glieder und Kopf schmerzen, jedes laute Sprechen zerrt an den Nerven, und man kann keinen klaren Gedanken fassen. Dieser »Kater« hat mit der Wirkung des Alkohols auf die Nervenzellen und mit dem Abfall der Acetylcholin- und Vitamin-B_1-Spiegel im Gehirn und in den Nervenbahnen der Arme und Beine zu tun. Alkohol verbraucht Vitamin B_1, Ihre Nerven liegen blank. Wenn Sie am nächsten Tag den Kopf frei haben müssen, dann nehmen Sie zum Alkohol 50 bis 100 Milligramm Vitamin B_1 und 200 Milligramm Cholin ein. Wenn sich bei längerem Alkoholmissbrauch die Nerven sogar schmerzhaft entzünden, wie bei 20 Prozent aller Alkoholiker, wird mit Vitamin B_1 therapiert.

Auch die Nervenbotenstoffe Serotonin und Adrenalin werden mit Hilfe des Vitamin B_1 gebildet. Wer verkatert ist, bei dem ist der Stimmungsbotenstoff Serotonin, der sonst für gute Laune sorgt, auf null. Adrenalin, ein weiterer Botenstoff, der Ihnen morgens zum Aufstehen und zu freudiger Aktivität verhilft,

ist vermindert – Sie möchten im Stimmungstief am liebsten im Bett bleiben. Die Pharmaindustrie will Ihnen einreden, dass Sie Aspirin brauchen. Aber nicht Aspirin, sondern B-Vitamine, Cholin und Eiweiß brauchen Ihre Nervenzellen, um Acetylcholin, Serotonin und Adrenalin neu zu bilden. Dann werden Sie schnell wieder fit!

> **INFO**

Cholin – der Stoff für Superdenker

EX-VITAMIN B_7 ist Rohstoff für das Gedächtnis. 400 bis 900 Milligramm sollten es schon sein pro Tag. In der Ernährung des Durchschnittsmenschen sind aber nur etwa 300 Milligramm enthalten. Aus Sojabohnen hergestelltes Cholin aus der Apotheke kann daher für Superdenker sehr nützlich sein.

Cholin: Die Hitliste

	pro 100 g
Eier	527 mg
Bierhefe	408 mg
Weizenkeime	306 mg
Soja	225 mg
Blumenkohl	254 mg

Vitamin B_1: Das empfehlen Experten

Tägliche Zufuhrempfehlungen im Vergleich:

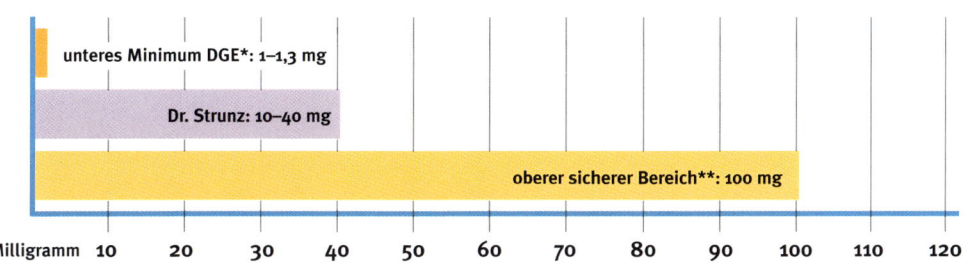

unteres Minimum DGE*: 1–1,3 mg

Dr. Strunz: 10–40 mg

oberer sicherer Bereich**: 100 mg

Milligramm   10   20   30   40   50   60   70   80   90   100   110   120

Erwachsene, 19–65 Jahre
** *mit Vitaminpräparaten (nach Prof. Shrimpton)*

Vitamin B$_1$ in der orthomolekularen Medizin

Die orthomolekulare Medizin behandelt mit hoch dosiertem Vitamin B$_1$ neurologische Probleme (Störungen des Nervensystems) wie beispielsweise das Kribbeln und starke Nervenschmerzen in Armen und Beinen (Polyneuropathien) oder eine herabgesetzte Schmerzgrenze. Die meisten Diabetiker und 30 Prozent der Alkoholkonsumenten leiden unter solchen Nervenschmerzen.

Außerdem wird der frühzeitige Abfall der geistigen Leistungsfähigkeit mit hohen Dosen an Vitamin B$_1$ therapiert. Bei Alkoholikern tritt der geistige Verfall aufgrund eines massiven Mangels an Vitamin B$_1$ ein und kann durch hohe Dosen positiv beeinflusst werden.

30 Prozent der Patienten mit psychischen Krankheiten leiden an einem Vitamin-B$_1$-Mangel und werden ebenfalls mit Vitamin B$_1$ behandelt. Bei Alzheimer- und Parkinson-Patienten sowie alten Menschen äußert sich häufig ein durch Vitamin-B-Mangel bedingter frühzeitiger Abfall der geistigen Leistungsfähigkeit. Auch Nervenimpuls-Übertragungsprobleme bei Herzrhythmusstörungen werden mit Vitamin B$_1$ behandelt.

> **CHECK**

Wie gut sind Sie versorgt?

WENN MEHRERE der folgenden Symptome bei Ihnen auftreten, könnte das auf einen Mangel an Vitamin B$_1$ hinweisen.

Bei leichtem Vitamin-B$_1$-Mangel:
- Reizbarkeit, Aggressivität ☐
- herabgesetzte Schmerzgrenze ☐
- Stimmungsschwankungen, Depressionen ☐
- Konzentrationsschwäche, Lern- und Gedächtnisstörungen, Vergesslichkeit ☐
- häufige Kopfschmerzen ☐
- Schlaflosigkeit ☐
- Müdigkeit, Appetitlosigkeit ☐

Bei schwerem Vitamin-B$_1$-Mangel:
- Herzklopfen, Kurzatmigkeit ☐
- Wasseransammlungen ☐
- Fußbrennen und Kribbeln in Armen und Beinen; Gedächtnisverlust ☐
- Infektanfälligkeit ☐
- schlechte Wundheilung ☐

Gehören Sie zu einer Risikogruppe?
Wenn einer der folgenden Punkte auf Sie zutrifft, haben Sie einen erhöhten Bedarf an Vitamin B$_1$.

- Sie haben längere Zeit eine Abmagerungskur durchgeführt ☐
- Sie trinken regelmäßig viel Alkohol ☐
- Sie nehmen regelmäßig Medikamente ein ☐
- Sie sind Diabetiker oder Alzheimer-Patient ☐
- Sie sind über 65 Jahre alt ☐
- Sie sind schwanger ☐

VITAMIN B₂: POWER TAG FÜR TAG

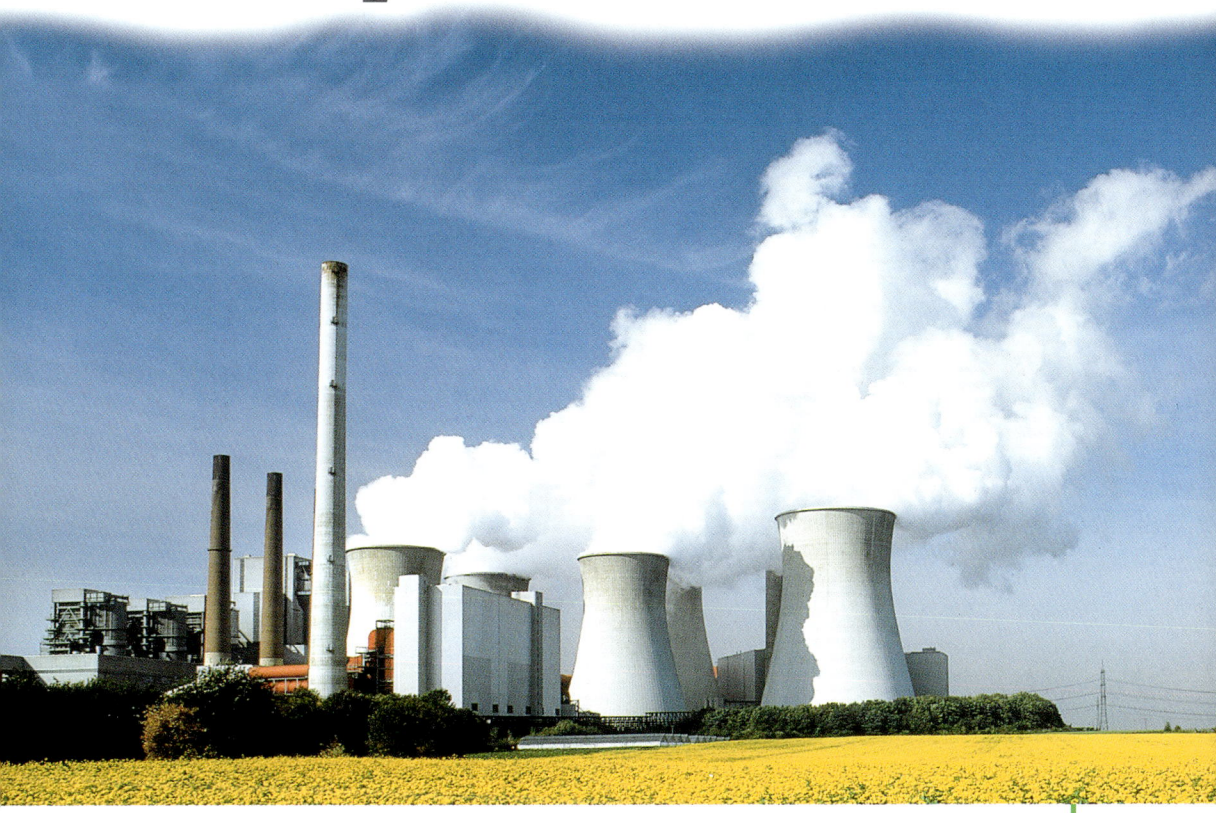

Stellen Sie sich vor: Jede Ihrer Körperzellen produziert laufend Energie – wie ein Elektrizitätswerk. Vitamin B₂ und andere Vitamine steuern diese Energieproduktion aus Kohlenhydraten, Fett und Eiweiß.

Energie für Ihre Zellkraftwerke

Jede Zelle Ihres Körpers produziert und speichert selbst Energie – wie ein kleines Elektrizitätswerk. Vitamin B₂ ist an dieser Energieproduktion in der Zelle überall beteiligt. Haben Sie sich schon einmal überlegt, wie Sie Energie produzieren, ohne dass dabei Temperaturen von 100 Grad entstehen, die die Zellen zum Platzen bringen würden? Und wie Sie diese Energie zwischenspeichern, damit Sie sie schnell abrufen können?

So funktioniert's: In den Brennöfen des Zellinneren wird aus den Nährstoffen Glukose (Zucker), Fett oder Eiweiß Energie hergestellt. Einige Zellen können bis zu 1800 dieser Brennöfen haben. Energie wird in vielen kleinen Schritten hergestellt, in denen jeweils energiereiche Elektronen weitergegeben werden. Vitamin-B₂-Enzyme sind gewissermaßen die Träger (Transporter) der Elektronen – sie reichen sie sozusagen weiter. Das Endprodukt heißt ATP (Adenosintriphosphat): Es ist gewissermaßen das Benzin, das dann überall in der Zelle als Fertigbrennstoff zur Verfügung steht.

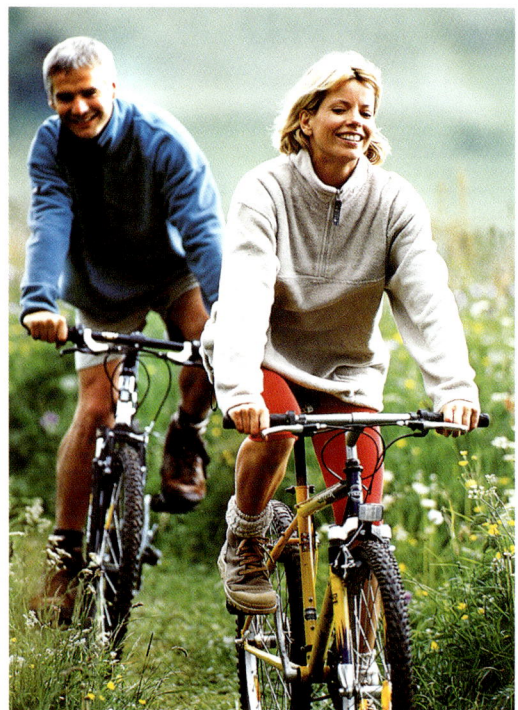

Wer regelmäßig eine Ausdauersportart betreibt, braucht mehr Vitamin B$_2$, um Fett in Energie umzuwandeln.

Wie steht es um Ihre Energieversorgung?

➤ Sie fühlen sich häufig müde? Bei einem Vitamin-B$_2$-Mangel lahmt Ihre Energieproduktion, und die Körperzellen befinden sich mitten in einer ATP-Energiekrise.
➤ Sie haben Probleme, Fett zu verbrennen? Das Verbrennen der Fett-Hüftpolster ist bei einem Vitamin-B$_2$-Mangel fast unmöglich.
➤ Sie machen beim Sport zu schnell schlapp? Schon täglich 40 Minuten aerober Sport – zum Beispiel Laufen – verdoppelt Ihren Vitamin-B$_2$-Bedarf, um Fette zu Energie zu verbrennen. Funktioniert diese Fettverbrennung nicht, ermüden Sie schneller.

Vitamin B$_2$ für die Fettverbrennung

Ihre 30 Milliarden Fettzellen sollten Fett nur vorübergehend speichern, um später daraus Energie zu produzieren. Bei Stress oder Sport schickt die Hirnanhangsdrüse durch Hormone zum Beispiel eine E-Mail an Eigene.Fettzelle@Hüftspeck.de, um das Fett zur Verbrennung aus den Fettzellen zu holen. Allerdings brauchen Sie verschiedene Vitamine, um nun die Fettverbrennung in Gang zu setzen. Bei einem Vitamin-B$_2$-Mangel beispielsweise laufen die Verbrennungszentralen nur auf halber Kraft. Ein gewisser Überschuss an Vitamin B$_2$ in der täglichen Nahrung ist daher nötig, um zusätzlich Fett aus den Fettzellen zu verbrennen, denn der Körper speichert das wasserlösliche Vitamin B$_2$ kaum·

Besonders wichtig bei einer kalorienreduzierten Diät

Wer eine Diät mit verminderter Kalorienzufuhr durchführt, wird automatisch weniger

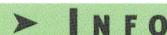
➤ **INFO**

Vitamin B$_2$ (Riboflavin): Die Hauptfunktionen

♦ am Kohlenhydrat- und Fettstoffwechsel beteiligt,
♦ wichtig für Energieproduktion in der Zelle,
♦ überführt Vitamin B$_6$ in seine aktive Form,
♦ erhält die Schutzschicht, welche die Nerven umhüllt,
♦ verbessert den Schutz vor freien Radikalen, da es das körpereigene Antioxidanz Glutathion regeneriert.

Vitamin B$_2$: Die Hitliste

	pro 100 g
Bierhefe	3,80 mg
Hühnerbrust	0,90 mg
Weizenkeime	0,72 mg
Pilze, Champignons	0,40 mg
Magerquark	0,30 mg
Spinat	0,23 mg
Milch	0,18 mg
Joghurt	0,18 mg
Haferflocken	0,15 mg

Vitamine mit der Nahrung aufnehmen. Gerade in einer solchen Situation ist es wichtig, auf eine zusätzliche Vitamin-B$_2$-Zufuhr zu achten, damit die Pfunde purzeln.

Läufer brauchen mehr

Werden Sie zur Fettverbrennungsmaschine: Wenn Sie richtig laufen, wird nach 20 Minuten Fett in Form von Energie verbrannt, und damit erhöht sich Ihr Vitamin-B$_2$-Verbrauch. Blutuntersuchungen bei Frauen, die regelmäßig 30 bis 50 Minuten laufen, zeigten, dass der Vitamin-B$_2$-Blutwert abfiel. Die doppelte Menge Vitamin B$_2$ war notwendig, um die Blutwerte wieder auf Normalniveau zu bringen. Für Läufer lohnt sich also zusätzlich zur Vitamin-B$_2$-reichen Ernährung ein Vitamin-B-Präparat aus der Apotheke.

Schutz für die Augen

Vitamin B$_2$ schützt die Augen. In den Augen treten durch den Lichteinfall besonders viele freie Radikale auf. Diese führen dort zur Linsentrübung, wenn sie nicht abgefangen werden. Glutathion ist einer der wichtigsten körpereigenen Radikalfänger im Auge. Wenn Glutathion ein Radikal abgefangen hat, ist es erst einmal verbraucht. Vitamin B$_2$ regeneriert Glutathion, damit es wieder einsatzfähig ist. Bei einem Vitamin-B$_2$-Mangel kann sich deshalb schneller eine Linsentrübung entwickeln.

Gute Quellen

Vor allem Milchprodukte sichern in der Regel die Vitamin-B$_2$-Versorgung. Wenn Sie wenig Milchprodukte essen oder strikter Vegetarier (Veganer) sind, kann ein Vitamin-B$_2$-Mangel häufiger auftreten. Immerhin müssten sie 1,5 Kilo grünes Blattgemüse essen, um auf eine ausreichende Vitamin-B$_2$-Tageszufuhr zu kommen.

Milchshakes können Sie endlos variieren. Sie stecken voller Vitamine aus Obst, dem Energie-Vitamin B$_2$ aus Milch und dem Muntermacher Eiweiß. B-Vitamine und Eiweiß kurbeln Ihre Leistungshormone an und unterstützen das Immunsystem. Die einzige Extra-

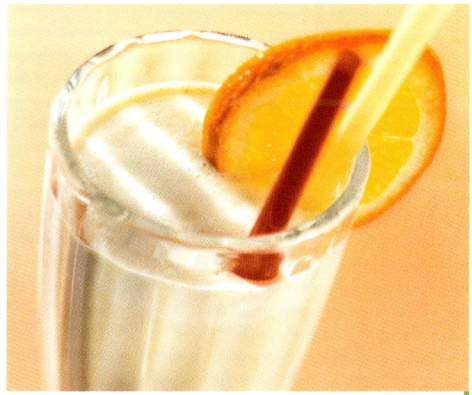

Holen Sie sich Eiweiß und Vitamin B$_2$ aus Milchshakes. Wie wär's zum Beispiel mit einem Mango-Orangen-Shake oder einem Aprikosen-Mandel-Drink?

Anschaffung, die Sie dafür brauchen, ist ein Mixstab. Wichtig: Kaufen Sie Milch nicht in hellen Glasflaschen. Licht zerstört 85 Prozent des Vitamin B_2 in nur 2 Stunden.

In Milch entdeckt

Vitamin B_2 wurde zum ersten Mal 1934 aus Milch isoliert. Wegen seiner gelblichen Farbe wurde es zuerst Lactoflavin (lat.: lac = Milch, flavus = gelb) genannt. In der Lebensmittelindustrie wird Vitamin B_2 als natürlicher Farbstoff E 101 eingesetzt. Wenn Sie Vitamintabletten einnehmen, wird immer ein Teil des Vitamin B_2 ausgeschieden. Dies verursacht eine starke Gelbfärbung des Urins.

Vitamin B_2 in der orthomolekularen Medizin

Einer der Gründe für Migräne kann eine mangelnde Energieproduktion in den Nervenzellen des Gehirns sein. 400 Milligramm Vitamin B_2 über 3 Monate konnte die Migräneattacken bei 67 Prozent der Patienten verbessern.

Vitamin B2: Das empfehlen Experten

Tägliche Zufuhrempfehlungen im Vergleich:

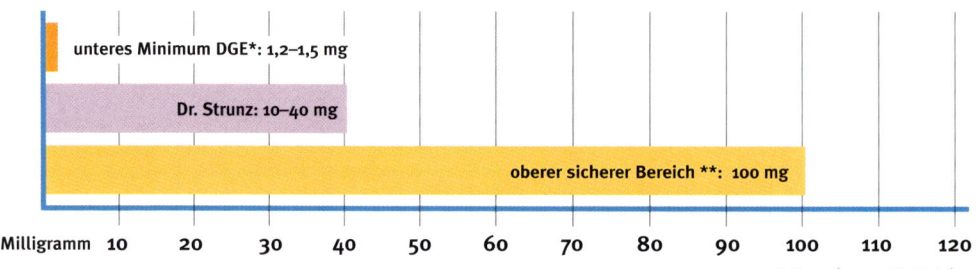

unteres Minimum DGE*: 1,2–1,5 mg

Dr. Strunz: 10–40 mg

oberer sicherer Bereich **: 100 mg

Milligramm 10 20 30 40 50 60 70 80 90 100 110 120

Erwachsene, 19–65 Jahre
*** mit Vitaminpräparaten (nach Prof. Shrimpton)*

B3 FÜR RUHE UND AUSGEGLICHENHEIT

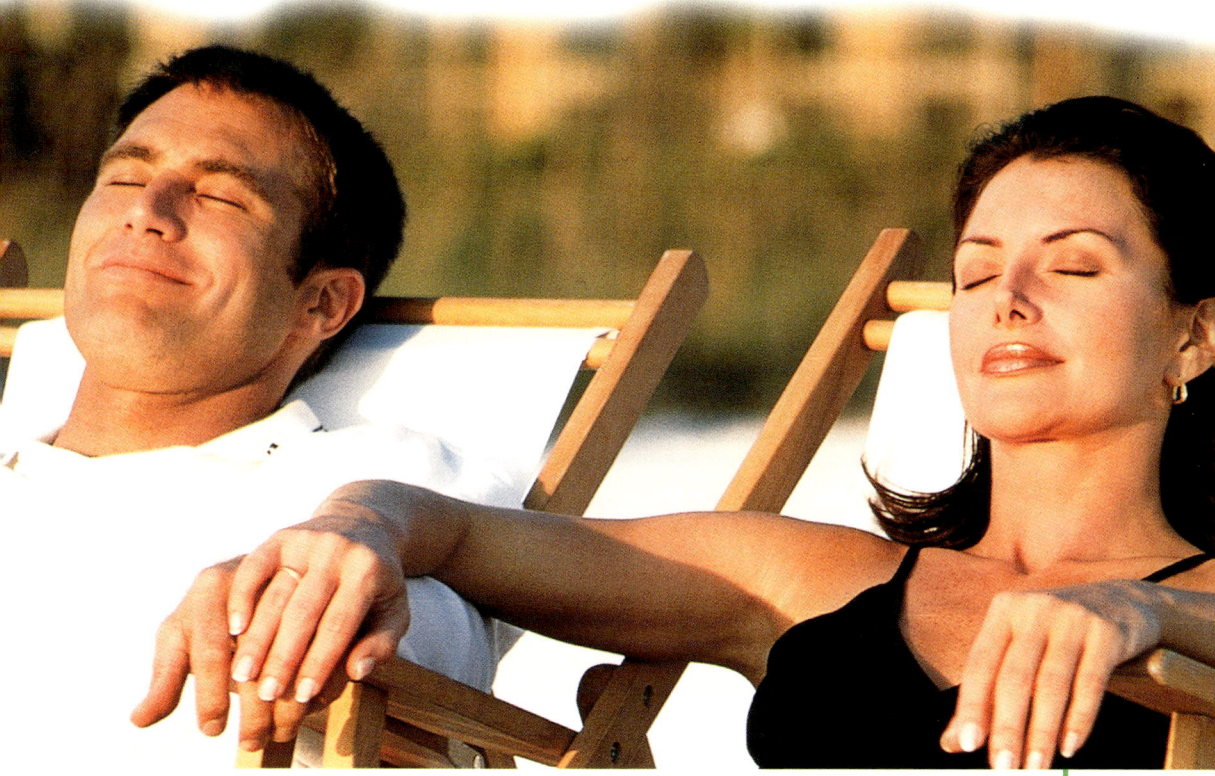

*Gelassenheit und innere Ruhe sind auch Sache der Vitamine.
In hohem Maße ist dafür das Psycho-Vitamin B3 zuständig.*

Eiweiß zur Vitamin-B3-Produktion

Über 200 Enzyme sind Vitamin-B3-abhängig. In der Energieproduktion, also der Verbrennung von Fetten und Kohlenhydraten, läuft ohne Vitamin B3 (Niacin) nichts. Es ist außerdem für Aufbau und Reparatur von Eiweißstrukturen in den Zellen zuständig. Noch vor dem 2. Weltkrieg litten etwa 200 000 Menschen in den USA an gravierendem Vitamin-B3-Mangel, 10000 starben daran. Die Ursache dafür war eine einseitige Ernährung mit Mais und zu wenig Milch(produkten).

Durch die verbesserte Eiweißzufuhr tritt ein derartiger Mangel allerdings heute nur noch selten auf. Denn unser Körper kann Vitamin B3 aus dem Eiweißbaustein Tryptophan herstellen. Aus 60 Milligramm Tryptophan wird theoretisch 1 Milligramm Niacin produziert. Ein bis zwei Prozent der täglichen Eiweißzufuhr bestehen aus Tryptophan.

Tryptophan für Serotonin

Was geschieht mit Ihrem Nervensystem und Ihrer Psyche, wenn Sie aufgrund einer zu niedrigen Vitamin-B3-Zufuhr aus Lebensmitteln zu viel Tryptophan für die Vitamin-

Wie hoch ist Ihre Serotoninproduktion?

Ihr Körper stellt zuerst die lebenswichtige Energieproduktion mit Hilfe von Vitamin B_3 sicher. Dafür wird je nach Bedarf Tryptophan in Vitamin B_3 verwandelt. An zweiter Stelle steht dann erst das Glück: mit der Produktion von Serotonin aus Tryptophanresten. Je mehr Vitamin B_3 Sie mit der Nahrung zuführen, umso mehr Tryptophan bleibt Ihnen also für die Bildung von Serotonin und damit für Ruhe und Ausgeglichenheit übrig. Es lohnt schon einmal, die Biomoleküle nachzuzählen, die Sie für guten Schlaf und Ausgeglichenheit am Tag benötigen: In 60 Gramm Eiweiß (etwa 70 Prozent Ihrer täglichen Eiweißzufuhr) stecken 600 Milligramm Tryptophan. Daraus können Sie 6 Milligramm Vitamin B_3 (etwa 30 Prozent Ihres minimalen Vitamin-B_3-Bedarfs) bilden. An dieser Rechnung erkennen Sie: Wenn Sie das meiste Tryptophan für die Verwandlung in Vitamin B_3 verheizen, bleibt nicht viel übrig für Ihr Glück. Kein anderes Vitamin greift indirekt so tief in den Stoffwechsel Ihrer Psyche ein wie Vitamin B_3.

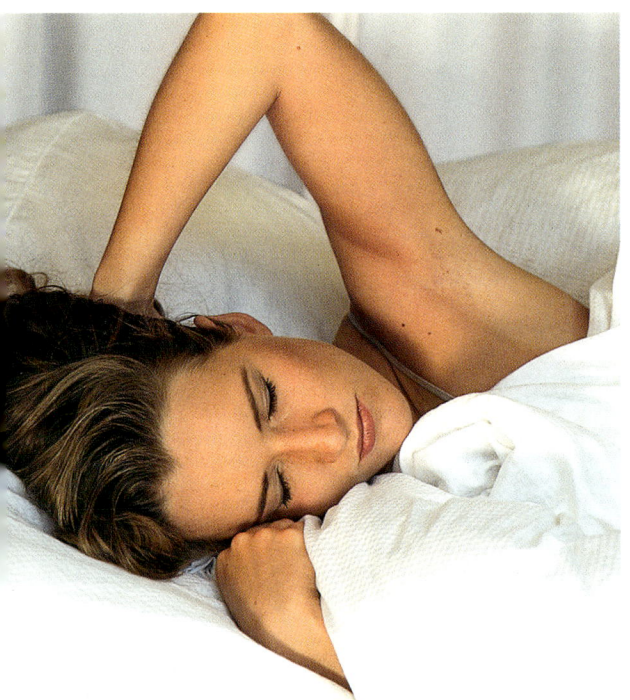

Schlafen Sie gut mit Tryptophan! Der Eiweiß-baustein hilft dem Körper, die Schlafhormone Serotonin und Melatonin herzustellen.

B_3-Produktion verheizen? Je mehr Tryptophan Sie für die Vitamin-B_3-Produktion opfern, desto weniger bleibt davon übrig, um das Ruhehormon Serotonin und das Schlafhormon Melatonin zu produzieren. Denn diese beiden Hormone werden nur aus Tryptophan hergestellt.
Die Folgen von zu wenig Serotonin und Melatonin sind Schlaflosigkeit, Unruhe, Aggressivität, Depressionen, Angst und Migräne, bei Frauen tritt vermehrt das so genannte prämenstruelle Syndrom (PMS) auf. So äußert sich ein Vitamin-B_3-Mangel hauptsächlich als Tryptophan-Mangel-Symptom.

Eiweiß und Vitamin B_3 für guten Schlaf

Jeder zweite Patient klagt beim Arztbesuch über Schlafstörungen: Er schläft viel zu langsam ein, und die vier bis fünf Tiefschlafphasen in der Nacht sind nicht lang genug, um am nächsten Morgen erholt zu sein. Gerade in den Tiefschlafphasen regenerieren sich Körper und Immunsystem. In einem nervös-unruhigen Leichtschlaf wälzen sich die Geplagten im Bett herum oder träumen lebhaft, weil sie zu lange im leichten REM-Schlaf (Rapid Eye Movement) bleiben.

Milliarden Euro werden deshalb Jahr für Jahr für Schlafmittel ausgegeben, die auf Dauer abhängig machen und nur in 20 Prozent der Fälle tatsächlich die Qualität des Schlafs verbessern. Der schlechte Schlaf führt am nächsten Tag zu Müdigkeit, schlechter Leistung und schwächt auf Dauer das Immunsystem, so dass Sie infektanfälliger werden.

Füllen Sie Ihre Serotoninspeicher auf

Je mehr Serotonin Sie in bestimmten Hirnregionen haben, desto tiefer schlafen Sie. Während der nächtlichen Ruhephasen ist der Serotoninspiegel besonders hoch. Sinkt er im Gehirn, dann stellen sich Schlafstörungen ein. Die gute Nachricht: Sie können Ihre Serotoninproduktion ankurbeln. Essen Sie eiweißreich und füllen Sie Ihre Vitamin-B_3-Depots auf, damit Sie kein Tryptophan für die Vitamin-B_3-Produktion opfern müssen. Außerdem brauchen Sie ausreichend Vitamin B_6 (siehe ab Seite 54).

Trinken Sie Schlaf

Das Glas warme Milch mit Honig stand schon zu Omas Zeiten als Einschlafmittel hoch im Kurs. Sie wissen ja jetzt, warum: Aus dem Tryptophan der Milch wird Serotonin und Melatonin produziert. Und der Zucker im Honig sorgt zusätzlich dafür, dass Tryptophan aus der Milch schneller ins Gehirn aufgenommen wird. Wer Milch nicht mag, isst einfach eine Banane. Sie ist die B-Vitamin-Bombe unter den Früchten. Ihr hoher Vitamin-B_6-Gehalt kurbelt wie Tryptophan die Produktion von Serotonin und Melatonin an. Und der hohe Anteil an Vitamin B_3 in Bananen sorgt dafür, dass Tryptophan nicht zur Bildung von Vitamin B_3 verschwendet wird. Bananen enthalten außerdem hohe Mengen an Serotonin, die zwar nicht ins Gehirn aufgenommen werden, aber die Nerven beruhigen.

So viel Bausteine für guten Schlaf stecken in Bananen-Honig-Milch
Milch (100 Milliliter):
➤ 0,18 Milligramm Vitamin B_2 (Serotoninproduktion), 46 Milligramm Tryptophan (Vorläufer für Serotonin und Melatonin).
Banane (100 Gramm):
➤ 0,65 Milligramm Vitamin B_3 (spart Tryptophan), 18 Milligramm Tryptophan, 0,36 Milligramm Vitamin B_6 (Serotoninproduktion), 7,7 Milligramm Serotonin (beruhigt die Nerven).

Stimmt Ihr Serotoninspiegel?

Sind Sie aggressiv, unruhig und gereizt? Wenn dem so ist, könnte das ein Anzeichen für einen Serotoninmangel sein. Kopfschmerzen und Migräne sind weitere Symptome für zu wenig Serotonin. Und wenn Ihnen als Frau PMS, also »die Tage vor den Tagen« mit häufigem Stimmungswechsel, Heißhunger auf Schokolade oder leichter Reizbarkeit, zu schaffen macht, steckt mög-

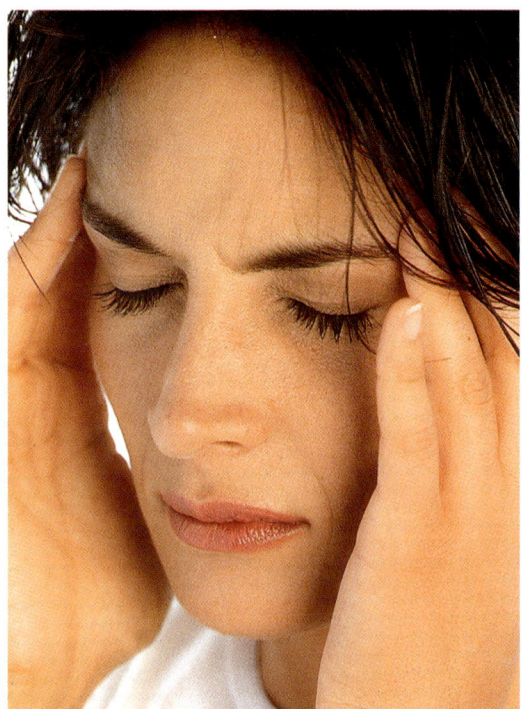

Migräne und PMS-Beschwerden können auf zu wenig Serotonin hinweisen. Hier helfen B-Vitamine, die Symptome zu lindern.

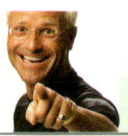

Mein Tipp für Sie

Der Serotonin- und B3-Glücksshake

TRINKEN SIE eiweißreiche Shakes, damit Ihr Körper aus der Aminosäure Tryptophan Vitamin B3 bilden kann. Mixen Sie zum Beispiel ein Glas Milch mit einer kleinen Banane und geben Sie noch 20 Gramm Molkeeiweißpulver dazu. Daraus werden in Ihrem Körper 5 Milligramm Vitamin B3 gebildet. 2 bis 3 Esslöffel starker Kaffee im Shake bringen zusätzlich 1 bis 2 Milligramm Vitamin B3 ein.
Der Tryptophanüberschuss, der nicht für die Vitamin-B3-Bildung verwendet wird, erhöht die Produktion des Ruhehormons Serotonin. Leichter können Sie kaum zu Ihrem Glück kommen!

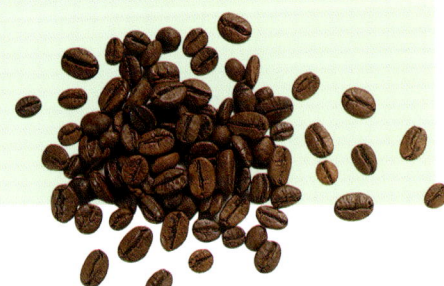

licherweise auch ein Serotoninmangel dahinter. Bei Migräne und PMS werden sehr erfolgreich Vitamin-B-Präparate eingesetzt (siehe ab Seite 60).

Serotonin contra Depressionen

Wenn sich trübe Stimmung bei Ihnen bemerkbar macht, tanken Sie doch zuerst einmal Nährstoffe für die Serotoninproduktion nach, bevor Sie sich Psychopharmaka einwerfen. Es hört sich zunächst vielleicht absurd für Sie an: Eiweiß und Vitamine gegen Depressionen. Am Brain Research Center in New York werden die neurotopen Vitamine gezielt eingesetzt, um die Serotoninproduktion zu verbessern.
Bei selbstmordgefährdeten Menschen werden immer wieder niedrige Serotoninwerte

nachgewiesen. Auch die Serotonin-, Vitamin-B$_6$- und Vitamin-B$_3$-Blutwerte von depressiven Patienten sind häufig zu niedrig. Leider wird dies viel zu selten erkannt und schon gar nicht gezielt behandelt. Stattdessen werden Medikamente gegen Depressionen verschrieben. Diese verhindern einen zu schnellen Abbau von Serotonin und die Ausscheidung von Tryptophan. Vielfältige Studien belegen einen erfolgreichen Einsatz von Vitaminen und Eiweißbausteinen bei Depressionen im Gegensatz zu den meisten Medikamenten.

Serotonin contra Schokolade

Der Griff zur Schokolade ist für viele die Rettung, wenn sie traurig werden. Schokolade erhöht den Serotoninspiegel und verschafft einen schnellen Glücksschub.
Der Griff zur Nahrung, um sich besser zu fühlen, setzt sich jedoch leider meist in Kummerspeck um. Ausreichend Glückshormone durch Eiweiß und Vitamine wirken dagegen wie ein Appetitzügler. Verliebte, die auf Serotoninwolke sieben schweben, kennen dies. Bei ihnen sinkt der Appetit (auf Nahrung) deutlich. Dieser Serotonineffekt wird inzwischen von Schlankheitsexperten ausgenutzt: Bei Schlankheitskuren werden viel Eiweiß und Vitamine eingesetzt, um die Teilnehmer bei Laune zu halten. Tryptophan aus Eiweiß stoppt das Hungergefühl und zügelt den Appetit. Und, wie schon mehrfach betont: Je mehr Vitamin B$_3$ Sie zuführen, desto mehr Tryptophan sparen Sie auf für die Glückshormone.

Vitamin B$_3$ contra Stress und Sucht

Warum greifen Raucher bei Stress gerne zur Zigarette? Bei Stress werden Tryptophan und Vitamin B$_6$ in der Leber zerstört. So mangelt es an den wichtigsten Stoffen für die Produktion von Serotonin im Gehirn. Die Folge: der Griff zur Zigarette. Raucher, Alkoholiker und Drogenabhängige haben meist eine zu niedrige Serotoninproduktion. Weil Vitamin B$_3$ indirekt Tryptophan einspart, wird es zur Linderung von Entzugsproblemen bei Rauchern, Alkoholikern und Drogenabhängigen in Kliniken eingesetzt.

Kaffeetrinker bekommen seltener Herzinfarkt

Endlich mal eine gute Nachricht für Kaffeetrinker: Schottische Forscher fanden heraus, dass Kaffeetrinker seltener Herzinfarkte erleiden als Nicht-Kaffeetrinker. Warum das so ist, das ist bisher allerdings noch nicht genau

> ➤ **INFO**

Vitamin B3: Die Hitliste

VITAMIN B3 wird zum großen Teil durch tierisches Eiweiß gedeckt. Vegetarier neigen daher häufiger zu einem Vitamin-B3-Mangel.

	pro 100 g
Bierhefe	44,80 mg
Erdnüsse	15 mg
Kaffee	13,70 mg
Hühnerbrust	10 mg
Sardinen	9,70 mg
Naturreis	5,20 mg
Pilze aller Art	4,90–5,20 mg

Tryptophangehalt einiger Lebensmittel

	pro 100 g
Hühnerbrust	100 mg
Milch	45 mg
Avocado	22 mg

Neutrale Institutionen contra Pharmaindustrie

Vitamin B3 wird von neutralen Institutionen wie der American Heart Association und dem staatlichen National Institute of Health als gleichwertig mit anderen Blutfettsenkern aufgeführt. Fehler können sich diese Institutionen nicht leisten. Immerhin stirbt jeder zweite Amerikaner an Herz-Kreislauf-Erkrankungen. In einer der umfangreichsten

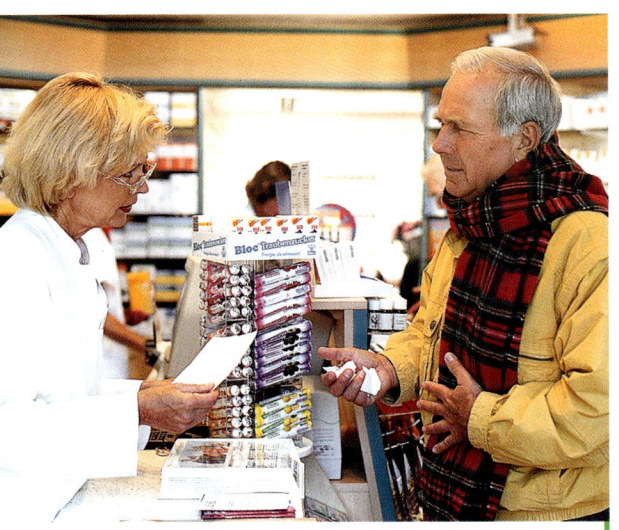

Blutfettsenkende Medikamente sind teuer. Vitamin B3 könnte dazu beitragen, die Ausgaben für diese Medikamente zu senken.

geklärt. Fest steht allerdings, dass Vitamin B3 eine positive Wirkung auf die Blutfette hat. Das beliebte Genussmittel gehört zu den Spitzenlieferanten für Vitamin B3. Eine Tasse Kaffee enthält davon 1 bis 2 Milligramm, immerhin fast 10 Prozent des Tagesbedarfs.

Vitamin B3: ein natürlicher Blutfettsenker

Blutfettsenker lassen die Kassen der Pharmaindustrie klingeln, denn die Preise für patentierte Medikamente sind hoch. Das nicht patentierbare Vitamin B3 senkt zwar hervorragend die Blutfette, ist aber ohne Patent nicht profitabel für die Pharmaindustrie. An diesem Beispiel von Vitamin B3 können Sie verstehen, warum Vitamine von der Industrie nicht im Markt beworben werden, obwohl sie gut wirksam sind.

> ➤ **CHECK**

Wie gut sind Sie versorgt?

WENN MEHRERE der folgenden Symptome bei Ihnen auftreten, könnte das auf einen Mangel an Vitamin B3 hinweisen.

- ◆ Schlafstörungen ☐
- ◆ Reizbarkeit, Aggressivität ☐
- ◆ Unruhe, Depressionen, Angst ☐
- ◆ erhöhtes Schmerzempfinden ☐
- ◆ Kopfschmerzen, Migräne ☐
- ◆ prämenstruelles Syndrom ☐
- ◆ Neigung zu Sonnenallergie mit geröteter, rauer Haut ☐
- ◆ rissige, schuppige Haut ☐
- ◆ übermäßige Pigmentbildung ☐
- ◆ Veränderung der Mundschleimhaut ☐
- ◆ Verdauungsstörungen ☐
- ◆ Übelkeit ☐

Gehören Sie zu einer Risikogruppe?
Wenn einer der folgenden Punkte auf Sie zutrifft, haben Sie einen erhöhten Bedarf an Vitamin B3.

- ◆ Sie sind strenger Vegetarier ☐
- ◆ Sie ernähren sich eiweißarm ☐

Langzeitstudien zur Überlebenswahrscheinlichkeit von Patienten mit hohen Blutfettwerten zeigte sich sogar, dass Vitamin B3 den medikamentösen Blutfettsenkern überlegen war. Und es gibt noch einen Pluspunkt gegenüber pharmazeutischen Blutfettsenkern: Inositolnicotinat, eine chemische Formulierung von Vitamin B3, hat kaum Nebenwirkungen. Statine, die meist eingesetzten Blutfettsenker, verursachen dagegen häufig Nervenentzündungen, Taubheitsgefühl, Muskelschmerzen, Muskelschädigungen und Schlappheit. Die erheblichen Behandlungskosten dieser Nebenwirkungen müssen zu den bereits hohen Medikamentenkosten hinzugerechnet werden.

Vitamin B₃ in der orthomolekularen Medizin

Blutfettsenkung – die Details sind entscheidend: Vitamin B3 gehört in seiner Gesamtwirkung zu den besten Blutfettsenkern. Es senkt Triglyzeride (Transportfette) um 30 bis 50 Prozent und das »schlechte« Cholesterin (LDL) um 23 Prozent. Dagegen hebt es, ganz im Gegensatz zu Medikamenten, das »gute« Cholesterin (HDL) um beachtliche 33 Prozent an. Je mehr gutes Cholesterin in Ihrem Blut fließt, umso geringer ist Ihr Herzinfarktrisiko. Gutes Cholesterin putzt Ablagerungen in den Blutbahnen weg. Zusätzlich vermindert Vitamin B3 Lp(a) (Lipoprotein a), einen Hauptrisikofaktor für Herzinfarkt, um 33 Prozent. Medikamente sind hier wirkungslos. Insgesamt ist die Senkung der verschiedenen Blutfettwerte durch Vitamin B3 hervorragend.

Vitamin B₃ als Medikament

Vollkommen veraltet ist die Gabe von reinem Vitamin B3, da es Hautrötungen verursacht. Inositolnicotinat dagegen ist eine moderne Vitamin-B3-Formulierung, die keine solchen Hautirritationen verursacht. Dennoch wird die Pharmaindustrie nicht müde, den Ärzten diese Hautrötungen vorzubeten. Die gut platzierten Negativ-Botschaften haben selbst die meisten modernen Vitamin-B3-Produkte vom Markt gefegt.

3-mal 600 Milligramm Inositolnicotinat auf vollen Magen senken Ihre Blutfette wirkungsvoll. Wichtig: Der therapeutische Einsatz von Vitamin B3 sollte nur unter ärztlicher Kontrolle erfolgen. Ärzte und Apotheker haben meist Probleme, das einzige auf dem deutschen Markt verfügbare Inositolgebundene Vitamin B3 zu finden. Deshalb zur Einfachheit für die ärztliche Verordnung: Nicolip® von Henning Pharma. Migräne, PMS, Depressionen, Suchtprobleme sind die weiteren Einsatzfelder von Vitamin B3.

Vitamin B₃: Das empfehlen Experten

Zufuhrempfehlungen im Vergleich:

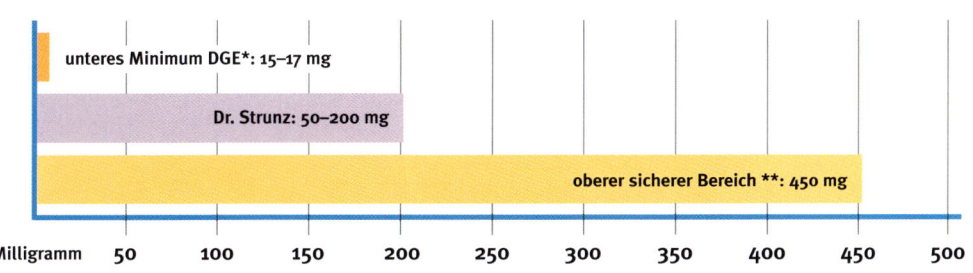

unteres Minimum DGE*: 15–17 mg

Dr. Strunz: 50–200 mg

oberer sicherer Bereich **: 450 mg

Milligramm 50 100 150 200 250 300 350 400 450 500

* Erwachsene, 19–65 Jahre
** mit Vitaminpräparaten (nach Prof. Shrimpton)

VITAMIN B6 BAUT EIWEISS AUF

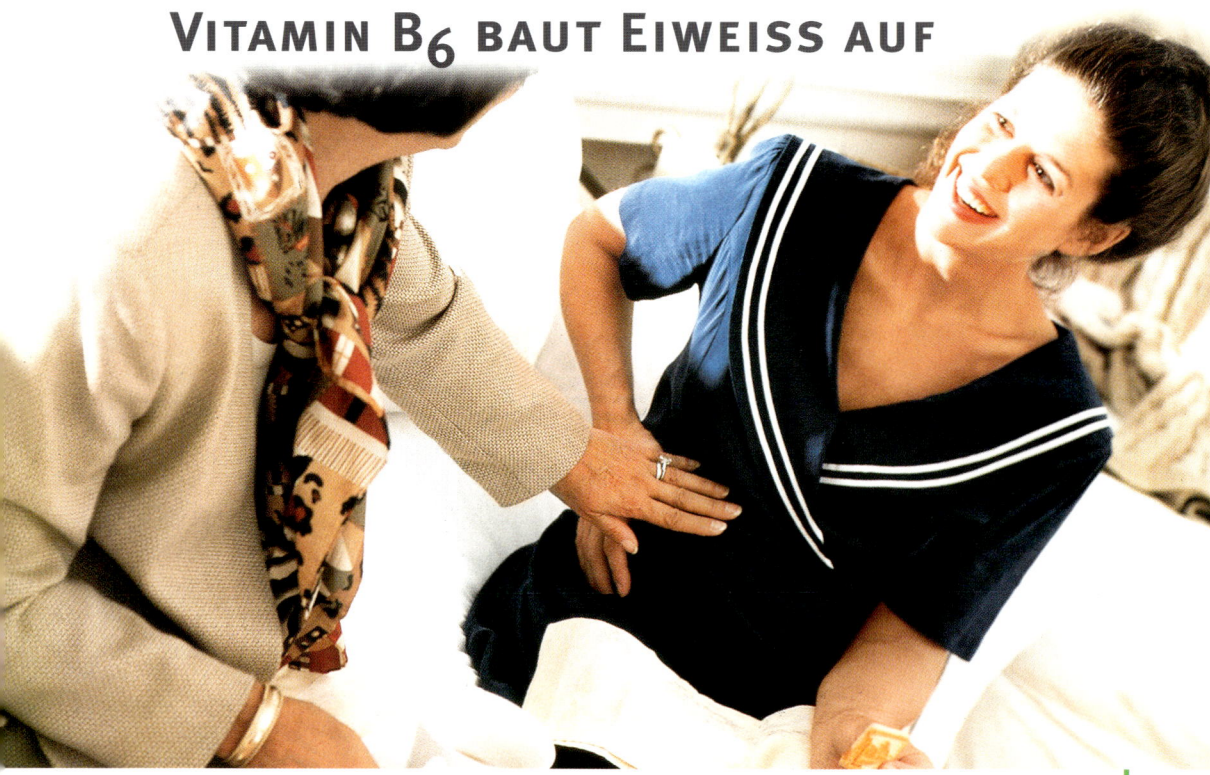

Gute Stimmung, Muskelaufbau, das Heranwachsen eines Babys im Mutterleib, aber auch Wohlbefinden im Alter – dies alles hängt mit dem Ab- und Aufbau von Eiweiß und Vitamin B6 zusammen.

Ein beeindruckendes Experiment

Ein Experiment der Universität Iowa (USA) mit Gefängnisinsassen zeigte, wie sich ein Entzug von Vitamin B6 auswirkt. Freiwillige bekamen eine Vitamin-B6-freie Ernährung. Schon nach einer Woche klagten sie über Kopfweh, wurden immer aggressiver oder depressiver, waren leicht irritierbar oder apathisch, antriebslos und müde. Sie hatten Konzentrationsprobleme und litten unter Schlaflosigkeit. Das alles sind die klassischen Symptome eines leichten Vitamin-B6-Mangels.

Am Ende der zweiten Woche traten schuppigerötete Haut, Ekzeme und rissige Lippen auf. In der dritten Woche kamen Durchfall, Übelkeit und Erbrechen dazu. Auch wurden in der dritten Woche im Urin immer höhere Ausscheidungen an Eiweiß nachgewiesen. Die Muskeln bauten sich rapide ab. Und in der vierten Woche zeigte sich Blutarmut, und das Immunsystem brach teilweise zusammen. Verbunden damit war eine drastische Verringerung der weißen Blutkörperchen, der Antikörper und der Killerzellen. Das Experiment musste abgebrochen werden. Die Sträflinge wurden mit der versprochenen Haftverkürzung belohnt. Dieser Vier-Wochen-Schnelldurchlauf zeigt, wie sich ein starker Vitamin-B6-Mangel auswirkt.

Ein Mangel tritt häufig auf

Unter den Symptomen einer Vitamin-B_6-Unterversorgung leiden viele Menschen, ohne die Ursache zu kennen. Immerhin erreichen 53 Prozent der Männer und 76 Prozent der Frauen in Deutschland noch nicht einmal die Minimalzufuhr für Vitamin B_6 (siehe Grafik auf Seite 18). Ein mittelschwerer Vitamin-B_6-Mangel findet sich besonders bei schwangeren Frauen und älteren Menschen. Ein schwerer Vitamin-B6-Mangel, der mit einem Zusammenbruch des Immunsystems und starkem Muskelverlust verbunden ist, tritt häufig bei chronisch Kranken auf.

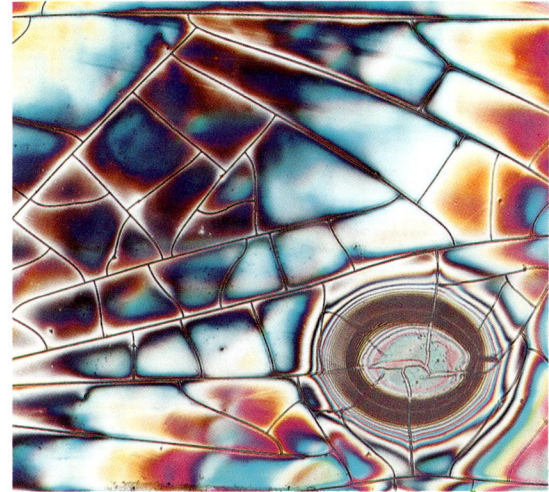

Am Aufbau von Eiweiß ist Vitamin B_6 maßgeblich beteiligt. Auf diesem Bild sehen Sie die Struktur von einem tierischen Eiweiß.

> **INFO**

Vitamin B_6 (Pyridoxin): Die Hauptfunktionen

DIESES B-VITAMIN ist am Auf- und Abbau aller Eiweißstrukturen im Körper beteiligt. Daraus ergeben sich folgende Funktionen:

♦ Aufbau der sich schnell erneuernden Zellen wie Haut, Schleimhäute, Magen, Darm, rote Blutkörperchen, Leberzellen.
♦ Aufbau des Immunsystems
♦ Aufbau von Nervenbotenstoffen: Dopamin, Noradrenalin, Serotonin.
♦ Eiweißeinbau in die Muskeln
♦ Abbau von Homocystein, ein Eiweiß, das für zehn Prozent aller Herzinfarkte verantwortlich ist (siehe ab Seite 68).
♦ Aufbau von Vitamin B_3 aus Tryptophan.
♦ kontrolliert den Wasserhaushalt,
♦ beteiligt an der kurzfristigen Bereitstellung von Zucker aus den Muskel-Glykogen-Speichern,
♦ beteiligt am Fett- und Kohlenhydratstoffwechsel.

Vitamin B6 erweckt Eiweiß zum Leben

Wie hängen nun diese unterschiedlichen Symptome miteinander zusammen? Nahrungseiweiße werden mit Hilfe des Bauplans unserer Gene in Tausende verschiedener lebensnotwendiger Eiweißstrukturen umgesetzt: zur Reparatur und zum Neubau unserer 70 Billionen Körperzellen, für den Bau von Immunzellen, für Muskelwachstum, für die Bildung von Hormonen und Botenstoffen. Vitamin B_6 ist für die Verwertung von Nahrungseiweiß und als Bestandteil von mehr als 100 Enzymen für den Auf- und Abbau aller Eiweißstrukturen zuständig (siehe Info links).

Was Leben von toter Materie unterscheidet, ist der Bau von Eiweißstrukturen – der Stoffwechsel. Deswegen finden wir Vitamin B_6 in allen lebenden Organismen. Ein Vitamin-B_6-Mangel wirkt sich im Stoffwechsel wie ein schwerer Eiweißmangel aus. Denn ohne Vitamin B_6 kann unser Körper Eiweiß nicht verwerten. Es wird ungenutzt mit dem Urin ausgeschieden.

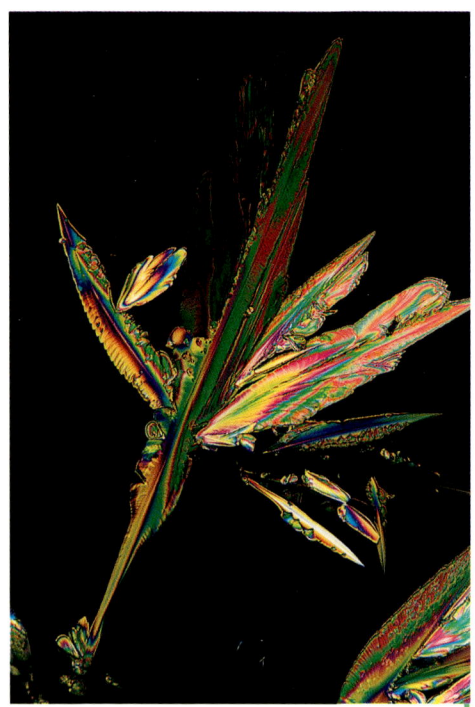

Neurotransmitter, hier sehen Sie Serotonin, sind chemische Postboten, die in Ihrem Nervensystem von Zelle zu Zelle geschickt werden, um Befehle vom Gehirn zu den Zielorten zu überbringen.

Ein Mangel bremst den Aufbau neuer Zellen

Am schnellsten geraten bei einem Vitamin-B_6-Mangel die Nervenbotenstoffe aus dem Lot, die ständig aus Eiweiß gebaut werden. Deswegen wurden die Gefängnisinsassen im Experiment aggressiv, unkonzentriert und litten unter Schlafproblemen.

Als Nächstes stellen die Zellen, die sich am schnellsten erneuern, ihren Neuaufbau ein: nach 2 bis 6 Tagen die Magenschleimhaut (Symptom: Übelkeit); nach 3 Tagen die Dünndarmschleimhaut (Symptom: Durch-

fall); nach 14 Tagen werden die Lippen rissig, und nach 14 Tagen wird die Haut trocken. Der Zellaufbau des Immunsystems wird innerhalb von 2 bis 20 Tagen immer schleppender, bis das Immunsystem schließlich zusammenbricht, die Bildung roter Blutkörperchen findet kaum noch statt, was sich durch Blutarmut in Verbindung mit Müdigkeit äußert, da rote Blutkörperchen Sauerstoff transportieren. Muskeln werden schwächer, weil sie abgebaut werden.

Neurotransmitter bestimmen Ihre Gefühlswelt

Nervenbotenstoffe spielen die Klaviatur Ihrer Gefühlswelt: Bei 20 Prozent der Pati-

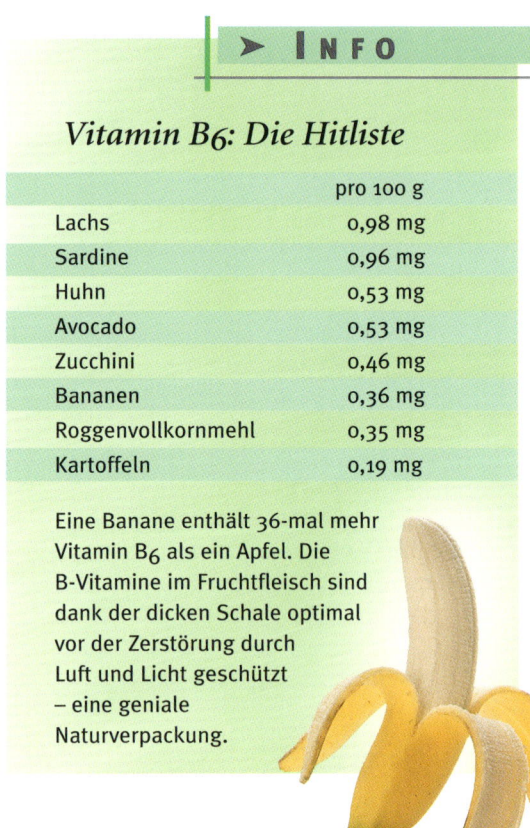

➤ INFO

Vitamin B6: Die Hitliste

	pro 100 g
Lachs	0,98 mg
Sardine	0,96 mg
Huhn	0,53 mg
Avocado	0,53 mg
Zucchini	0,46 mg
Bananen	0,36 mg
Roggenvollkornmehl	0,35 mg
Kartoffeln	0,19 mg

Eine Banane enthält 36-mal mehr Vitamin B_6 als ein Apfel. Die B-Vitamine im Fruchtfleisch sind dank der dicken Schale optimal vor der Zerstörung durch Luft und Licht geschützt – eine geniale Naturverpackung.

enten mit schweren Depressionen kann ein Mangel an Vitamin B_1, B_3, B_6, B_9 und B_{12} nachgewiesen werden. Meistens tritt ein Mangel bei mehreren B-Vitaminen gleichzeitig auf. Vitamin B_6 ist am Aufbau der Nervenleitstoffe (Neurotransmitter) beteiligt. Neurotransmitter sind die chemischen Postboten, die durch Ihre Nervenzellen geschickt werden (siehe Abbildung links). Ihre Gefühlswelt, Ihr Handeln und Ihr Schlaf werden durch diese Nervenbotenstoffe bestimmt.

➤ Serotonin ist der Botenstoff für Ruhe und Ausgeglichenheit. Ein Mangel löst Unruhe, Aggressivität und Schlaflosigkeit aus.

➤ Noradrenalin ist das Siegerhormon für freudigen Tatendrang, bessere Denkleistung. Es wirkt euphorisierend, stimmt optimistisch. Ist der Botenstoff der Verliebten. Ein Mangel ruft Apathie, Konzentrationsschwäche und Motivationslosigkeit hervor.

➤ Dopamin ist der Kreativitätsbotenstoff und gleichzeitig zuständig für ein unbeschwertes Gemüt. Ein Mangel löst schwere Depressionen aus. Kokain erhöht übrigens den Dopaminspiegel – deshalb bewirkt diese Droge einen vorübergehenden Schub für Kreativität und Heiterkeit.

➤ Taurin beruhigt die Nerven und macht weniger anfällig für Stress.

Die Formel fürs Glück:
Eiweiß + Vitamine

Unter Stress werden Vitamin B_6 und Tryptophan in der Leber verbraucht. Betroffen davon ist als Erstes die Serotoninproduktion. Weniger Vitamin B_6 aus den hochverarbeiteten heutigen Lebensmitteln verschärft die-

sen Mangel noch, und es kommt zu einem Abfall der Glückshormone. Sie können dagegen die Produktion Ihrer Sieger- und Glückshormone mit Eiweiß und Vitaminen sicherstellen.

Essen außer Haus:
keine Chance für Neurotransmitter

Ein Vollzeitjob bringt es für die meisten Berufstätigen mit sich, dass mindestens eine Mahlzeit außer Haus eingenommen wird. Das tägliche Trauerspiel wechselt häufig zwischen Brötchen, Nudeln, Frittiertem, Fleisch und Schokoriegel. Und das bisschen Gemüse, das angeboten wird, verliert die hitzeempfindlichen Vitamine B_1, B_6, C und Folsäure durch das Kochen in viel Wasser und schließlich noch durch das Warmhalten. Den Rest des Nachmittags

Wer Muskeln aufbauen will und deshalb besonders eiweißreich isst, braucht mehr Vitamin B_6.

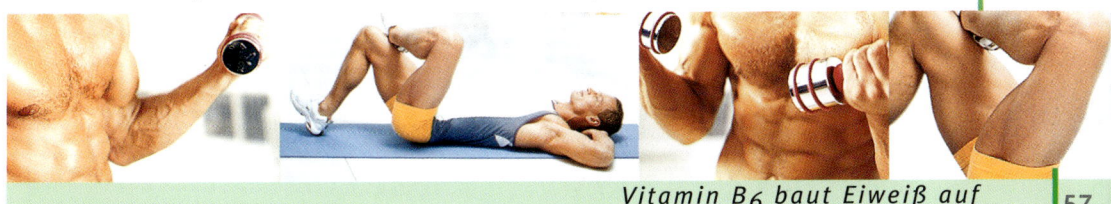

Vitamin B_6 baut Eiweiß auf

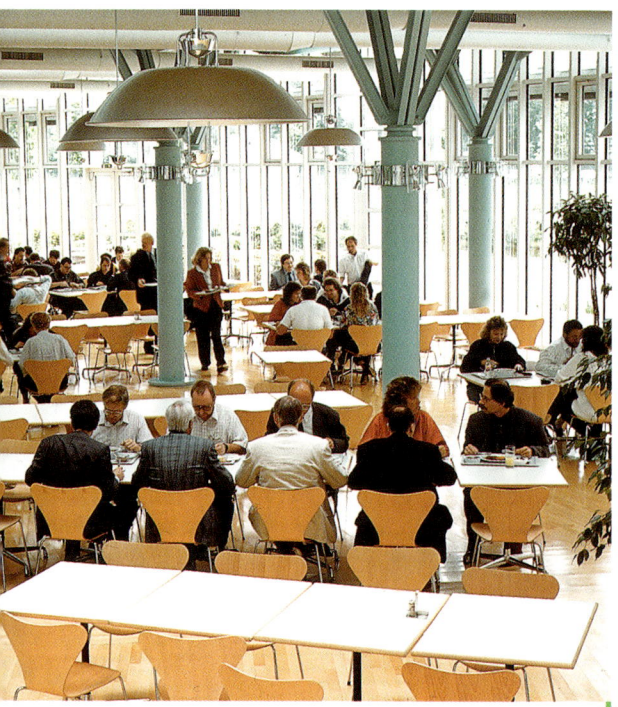

verbringen die Gesättigten dann mit dem Verdauen des fetten und vitaminlosen Mittagessens. Mürrische Gesichter spiegeln wider, wie es im Energie- und Nervenstoffwechsel aussieht. Für aufmunternde Nervenbotenstoffe bleiben nicht viel Vitamin B$_6$ und Folsäure übrig.

Pech für die Wirtschaft: Ihr gehen Milliarden an produktiven Stunden durch Fehlernährung ihrer Mitarbeiter verloren.

Ohne Vitamin B$_6$ macht das Immunsystem schlapp

Um einen Infekt wirksam zu bekämpfen, können sich Immunzellen innerhalb weniger Stunden verhundertfachen. Ist der Eindringling unbekannt, werden zunächst Fresszellen auf ihn angesetzt, die den Unbekannten verschlingen. Ist der Eindringling dem Immunsystem bereits bekannt, werden in Windeseile Antikörper gebildet, die sich exakt an den Eindringling heften und diesen gezielt neutralisieren. Für all diese Abwehrreaktionen ist der schnelle Aufbau von Botenstoffen und Immunzellen aus Eiweiß mit Hilfe von Vitamin B$_6$ nötig.

Mittags essen viele Berufstätige in der Kantine. Doch vitaminarme und fettreiche Kost lässt die Produktivität am Nachmittag stark absinken.

Vitamin B$_6$ (Pyridoxin): Das empfehlen Experten

Tägliche Zufuhrempfehlungen im Vergleich:

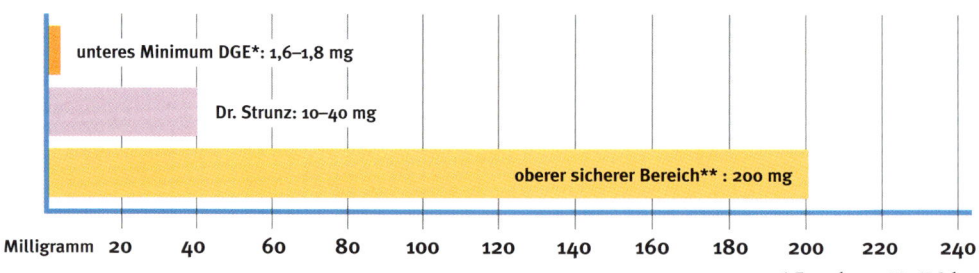

unteres Minimum DGE*: 1,6–1,8 mg

Dr. Strunz: 10–40 mg

oberer sicherer Bereich** : 200 mg

Milligramm   20   40   60   80   100   120   140   160   180   200   220   240

* Erwachsene, 19–65 Jahre
** mit Vitaminpräparaten (nach Prof. Shrimpton)

30 Prozent mehr Eiweiß

Um genügend Botenstoffe und Immunzellen aufbauen zu können, steigt Ihr Eiweißbedarf im Falle eines Infekts um 30 Prozent. Das dafür nötige Eiweiß wird aus den Muskeleiweißdepots geholt. Die Immunzellen benutzen dieses Eiweiß sowohl als Energiebrennstoff als auch als Baustoff. Deswegen verlieren Sie auch bei einem Infekt sofort an Muskelmasse. Daher sollten Sie bei einem Infekt das Immunsystem sofort mit Eiweiß unterstützen. Je mehr Muskelmasse Sie nämlich erhalten, umso schneller sind Sie später wieder leistungsfähig. Doch alles Eiweiß ist wertlos ohne ausreichende Mengen an Vitamin B_6, um die Eiweiß-Immunarmee aus Killerzellen, Fresszellen, Antikörpern, Akutphasen-Proteinen und Kriegsbotenstoffen zu bauen. Bei einem Infekt sollten Sie also als Erstes die Eiweißzufuhr und die Vitaminzufuhr in Form von Vitamintabletten vervielfachen. Die wasserlöslichen B-Vitamine sollten bei einer Krankheit mehrmals täglich eingenommen werden, da sie schnell verbraucht sind.

Deshalb: Ein hochwertiges Eiweißpulver und ein hoch dosiertes Vitaminpräparat gehören als Grundausstattung in jede (orthomolekulare) Hausapotheke (siehe Seite 128).

➤ CHECK

Wie gut sind Sie versorgt?

WENN MEHRERE der folgenden Symptome bei Ihnen auftreten, könnte das auf einen Mangel an Vitamin B_6 hinweisen.

- ◆ Schlafstörungen ☐
- ◆ Reizbarkeit, Aggressivität ☐
- ◆ Unruhe, Depressionen ☐
- ◆ Angst, Apathie ☐
- ◆ Kopfschmerzen, Migräne ☐
- ◆ Konzentrationsprobleme ☐
- ◆ Nervenschmerzen, Kribbeln ☐
- ◆ prämenstruelles Syndrom ☐
- ◆ gerötete, schuppige Haut ☐
- ◆ Dermatitis, Ekzeme ☐
- ◆ rissige Lippen ☐
- ◆ Magen- und Darmprobleme (Übelkeit, Erbrechen, Durchfall) ☐
- ◆ Muskelverlust (durch verminderten Eiweißeinbau) ☐
- ◆ bei Kindern: Wachstumsprobleme ☐

- ◆ Müdigkeit (durch Blutarmut) ☐
- ◆ Infektanfälligkeit ☐
- ◆ Laborwerte: erhöhtes Homocystein ☐

Gehören Sie zu einer Risikogruppe?
Wenn einer der folgenden Punkte auf Sie zutrifft, haben Sie einen erhöhten Bedarf an Vitamin B_6.

- ◆ Sie stehen unter hohem Stress ☐
- ◆ Sie sind jünger als 19 Jahre oder älter als 65 Jahre ☐
- ◆ Sie treiben Sport ☐
- ◆ Sie sind Raucher ☐
- ◆ Sie trinken regelmäßig Alkohol ☐
- ◆ Sie sind Diabetiker ☐
- ◆ Sie haben Fieber ☐
- ◆ Sie nehmen Antibiotika ein ☐
- ◆ Sie nehmen die Antibabypille ☐
- ◆ Sie sind schwanger oder stillen ☐

Die 5 besten TIPPS

VITAMIN B6 FÜR FRAUEN

> ### 1. VITAMIN B6 UND TRYPTOPHAN LINDERN PMS-SYMPTOME

Nicht immer ist PMS (prämenstruelles Syndrom) so ausgeprägt wie in einem Mordfall in den USA, in dem 1982 ein Rechtsanwalt mildernde Umstände für seine Mandantin erreichen wollte, weil diese unter akutem PMS ihren Ehemann ermordet hatte.

In der Woche vor der Regel leidet jedoch eine von drei Frauen zwischen 30 und 40 Jahren unter Symptomen wie Stimmungsschwankungen, depressiven Verstimmungen, Empfindlichkeit der Brüste, Unterleibsschmerzen, Heißhunger auf Süßes, Akne oder Gewichtszunahme durch Wasseransammlung. Da die Regel häufig mit den Mondphasen im Einklang steht, glauben viele, die auftretenden Schlafstörungen hätten mit dem Mond zu tun. Die Symptome entsprechen jedoch denen eines Serotonin- und Vitamin-B6-Mangels. Auch die Gewichtszunahme durch Wasseransammlung oder Ödeme ist ein typisches Zeichen dafür. Diuretika (entwässernde Medikamente), die dann häufig eingesetzt werden, beheben zwar die Symptome, aber nicht die Ursache.

Ganz neu ist das Wissen, dass durch die hormonelle Umstellung in den zehn Tagen vor der Regel vermehrt Vitamin B6 und der Serotoninbaustein Tryptophan verbraucht werden. Außerdem ist Vitamin B6 an den Andockstellen der Zellen für bestimmte Hormone aktiv. Diese Fakten forderten Forscher heraus, die Wirkung von Vitamin B6 bei PMS zu ergründen. In 12 Studien mit über 1000 Teilnehmerinnen wurden Tests mit Vitamin B6 durchgeführt. Das Ergebnis von 9 der 12 Studien: Vitamin B6 kann PMS-Symptome zu 40 bis 80 Prozent vermindern. Dafür waren 50 bis 200 Milligramm Vitamin B6 täglich erforderlich, die Verbesserung trat nach etwa zwei Monaten ein. Angenehme Nebenwirkung für 40 Prozent der Teilnehmerinnen, die unter Akne litten: Unter dem Einfluss von Vitamin B6 verbesserte sich auch ihre Haut. Diäten und falsche Ernährungsgewohnheiten sind übrigens schuld daran, dass 70 Prozent der jungen Frauen heute nicht einmal die Minimalmenge an Vitamin B6 zu sich nehmen. Auch die anderen B-Vitamine sind am Serotoninmangel mit beteiligt. 90 Prozent der jungen Frauen mangelt es zum Beispiel an Folsäure (siehe ab Seite 65). Ein Vitamin-B-Komplex (alle B-Vitamine in einer Tablette) gehört daher für Frauen immer ins Anti-PMS-Programm. Zusätzliches Magnesium verbessert unter anderem den Wirkungsgrad der B-Vitamine und wird daher bei PMS eingesetzt.

> ### 2. WER DIE PILLE NIMMT, BRAUCHT MEHR

Die Antibabypille senkt den Vitamin-B6-Gehalt im Blut um 20 Prozent. Ähnlich wie bei PMS kommt es dadurch zu einem Abfall der Serotoninproduktion – ein Phänomen, das auch als Pillendepression bekannt ist.

Die Pille verringert zusätzlich die Folsäurewerte (siehe Seite 70). Dies ist gefährlich, wenn sich eine Frau gleich nach dem Absetzen der Pille ein Kind wünscht: Ein Folsäuremangel kann in den ersten vier Schwangerschaftswochen zu schweren Missbildungen am Embryo führen. Verschreibt ein Arzt die Pille, ohne gleichzeitig Folsäure und

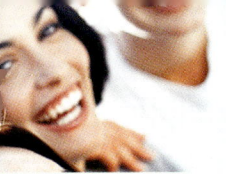
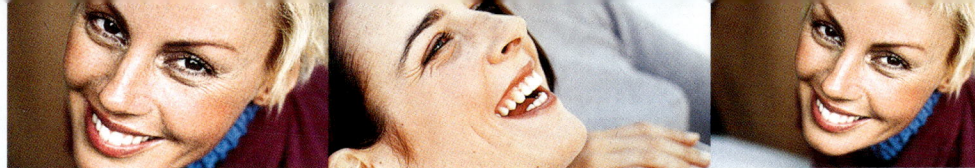

Vitamin B$_6$ zu verordnen, gilt das in den USA inzwischen als ärztlicher Kunstfehler. Und der kann teuer werden!

➤ 3. B-VITAMINE LINDERN SCHWANGERSCHAFTS- BESCHWERDEN

Damit das Ungeborene wächst, müssen Milliarden von Eiweißzellen gebildet werden. Enorme Mengen Vitamin B$_6$ sind daran beteiligt, und die holt sich das Kind aus dem Blut seiner Mutter – selbst, wenn es ihre letzten Reserven sind! Kein Wunder also, dass es Schwangeren häufig an Vitamin B$_6$ mangelt (nur drei Prozent nehmen die empfohlene Tagesdosis) und dass Mütter mit extremem Vitamin-B$_6$-Mangel oft untergewichtige Kinder zur Welt bringen. Eine unliebsame Begleiterscheinung, unter der manche schwangere Frauen leiden, ist die Übelkeit. Studien an über 350 Schwangeren zeigen, dass 50 bis 100 Milligramm Vitamin B$_6$ diese Probleme beseitigen können. Auch Blutarmut in der Schwangerschaft wird erfolgreich mit den Vitaminen B$_6$, B$_9$ und B$_{12}$ behandelt. Manche werdende Mutter entwickelt einen Schwangerschaftsdiabetes oder erhöhten Blutzucker. Vitamin B$_6$, das an der Regulation des Blutzuckers beteiligt ist, zeigte in Studien zu Schwangerschaftsdiabetes eine gute Wirksamkeit.

➤ 4. SEROTONIN BERUHIGT BABYS

Je größer der Vitamin-B6-Mangel der stillenden Mutter, desto niedriger ist der Gehalt von Vitamin B$_6$ in der Muttermilch. Dass Serotonin die Stimmung des Säuglings genauso beeinflusst wie die der Erwachsenen, wurde in einer Studie aus dem Jahr 1993 festgestellt. Sie stellte einen Zusammenhang fest zwischen dem Vitamin-B$_6$-Gehalt des Blutes und der Häufigkeit, mit der

Babys weinen, untröstbar sind oder nicht durchschlafen. Achten Sie deshalb auf gute Serotoninwerte für sich, Ihr Baby und Ihren Partner. Denn gerade, wenn das Baby klein ist, brauchen Sie die Nächte, um sich zu erholen. Die DGE bestätigt den erhöhten Bedarf von Stillenden nicht ohne Grund.

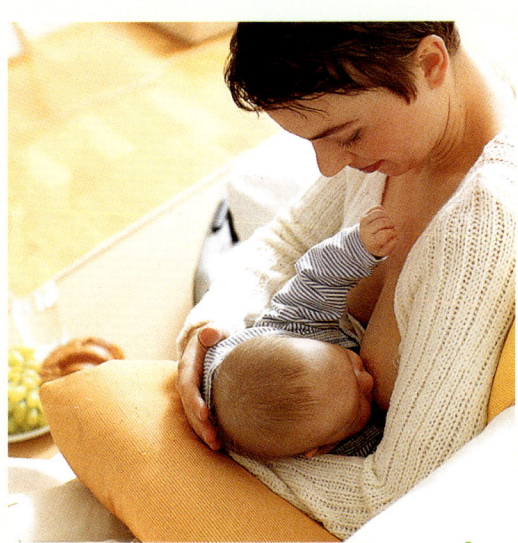

Ist die stillende Mutter gut mit Vitamin B$_6$ versorgt, profitiert auch die Stimmung ihres Säuglings davon.

➤ 5. VITAMIN B$_6$ MACHT KNOCHEN STABIL

Vor allem nach den Wechseljahren verlieren die Knochen bei Frauen schnell an Festigkeit. Auch hier hilft Vitamin B$_6$. Zusammen mit Vitamin D und Kalzium beugt es Osteoporose vor, weil Vitamin B$_6$ Aminosäuren und Kalzium in den Knochen zu einer festen Substanz vernetzt.

PANTOTHENSÄURE (B5) UND BIOTIN (B8)

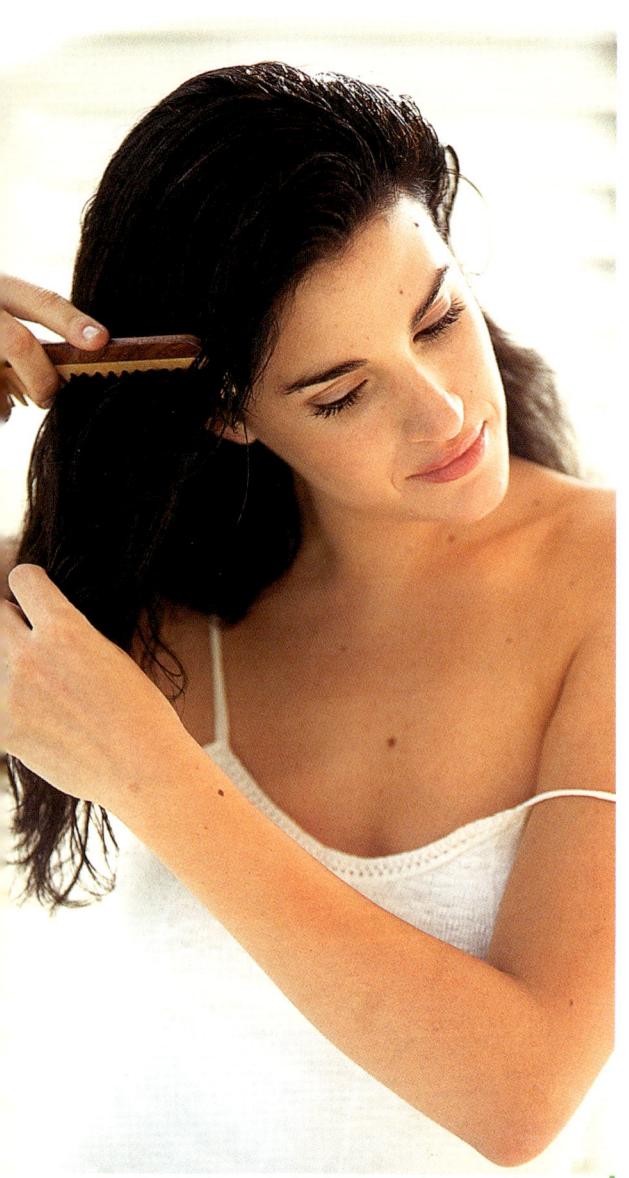

Glänzendes, dichtes Haar und eine schöne Haut. Pantothen und Biotin tragen dazu bei, sind aber nicht die allein Verantwortlichen dafür.

Die Problemlosen

Wenn von schöner Haut und glänzendem Haar die Rede ist, werden Biotin und Pantothensäure gerne genannt. Das macht sich gut, vor allem auf Haarshampoo. Tatsächlich sind alle B-Vitamine sowie Vitamin C und Vitamin A an der Beschaffenheit von Haut und Haaren beteiligt, sie arbeiten gewissermaßen im Team zusammen.

Schönheit lässt auf einen gesunden Stoffwechsel schließen. Das wissen Sie aus der Hundefutterwerbung: Es liegt immer am guten Futter, wenn Bello und Foxi ein glänzendes Fell haben und energisch und glücklich miteinander herumtollen. Beim Menschen ist es nicht anders: Alle B-Vitamine sind an unserer Energie und an der Bildung der Glücksbotenstoffe beteiligt. Viele Biostoffe sorgen gemeinsam dafür, dass Sie schöne Haare und eine schöne Haut haben – keineswegs nur Biotin und Pantothensäure.

Diese beiden Vitamine stecken ausreichend in unserer Ernährung und werden im Darm teilweise sogar selbst hergestellt. Ein Mangel taucht deshalb so gut wie nie auf. Deswegen stellen wir Pantothensäure und Biotin in diesem Buch auch nur kurz vor.

Pantothensäure für Haut, Energie und Hormone

»Pan« (aus dem Griechischen) bedeutet »überall verbreitet«. Obwohl bei der Verarbeitung der Lebensmittel gut 50 Prozent der Pantothensäure verloren gehen, ist ein Mangel weitgehend unbekannt, weil dieses B-Vitamin in fast jedem Lebensmittel in mehr oder weniger hoher Konzentration vertreten ist. Mit einer durchschnittlichen Ernährung erhalten Sie automatisch genug.

Pantothensäure *(Vitamin B5)*: Die Hauptfunktionen

♦ wichtig für den Energiestoffwechsel in
allen Geweben,
♦ beteiligt am Ab- und Umbau von Fetten,
Kohlenhydraten und Eiweiß,
♦ ist Vorstufe für Cholesterin und somit
beteiligt an der Bildung der Sexual- und
Wachstumshormone,
♦ beteiligt an der Vitamin-D-Produktion,
♦ wichtig für Haarwachstum, Pigmentierung
der Haare und Stoffwechsel der Hautzellen,
♦ wichtig für die Antikörperproduktion im
Immunsystem.

Wer braucht mehr?
♦ Diabetiker
♦ Menschen, die regelmäßig Alkohol
konsumieren
♦ Frauen, die die Antibabypille nehmen

Pantothen wird hauptsächlich in Augen-
oder Nasensalben sowie Sonnenschutzmit-
teln als Dexpanthenol zugesetzt. Dort verbessert Panthenol die Wundheilung an Haut
und Schleimhäuten. Auch bei Verbrennungen, Ekzemen und zur besseren Vernarbung
werden panthenolhaltige Salben eingesetzt.
Panthenol wird problemlos bis in tiefere
Hautschichten aufgenommen und entfaltet
dort seine heilende Wirkung. Die weiteren
Funktionen von Panthothensäure finden Sie
in dem Kasten oben.

Biotin für Haut, Haare, Nägel und Muskelenergie

Biotin wird auch Vitamin H genannt –
H steht für Haut und Haar. Ein Mangel an
diesem Vitamin kommt so gut wie nie vor.
Eine durchschnittliche Ernährung liefert
normalerweise genügend Biotin, außerdem
wird es von einer gesunden Darmflora selbst
produziert. Wird diese jedoch zerstört, beispielsweise durch Antibiotika, treten als Folge häufig trocken-schuppige Haut und
brüchige Fingernägel auf. Diese Symptome
können allerdings auch auf einen Mangel an
anderen B-Vitaminen hinweisen.
Da Biotin an der Bildung von Muskelgly-
kogen (Muskelenergiespeicher) und Glukose (Blutzucker) beteiligt ist, äußert
sich ein Biotinmangel oft auch durch
Müdigkeit.

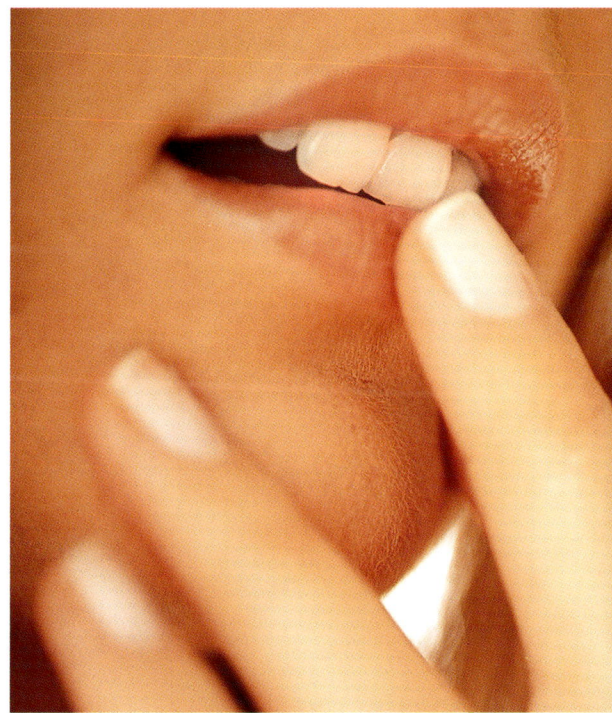

*Fingernägel und Zehennägel verraten Ihnen,
wie es um Ihre Versorgung mit Vitaminen
und Mineralstoffen steht.*

Wer eine gesunde Darmflora hat, ist automatisch gut versorgt

Eine gesunde Darmflora bietet die beste Voraussetzung für eine ausreichende körpereigene Biotinproduktion und eine optimale Aufnahme aller anderen Vitamine. Ist Ihre Darmflora durch krank machende Bakterien oder Pilze gestört, treten Blähungen, Durchfall, Verstopfung und übel riechender Stuhl auf. Sollten Sie unter solchen Symptomen leiden, lässt sich Ihre Darmflora mit Hilfe von Darmbakterien aus der Apotheke sanieren. Eine Darmpilzkultur gibt Aufschluss darüber, ob eine Pilzinfektion vorliegt, die entsprechend behandelt werden muss. Ein wiederhergestellter Darm lässt Hautprobleme und Müdigkeit oft wie von selbst verschwinden.

Biotin macht brüchige Fingernägel wieder kräftig

Sie haben Ihre Darmflora saniert und werden dennoch Ihre brüchigen Nägel nicht los? Im Rahmen einer Studie wurde Patienten, die über brüchige Nägel klagten, täglich 2500 Mikrogramm Biotin verabreicht. Es zeigte sich bei 91 Prozent der Betroffenen eine Verbesserung der Symptome sowie eine Verdickung der Nagelplatte um 25 Prozent.

Diese rein therapeutische Dosierung erreichen Sie nur mit einem Biotinpräparat aus der Apotheke, das über mehrere Wochen lang eingenommen wird. Biotin hat keinerlei bekannte Nebenwirkungen. Wenn Ihre Nägel brüchig sind oder andere Schäden aufweisen, kann das allerdings auch mit einem Mangel an anderen Nährstoffen zusammenhängen. Ein Mangel an Vitamin A oder Kalzium kann zum Beispiel zu trockenen und spröden Fingernägeln führen.

FOLAT (B₉) FÜR WACHSTUM UND PSYCHE

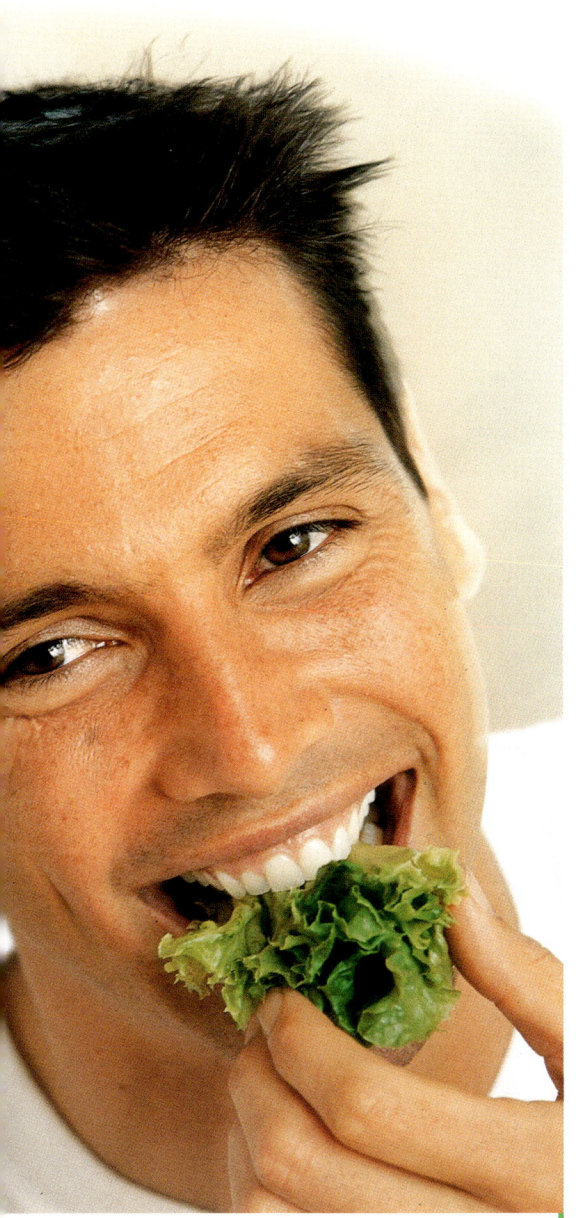

Das B-Vitamin Folat, beispielsweise in grünem Blattgemüse, ist durch Lagerung und Verarbeitung kaum noch in unseren Lebensmitteln enthalten.

Folat: die Diva unter den Vitaminen

Der Name Folat ist von »folium« (lat.) abgeleitet, und das heißt »Blatt«. Früher wurde Folat auch als Vitamin B9 bezeichnet. Das wasserlösliche Vitamin steckt hauptsächlich in grünem Blattgemüse wie Salaten, Spinat und Mangold – seltener in Obst.

Folat ist extrem empfindlich: Schon 50 Prozent gehen bei einer Lagerzeit von 3 Tagen verloren. Und 90 Prozent werden durch 2-minütiges Kochen zerstört.

Folat ist die instabile Diva unter den Vitaminen: Sie verträgt keine Hitze, keine Luft, kein Licht, keine Lagerung oder Säure. Als die Natur Folat in der Evolution ersann, hatte sie das Transportieren quer durch Europa, das Lagern unter grellen Leuchtstoffröhren im Supermarkt, das Schälen, das Zerkleinert-Herumstehen-Lassen sowie das Ausschwemmen und Zerstören beim Kochen in Wasser, Warmhalten und starke Säurebäder in Essig einfach nicht mit eingeplant.

Im Gegensatz zum empfindlichen natürlichen Folat in Lebensmitteln ist die synthetisch hergestellte Form des Vitamins – die Folsäure – hitze-, sauerstoff- und lagerstabil. Die synthetische Folsäure wird deshalb als Zusatz in Lebensmitteln und in Vitaminprodukten eingesetzt. Bei der Wirkung im Körper gibt es keinen Unterschied zwischen der künstlichen und der natürlichen Vitaminform.

Schon die Minimalzufuhr ist kaum zu schaffen

Für die tägliche Minimalzufuhr (400 Mikrogramm) müssten Sie etwa 1,5 Kilo Weizenvollkornbrot oder 300 Gramm Spinat oder etwa 700 Gramm Kopfsalat, möglichst in Form von Saft, verzehren.

Wenn das Blattgemüse drei Tage alt ist, verdoppelt sich allerdings die Menge an Spinat oder Kopfsalat, die Sie essen müssten, um Ihren Mindestbedarf an Folat zu decken. Bedenken Sie noch etwas: Der Spinat und Kopfsalat müssen roh und erntefrisch sein, der Salat muss außerdem ohne Essig zubereitet sein – denn die Diva Folat stellt nach dem Kontakt mit Säure sofort ihre Arbeit ein und verschwindet beleidigt von der Stoffwechselbühne.

Der wahre Folatgehalt in Lebensmitteln ist sehr niedrig

Da der Folatgehalt je nach Verarbeitung des Lebensmittels stark schwankt, haben wir für dieses Vitamin keine Tabelle mit Angaben zum Folatgehalt von Lebensmitteln erstellt – die Abweichungen zwischen den im Labor analysierten Werten und dem tatsächlichen Folatgehalt in den entsprechenden Lebensmitteln sind einfach zu groß. Auch bei anderen Vitaminen stimmen die in den Tabellen angegebenen Werte gewiss nicht mit dem tatsächlichen Vitamingehalt des entsprechenden Lebensmittels überein, doch sind die Abweichungen zwischen echtem Wert und Tabellenwert längst nicht so gravierend wie bei Folat. Kein anderes Vitamin ist eben so empfindlich.

Das Mangelvitamin Nummer eins

Kein anderes Vitamin wird so stark durch die Be- und Verarbeitung der Nahrungsmittel zerstört wie Folat. Gerade mal 1 Prozent der Deutschen schafft laut Statistik die minimal empfohlene Zufuhr von 400 Mikrogramm am Tag. Seien wir ehrlich: Wenn nur ein derartig geringer Anteil der Bevölkerung die von der Deutschen Gesellschaft für Ernährung empfohlene Folatmenge aufnimmt, wäre es sicher sinnvoller, von offizieller Seite die Ergänzung mit einem Vitaminpräparat zu empfehlen. Die starre Haltung der DGE führt viele Verbraucher in die Irre. Mit den heutigen Lebensmitteln ist eine Minimalzufuhr oft kaum noch möglich.

Zu wenig Folat hat dramatische Folgen

Fehlgeburten, Missbildungen bei Neugeborenen, Herzinfarkte, Müdigkeit und Depressionen können durch einen Mangel an Folat hervorgerufen werden. Bei älteren Menschen kommen noch eventuell Blutarmut und eine erhöhte Infektanfälligkeit hinzu.
56 000 Herzinfarkte und 2 500 Fälle von Kindern mit angeborenen Missbildungen gingen pro Jahr in den USA auf das Konto

des Folatmangels. Das war der Grund, warum amerikanische Sparpolitiker ein Gesetz verabschiedeten, das seit Anfang 1998 vorschreibt, dass den Grundnahrungsmitteln Brot, Mehl, Maismehl, Reis, Nudeln und anderen Getreideprodukten Folsäure zugesetzt werden muss. Verschlafene deutsche Politiker und Krankenkassen basteln dagegen lieber an fruchtlosen Verwaltungsakten: Senkung des Honorars des ärztlichen Beratungsgesprächs und die Streichung der Ernährungsberatung sollen angeblich sparen helfen ...

Ohne Folat kein Glück

Bis auf die Leber enthält kein anderes Organ so viel Folat wie das Gehirn. Das hat seinen Grund: Folat kann nämlich Ihre Nervenzellen in Verzückung versetzen. Es wirkt an der Produktion der Glücksbotenstoffe Serotonin, Noradrenalin und Dopamin mit. Die Psycho-Vitamine B_1, B_6, B_{12} und Folsäure arbeiten dabei eng zusammen.
Fällt der Folatgehalt im Gehirn, dann stellt sich schnell ein Unlustgefühl ein. Die mürrischen Gesichter auf unseren Straßen schreien förmlich nach Folatnachschub.
Bei starkem Folatmangel stellen sich sogar Depressionen ein. Ein Viertel aller depressiven Menschen leidet unter einem Folatmangel. Vor allem bei älteren Menschen entstehen Altersdepressionen häufig aufgrund von zu wenig Folat und nicht aufgrund ihrer Lebensgeschichte. Es mangelt einfach an den flinken Helfern im Nervenstoffwechsel. Ältere Menschen essen weniger frische Nahrung. Hinzu kommt, dass Vitamine aus der Nahrung sowieso schlechter von einem älteren Organismus aufgenommen werden, da es häufig an Verdauungsenzymen fehlt und der Darm nicht mehr so gut funktioniert.

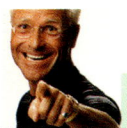

Mein Tipp für Sie

So ergänzen Sie Folsäure

ESSEN SIE VIEL Obst und Gemüse, um Ihren Körper mit sekundären Pflanzenstoffen (Bioaktivstoffen) und den meisten Vitaminen zu versorgen.
♦ Folsäure nehmen Sie am besten als Bestandteil eines Vitamin-B-Komplexes noch zusätzlich ein!
♦ Lesen Sie immer aufmerksam die Angaben der Inhaltsstoffe auf der Vitaminverpackung. Sie werden feststellen:
♦ Folsäure fehlt aus unerklärlichen Gründen in vielen Vitaminprodukten.
Deshalb beachten Sie:
♦ 200 bis 400 Mikrogramm Folsäure sollten mindestens in einem Vitaminergänzungspräparat enthalten sein. Bei älteren Menschen und Menschen mit Magen-Darm-Problemen sollten es 400 bis 600 Mikrogramm sein.
♦ Folsäure aus Vitamintabletten wird zu 95 Prozent vom Körper aufgenommen, aus Lebensmitteln schwankt die Aufnahme zwischen 20 und 50 Prozent.

Jede Frau unter 40 braucht Folsäure

Eine Schwangerschaft ist nicht immer geplant. Manchmal passiert es einfach. Jede Frau wünscht sich dann vor allem ein gesundes Kind und keine Komplikationen. Wegen Folatmangel werden jedoch jährlich weltweit 300 000 Kinder mit Missbildungen geboren. In den USA waren es Anfang der 1990er Jahre noch 2500 pro Jahr. Wachstum und Zellteilung funktionieren nämlich nur mit Folat. Ohne Folat können die langen Stränge der Erbsubstanz nicht neu gebildet werden. Bei Folatmangel kommt es im ersten Schwangerschaftsmonat zu Missbildungen beim Ungeborenen – dem so genannten neuronalen Defekt. Selbst eine spätere Zufuhr von Folsäuretabletten ändert daran nichts mehr. Wegen dieser Missbildung wurden 1991 bis 1994 in England 4000 Kinder abgetrieben. Wenn Sie schwanger werden und ein gesundes Kind bekommen wollen, sollten Sie also zusätzlich Folsäure einnehmen.

Viel Homocystein durch Folatmangel

Folat, Vitamin B_6 und B_{12} sind entscheidend am Auf- und Abbau von Eiweiß beteiligt. Alle drei bauen ein sehr gefährliches Zwischenprodukt im Eiweißstoffwechsel ab: das Homocystein. Hohe Homocysteinwerte sind immer ein Zeichen für einen Mangel an Vitamin B_6, B_{12} und Folat.

Homocystein ist ein echtes Killermolekül. Hohe Homocystein-Blutwerte bedeuten eine Verdoppelung des Herzinfarktrisikos sowie ein viermal höheres Risiko für Schlaganfall. Außerdem tritt vermehrt Osteoporose auf. Bei einer Schwangerschaft verdoppelt sich das Risiko für Missbildungen beim Ungeborenen sowie für Frühgeburten.

Homocystein steht deshalb zu Recht im Fokus der Vitaminforschung. Unsere Recherche in der nationalen Medizinbibliothek in Washington ergab: im Jahr 2000 wurden 780 Studien zum Thema Homocystein veröffentlicht. In den letzten 10 Jahren 5490.

Sorgen Sie für wenig Killer-Homocystein
Wie hoch ist Ihr Risiko, bei einem Flugzeugabsturz zu sterben? Niedrig, dennoch würden Sie niemals in ein unsicheres Flugzeug steigen. Das Risiko, an hohen Homocysteinwerten zu sterben, ist sicher 1000fach höher. Trotzdem legt kaum jemand die B-Vitamin-Sicherheitsgurte an. Jeder, der über 45 Jahre alt ist, und Frauen mit Kinderwunsch sollten beim Vorsorge-Check ihren Homocysteinspiegel testen lassen. Liegen Ihre Werte zu hoch, wissen Sie, dass Sie für Ihren speziellen Stoffwech-

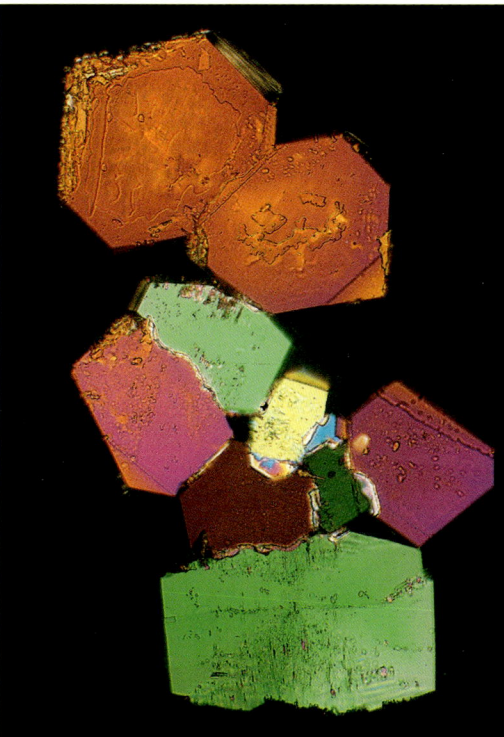

Folat hält die Blutbahnen frei

Jeder zweite Deutsche stirbt an einem Herzinfarkt oder Schlaganfall. Experten schätzen, dass eine bessere Zufuhr von Folsäuretabletten 15 000 unnötige Herzinfarkte pro Jahr in Deutschland verhindern könnte. Homocystein ist rasierklingenscharf und führt zu Minirissen an den Blutbahnen (Arterien). Die Folge: Eiweißmüll und Fett sammeln sich besonders leicht an den Arterienwänden an, bis die Arterien zugesetzt sind. Messungen an Patienten mit einem hohen Homocysteinwert haben gezeigt, dass die Halsschlagader deutlich verengt war. Das kleinste Blutgerinnsel kann die Blutbahn dann komplett verstopfen und die Blutversorgung für Herz (Folge: Herzinfarkt) und Hirn (Folge: Schlaganfall) blockieren. Diese Probleme treten jedoch nicht plötzlich auf. Die Verstopfung der Blutbahnen (Arteriosklerose) ist ein Prozess, der sich über einen Zeitraum von 10 bis 20 Jahren hinzieht. Beu-

Homocystein ist das Killermolekül der Blutbahnen. Es wird durch Vitamin B_6 und Vitamin B_{12} sowie Folat abgebaut.

sel mehr Folat, Vitamin B_6 und eventuell B_{12} brauchen. Dieser individuelle Bedarf ist unabhängig von eventuell »in der Norm liegenden« Vitaminblutwerten.

So senken Sie Homocystein

Die Kombination von hoch dosierter Folsäure + Vitamin B_6 + Vitamin B_{12} aus der Apotheke senkt Homocystein um 30 bis 60 Prozent. Mit dem geringen Vitamin-B-Gehalt aus gelagertem Obst und gekochtem Gemüse ist das kaum zu erreichen.

Die Anti-Homocystein-Vitamine:

➤ 50 bis 100 Milligramm Vitamin B_6
➤ 400 bis 1000 Mikrogramm Folsäure
➤ 5 bis 15 Mikrogramm Vitamin B_{12}

➤ **INFO**

Die Meta-Analyse zu Herz-Kreislauf-Erkrankungen und Homocystein

21 STUDIEN zu Homocystein und Schlaganfall wurden im Jahr 2000 ausgewertet. Ergebnis: Hohe Homocysteinwerte erhöhen das Schlaganfallrisiko um das Vierfache. In 16 Studien wurde Homocystein gesenkt: in 12 Studien mit Folat um 25 Prozent im Durchschnitt; in 4 Studien mit der Kombination Folsäure + Vitamin B_6 + B_{12} um 30 bis 60 Prozent. Eine bessere und preiswertere Gesundheitsversicherung ist kaum vorstellbar.

gen Sie vor: Halten Sie Ihre Blutbahnen mit den Vitaminen B_6, B_{12} und Folat jung.

Wem soll man glauben?
Meta-Analysen geben die Antwort

Nicht jede Studie zu Vitaminen bringt die gleichen Ergebnisse. Das liegt an der Dosierung, dem Untersuchungszeitraum und vielen anderen Faktoren. In der Boulevard-presse lesen Sie in einer Ausgabe, dass Folsäure Herzinfarkte vermindert. Und einige Wochen später wird in einer anderen Ausgabe eine winzige Studie mit ein paar Dutzend Teilnehmern, die das Gegenteil behauptet, als Sensationsmeldung aufgebauscht. Was sollen Sie nun glauben?

So genannte Meta-Analysen geben hier die Antwort. Eine Meta-Analyse vergleicht alle Studien zu einem Thema: Sie betrachtet Faktoren wie die Dosierungen und den Zeit-

---

➤ CHECK

Wie gut sind Sie versorgt?

WENN MEHRERE der folgenden Symptome bei Ihnen auftreten, könnte das auf einen Mangel an Folat hinweisen.

- ◆ Reizbarkeit, Aggressivität, Unruhe ☐
- ◆ Depressionen, Angst, Apathie ☐
- ◆ Kopfschmerzen ☐
- ◆ Konzentrationsprobleme ☐
- ◆ Blässe, weißliche Lippen ☐
- ◆ Müdigkeit, Schwäche ☐
- ◆ Kurzatmigkeit ☐
- ◆ Infektanfälligkeit ☐
- ◆ Lippen-, Zungen-, Zahnfleischent-
  zündungen ☐
- ◆ Verdauungsprobleme ☐
- ◆ Durchfall ☐
- ◆ Appetitlosigkeit ☐
- ◆ Laborwerte: hohe Homocysteinwerte ☐
- ◆ Schwangerschaft:
  Missbildungen beim Neugeborenen ☐
  Früh- und Fehlgeburten ☐

Gehören Sie zu einer Risikogruppe?
Wenn einer der folgenden Punkte auf Sie zutrifft, haben Sie einen erhöhten Bedarf an Folat. 99 Prozent der Bevölkerung bekommt nicht einmal die Minimalzufuhr an Folaten.

- ◆ Sie sind älter als 65 Jahre ☐
  (12 bis 50 Prozent der über 65-Jährigen
  sind unterversorgt)
- ◆ Sie lassen keine Diät aus ☐
- ◆ Sie sind Raucher ☐
- ◆ Sie trinken regelmäßig Alkohol in
  größeren Mengen ☐
  (50 bis 70 Prozent der Alkoholiker
  haben einen Mangel)
- ◆ Sie nehmen regelmäßig Medikamente
  ein (Magensäurepuffer, Aspirin,
  Beruhigungsmittel) ☐
- ◆ Sie greifen zu Schlafmitteln (Barbiturate) ☐
- ◆ Sie haben eine Malariaprophylaxe für
  eine Fernreise genommen ☐
- ◆ Sie nehmen Entwässerungsmittel ☐
- ◆ Sie leiden an einer Darmerkrankung
  (Morbus Crohn, Colitis) ☐
- ◆ Sie leiden an länger anhaltenden
  Durchfällen ☐
- ◆ Sie sind Diabetiker ☐
- ◆ Sie schlucken die Antibabypille ☐
  (von 30 Prozent aller Frauen, die die Pille
  nehmen, sind die Folatwerte zu niedrig)
- ◆ Sie sind schwanger ☐
  (60 Prozent aller Schwangeren haben
  einen Mangel)

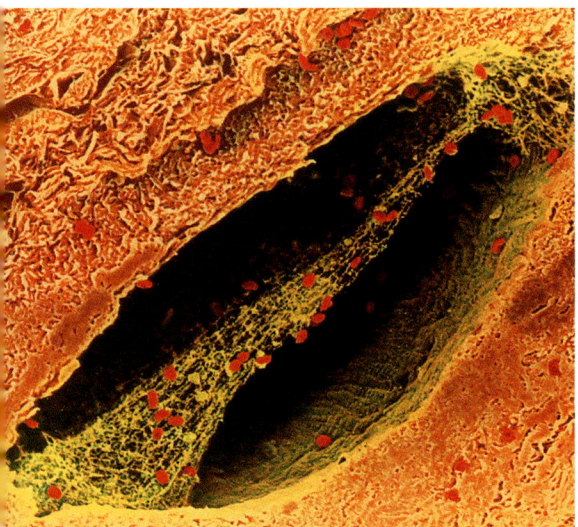

Die Abbildung zeigt ein Blutgefäß, das durch Thromben (zusammengeklumpte Blutzellen) verengt wird. Das ist die Hauptursache für Herzinfarkte und Schlaganfälle.

wird, neigen einige Frauen, die die Pille nehmen, zu Depressionen. In den USA gilt es daher als Kunstfehler, wenn die Pille nicht gleichzeitig mit einem Folsäurepräparat verschrieben wird.

Vor allem, wenn Sie die Pille absetzen, sollten Sie erst einmal acht Wochen Ihre Folattanks auffüllen, bevor Sie schwanger werden. So lange kann es dauern, bis die Blutwerte wieder in Ordnung sind. Eine Studie an 4753 Frauen, die schwanger werden wollten, zeigt, dass die Häufigkeit von Fehlbildungen bei Neugeborenen mit Folsäuregaben vor der Schwangerschaft um 50 Prozent gesenkt werden kann.

Eine Zusammenfassung (Meta-Analyse) aller Studien, die den Zusammenhang zwischen erhöhten Homocysteinwerten, Folsäuremangel und Frühgeburten untersuchten, zeigt, dass durch die Zufuhr von Folsäure die Wahrscheinlichkeit sein Kind durch Frühgeburt zu verlieren, um 70 Prozent verringert wird. Dies ist ein weiterer Grund dafür, warum in den USA per Gesetz alle Getreideprodukte mit Folsäure angereichert werden. In Deutschland wissen die meisten jungen Frauen, die sich Kinder wünschen, noch nicht einmal, was Folsäure überhaupt ist. Nur 2,20 Euro im Monat kostet eine tägliche Extraportion Folsäure (400 Mikrogramm).

raum und stellt fest, zu welchem Ergebnis die meisten Studien gekommen sind.

Für 2,20 Euro im Monat

Die Antibabypille greift in den Stoffwechsel vieler Vitamine ein. Die Folatblutwerte werden durch sie um 20 Prozent gesenkt. Da Folat für die Serotoninproduktion gebraucht

Folsäure: Das empfehlen Experten

Tägliche Zufuhrempfehlungen im Vergleich:

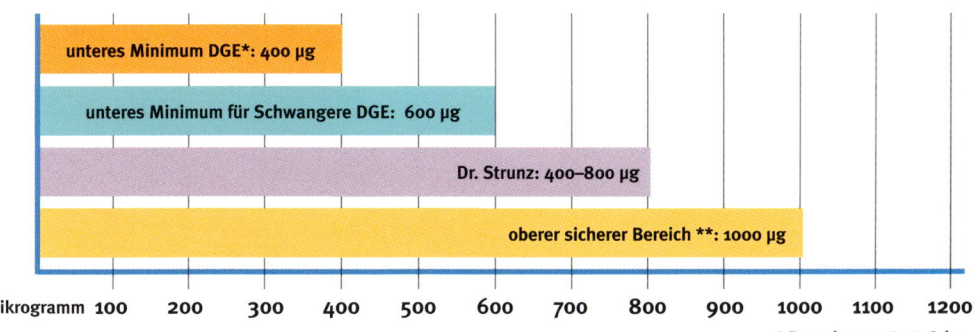

unteres Minimum DGE*: 400 μg

unteres Minimum für Schwangere DGE: 600 μg

Dr. Strunz: 400–800 μg

oberer sicherer Bereich **: 1000 μg

Mikrogramm 100 200 300 400 500 600 700 800 900 1000 1100 1200

Erwachsene, 19–65 Jahre
** mit Vitaminpräparaten (nach Prof. Shrimpton)

Das INTERVIEW

DIE B-VITAMINE: SCHUTZ VOR HERZ-KREISLAUF-ERKRANKUNGEN

ANDREAS JOPP: WARUM SIND SIE ERNÄHRUNGSFORSCHER GEWORDEN UND WAS FASZINIERT SIE AN DIESEM BERUF?

Prof. Pietrzik: Ich arbeite seit 30 Jahren am Institut für Ernährungswissenschaft an der Universität Bonn. Schon immer haben mich die Mikronährstoffe besonders begeistert. Die Mikronährstoffforschung hat bis zur Mitte des 20. Jahrhunderts ihren ersten Höhepunkt erlebt. In dieser Zeit wurden die Vitamine in ihrer Funktion entschlüsselt. Einen zweiten Höhepunkt erreichte die Forschung dann am Ende des 20. Jahrhunderts. In dieser Phase wurde gezeigt, dass Mikronährstoffe ganz wesentlich zur Prävention, also zur Vermeidung von Erkrankungen, beitragen können. Die antioxidativen Vitamine, aber auch die B-Vitamine, auf deren Erforschung mein Schwerpunkt liegt, sind bei der Prävention von Herz-Kreislauf-Erkrankungen und Krebserkrankungen sehr wichtig.

GLAUBEN SIE, DASS DAS WISSEN, DAS IN DEN FORSCHUNGSINSTITUTEN UND UNIVERSITÄTEN VORHANDEN IST, IN DER ÄRZTLICHEN PRAXIS UMGESETZT WIRD?

Bedauerlicherweise wird im ärztlichen Studium zu wenig Wert auf die Grundlagen der Ernährung gelegt. Natürlich werden die Vitamine in ihrer Funktion im Rahmen des Grundstudiums behandelt. Aber später treten diese Mikronährstoffe in der Ausbildung nicht mehr in Erscheinung.
Die meisten praktischen Ärzte wissen nicht mehr ganz genau, wie einzelne Vitamine arbeiten und wofür sie gut sind. Und die

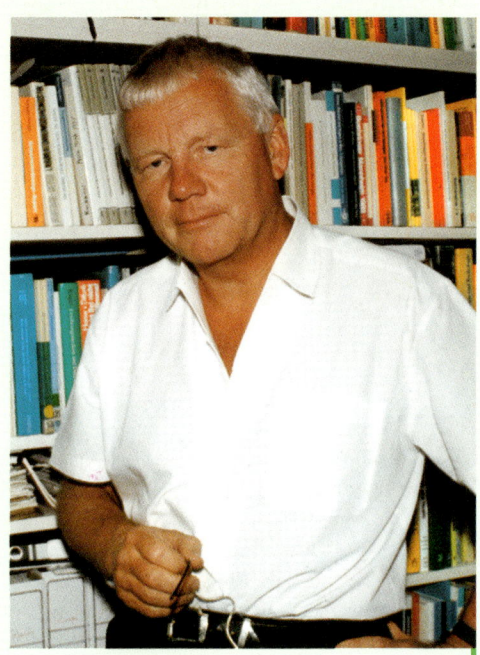

Prof. Klaus Pietrzik (Institut für Ernährungswissenschaft, Universität Bonn) ist Experte auf dem Gebiet der Mikronährstoffe und genießt Weltruf. Sein besonderes Interesse gilt Präventionsstrategien mit Mikronährstoffen.

neueren Nährstoffstudien sind meist überhaupt nicht bekannt. Überwiegend liegen nur noch allgemeine Grundlagenkenntnisse vor, dass man genügend Vitamine über die Nahrung zuführen sollte – das muss der Patient wissen, wenn er mit dem Arzt über Vitamine spricht und eine abweisende Haltung vorfindet.
Ein Beispiel: Den meisten Ärzten ist nicht bekannt, dass man mit einer optimalen Folatver-

sorgung den Homocysteinspiegel senken kann und damit einen wesentlichen Risikofaktor für Herz-Kreislauf-Erkrankungen vermindert. Wir haben vor einigen Jahren zu diesem Thema eine Befragung bei niedergelassenen Allgemeinmedizinern und Internisten im Großraum Köln/Bonn gemacht. Das Ergebnis: Nur fünf Prozent der Ärzte kannten den Zusammenhang zwischen hohem Homocystein, B-Vitamin-Versorgung und dem Risiko von Herz-Kreislauf-Erkrankungen.

WARUM SETZT SICH DAS WISSEN ÜBER DEN ZUSAMMENHANG ZWISCHEN VITAMINEN UND HERZ-KREISLAUF-ERKRANKUNGEN NUR SO LANGSAM BEI DEN ÄRZTEN DURCH?

Aus der Sicht der Pharmaindustrie ist kein großes Geschäft mit Vitaminen zu machen. Vergleichen Sie einmal die Cholesterinkampagnen der frühen 60er Jahre mit dem, was für Vitamininformationen ausgegeben wird. Die Ärzte wurden regelmäßig mit bunten Faltblättern beliefert, die die Blutfettwerte vor und nach der Behandlung mit patentierbaren blutfettsenkenden Medikamenten zeigten. Diese Kampagnen wurden so lange und so gründlich durchgeführt, bis die Ärzte diese Medikamente in ihr tägliches Behandlungsschema übernommen hatten. Die Marketingaufwendungen bei patentierbaren Medikamenten sind enorm. Vitamine und deren Wirkungen kann man dagegen nicht patentieren lassen. Infolgedessen ist verhältnismäßig wenig Geld mit Vitaminen zu verdienen. Die Pharmaindustrie ist daher nicht in einem vergleichbaren Umfang bereit, das aus der Forschung bekannte Wissen auch entsprechend zu vermarkten. Der Verbraucher geht bei nicht patentierbaren Vitaminen nämlich dann in den Supermarkt und kauft dort wesentlich preiswerter sein Vitamin E ein als in der Apotheke.

Das kann mit patentierten Medikamenten natürlich nicht passieren. Ärztliche Fortbildung findet nun einmal zum großen Teil auf Kongressen statt, bei denen die Pharmaindustrie Ärzte zu Workshops einlädt. Kein Vitaminhersteller könnte sich die Kosten dafür leisten.

INWIEWEIT IST HOMOCYSTEIN EIN RISIKOFAKTOR FÜR HERZ-KREISLAUF-ERKRANKUNGEN?

Bekannt ist, dass die B-Vitamine den Homocysteinspiegel senken. Das ist unbestritten. Weiterhin kennt man die Mechanismen, wie Homocystein an der Gefäßwand zu Schäden führt. Viele Studien belegen eine deutliche Verbindung zwischen Homocystein und Herz-Kreislauf-Erkrankungen. Einige Studien stehen noch aus, weil die Homocysteinforschung relativ jung ist. Diese Studien sollen zeigen, wie stark das Risiko mit B-Vitaminen gesenkt werden kann. Das dauert mehrere Jahre, bis sie zu Ergebnissen kommen. Die Studien laufen derzeit weltweit mit mehreren tausend Teilnehmern. Wenn jedoch die Beweisführung so wasserdicht ist, wie das beim Homocystein der Fall ist, dann sollte man keine Sekunde zögern, dem Verbraucher die Informationen zu geben und zu sagen, dass er sich durch etwas mehr an Vitaminen schützen kann.

Das INTERVIEW

ANSCHEINEND IST DIE FOLSÄURE SO WICHTIG ZUR VERMINDERUNG VON HERZ-KREISLAUF-ERKRANKUNGEN UND ZUR VERHINDERUNG VON MISS-BILDUNGEN BEIM UNGEBORENEN KIND, DASS IN DEN USA GRUNDNAH-RUNGSMITTEL PER GESETZ MIT FOLSÄURE ANGEREICHERT WERDEN?

Das ist korrekt. In den USA und in anderen Ländern werden Brot und andere Grundnah-rungsmittel inzwischen mit Folsäure angerei-chert. Laut einer amerikanischen Studie von 1995 könnten durch diese Anreicherung jähr-lich 50 000 Todesfälle durch Herz-Kreislauf-

Erkrankungen in den USA vermieden werden. Auf die Bundesrepublik hochgerechnet, ent-spräche das 15 000 Todesfällen pro Jahr. Die neuesten Ergebnisse der so genannten Nurses-Health-Studie zeigen, dass die Senkung der Sterberate wahrscheinlich noch höher liegt – eventuell im Bereich von 30 000 Todesfällen weniger für Deutschland pro Jahr.

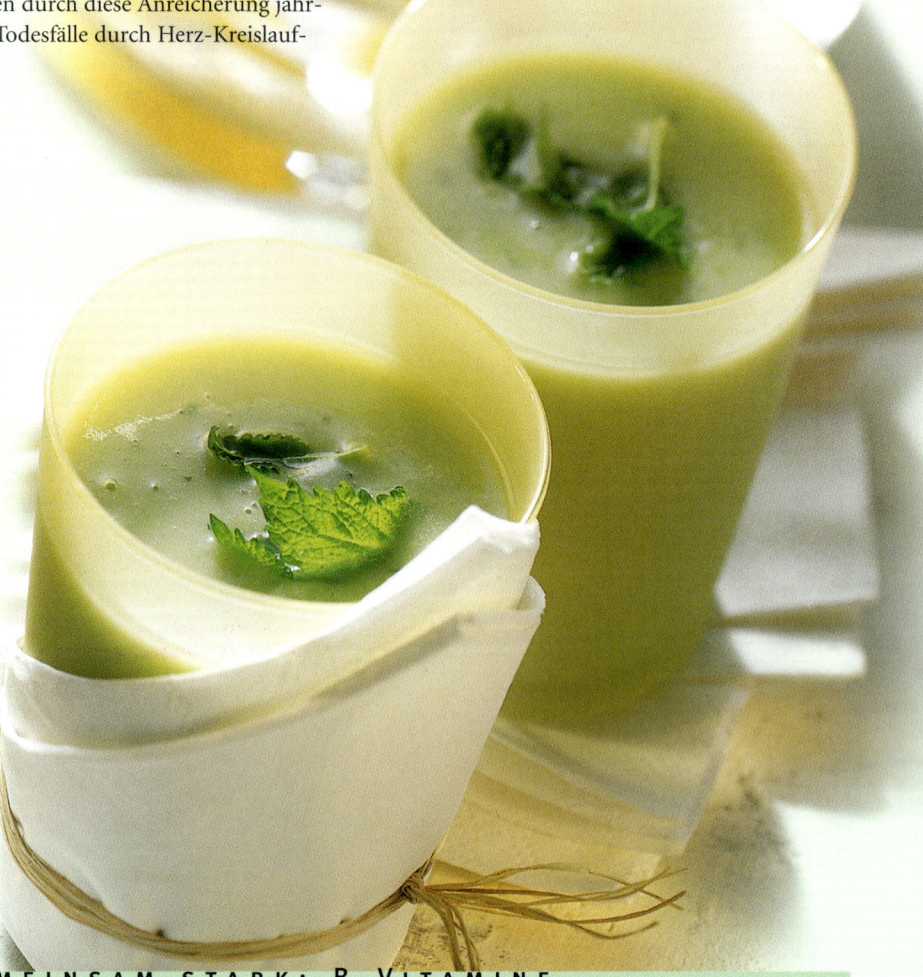

DAS ENTSPRICHT IM PRINZIP DER ANZAHL AN PASSAGIEREN IN 40 JUMBO-JETS ...

Das ist ein guter Vergleich. Meines Erachtens ist es höchste Zeit, den Verbraucher aufzuklären. Wenn keine Risiken und Nebenwirkungen, wie es bei einer niedrigen zusätzlichen Folsäurezufuhr der Fall ist, zu befürchten sind, dann sollten wir uns optimal schützen, und zwar jetzt, wo wir die Hinweise haben, und nicht erst dann, wenn die letzte Studie zu dem Thema in einigen Jahren ausgewertet ist.

DA FOLATE EXTREM EMPFINDLICH SIND UND 90 PROZENT DER BEVÖLKERUNG DIE FOLATZUFUHR NICHT DECKT, FINDE ICH DEN ANSPRUCH DER DEUTSCHEN GESELLSCHAFT FÜR ERNÄHRUNG (DGE), DIE BEVÖLKERUNG IN IHRER ERNÄHRUNGSWEISE UMZUERZIEHEN, SEHR UNREALISTISCH.

Das ist völlig richtig. Beim Folat ist es unrealistisch. Denn die Folate in Lebensmitteln sind sehr empfindlich. Beim Kochen und Lagern werden sie zerstört. Anders ist das mit der synthetischen Folsäure, die absolut stabil ist. Auch wenn damit Nahrungsmittel angereichert werden, bleibt diese Folsäure bei der Nahrungszubereitung oder beim Backen erhalten.

AUF BEIPACKZETTELN DÜRFEN KEINE AUSSAGEN ÜBER DIE WIRKUNGS- MECHANISMEN VON VITAMINEN GE- MACHT WERDEN, OBWOHL WELTWEIT WICHTIGE STUDIEN ZU VITAMINEN AUSGEWERTET WURDEN, DIE SOLCHE AUSSAGEN RECHTFERTIGEN WÜRDEN.

Die Behörden in Berlin legen Wert darauf, dass deutsche Untersuchungen vorliegen. In der Vitaminforschung laufen aber weltweit Studien, und es ist nicht das Geld vorhanden, nun in jedem einzelnen Land diese erneut aufzulegen. Es wäre sicherlich sinnvoll, auch auf den Beipackzetteln mehr über Vitamine informieren zu können.

NEHMEN SIE SELBST AUCH VITAMINE EIN?

Ich versuche mich zuerst einmal optimal zu ernähren. Aber Sie können sich vorstellen, dass bei der hektischen Lebensweise, in der wir alle stecken, dies so ohne weiteres nicht immer möglich ist. Ich habe im Labor natürlich Zugriff auf Vitamine und mische mir da schon einmal meinen eigenen Cocktail. Dem Laien würde ich das natürlich nicht empfehlen. Dafür ist die Apotheke zuständig.

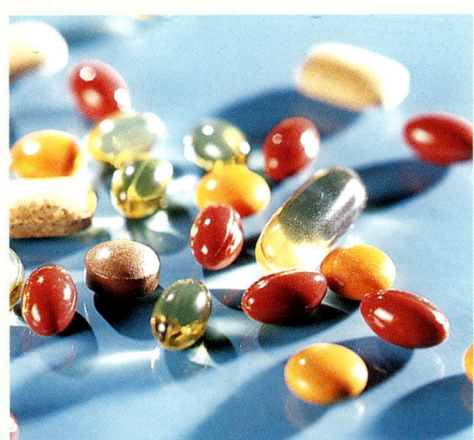

Ohne Vitaminpillen ist es kaum möglich seinen Bedarf an Vitaminen zu decken. Das gilt ganz besonders für Folsäure.

VITAMIN B$_{12}$ FÜR VEGETARIER UND ÄLTERE

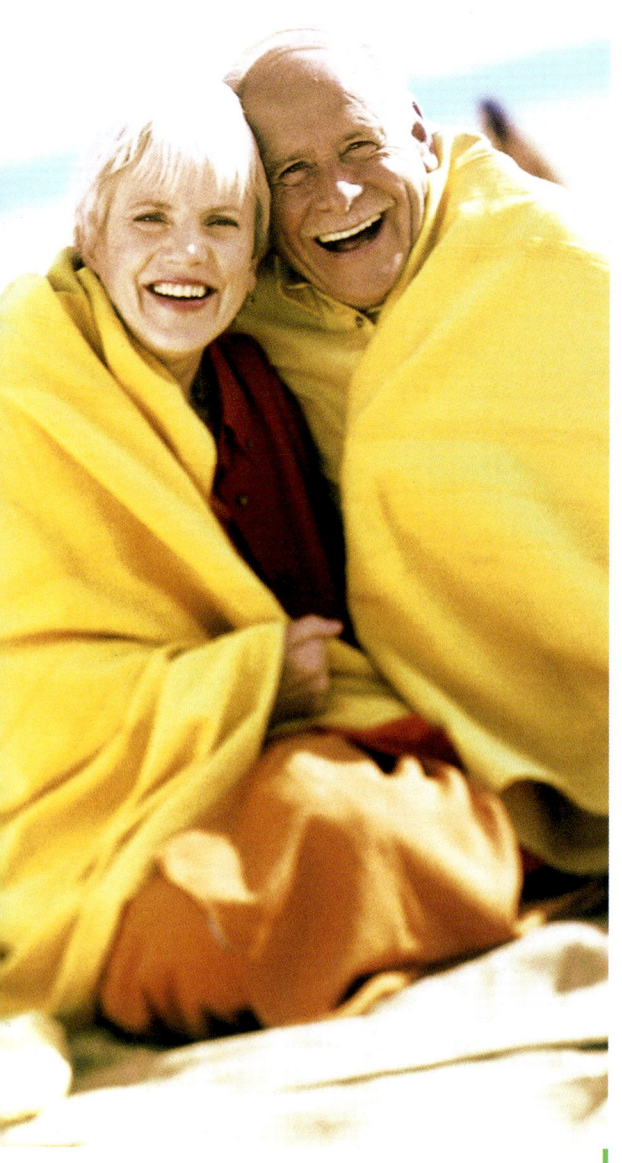

Lebensqualität auch im Alter – das ist keine Utopie, aber durchaus eine Frage der Versorgung mit Vitaminen. Besonders wichtig ist Vitamin B$_{12}$, wenn Sie älter als 65 Jahre sind.

Schon drei Millionstel Gramm genügen

Sie brauchen pro Tag nur drei Millionstel Gramm Vitamin B$_{12}$ (3 Mikrogramm), und doch wäre menschliches Leben ohne dieses Vitamin undenkbar. Vitamin B$_{12}$ arbeitet im Stoffwechsel meist zusammen mit Folat. Beide sind an der Blutbildung beteiligt. Menschen mit Anämie (Blutarmut) haben zu wenig Sauerstoff im Blut, weil nicht genügend rote Blutkörperchen vorhanden sind, die Sauerstoff tragen. Die Betroffenen sind deswegen ständig müde. Noch bis in die Mitte der 1950er Jahre mussten Anämiepatienten kilogrammweise rohe Leber verdrücken. Der Grund: Darin ist Vitamin B$_{12}$ gespeichert. Die Entschlüsselung und künstliche Herstellung von Vitamin B$_{12}$ gelang erst 1956, wofür 1964 der Nobelpreis verliehen wurde.

Vitamin B$_{12}$ ist an der Neubildung von Zellen, am Bau der Erbmasse und an der Bildung der feucht-öligen Schicht auf den Nervenzellen beteiligt. Daraus lassen sich auch schon die drei wichtigsten Symptome bei Vitamin-B$_{12}$-Mangel ableiten:

- ➤ Blutarmut (Anämie)
- ➤ geschwächtes Immunsystem
- ➤ Störungen im Nervensystem, psychische Probleme

Gesunde und jüngere Menschen sind selten unterversorgt

Die gute Nachricht ist: Es gibt fast keinen Vitamin-B$_{12}$-Mangel in der gesunden Bevölkerung bis 65 Jahre. Nur Patienten mit speziellen Magen-Darm-Erkrankungen leiden an einem Vitamin-B$_{12}$-Mangel.

Der Grund, warum fast immer genügend Vitamin B$_{12}$ im Blut ist, ist die ständige

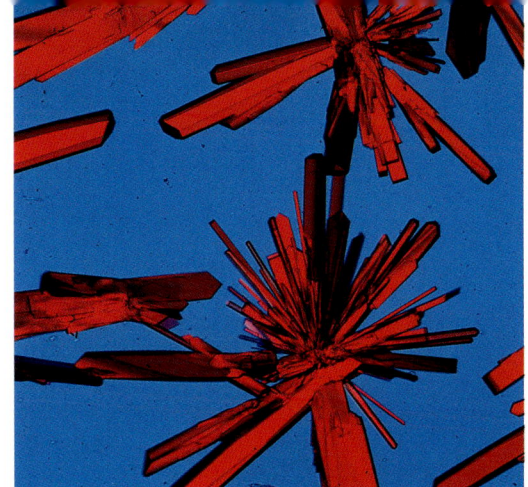

Die großen Vitamin-B$_{12}$-Moleküle gelangen auf speziellen Transportshuttles aus dem Darm in die Blutbahn. Ältere Menschen haben zu wenig von diesen Shuttles.

Bereitstellung durch die Leber. Im Gegensatz zu anderen wasserlöslichen Vitaminen kann der Körper Vitamin B$_{12}$ speichern. Die Vitamin-B$_{12}$-Vorräte der Leber halten für zehn bis zwölf Jahre und werden ständig aufgefüllt, wenn Sie ab und zu Milch, Eier, Fleisch oder Fisch essen. Denn Vitamin B$_{12}$ ist ausschließlich in tierischen Lebensmitteln enthalten. Sie könnten jetzt eigentlich sofort zum nächsten Kapitel übergehen ... Da Sie aber vielleicht Eltern und Großeltern haben oder selbst zur aktiven dritten Generation gehören, lohnt sich das Weiterlesen.

Es mangelt, je älter wir werden

Warum bekommen nun ältere Menschen immer weniger Vitamin B$_{12}$? Normalerweise können Vitamine direkt aus dem Darm in den Körper übertreten. Vitamin B$_{12}$ bildet aufgrund seiner Struktur eine Ausnahme: In der Mitte jedes Vitamin-B$_{12}$-Moleküls sitzt ein Metall – das Kobalt. Es hält das komplexe Vitamin-B$_{12}$-Molekül zusammen.

Damit Vitamin B$_{12}$ überhaupt durch die Darmschleimhaut ins Blut gelangen kann, braucht es ein Transporteiweiß – den »Intrinsic Factor«. Dieser wird im Magen freigesetzt, bindet sich an Vitamin B$_{12}$ und bringt es dann an spezielle Pumpstationen im Darm.

Menschen, die an chronischen Magen- oder Darmerkrankungen leiden, sind deswegen meist unterversorgt mit Vitamin B$_{12}$. Vor allem im höheren Alter produziert die Magenschleimhaut immer weniger Intrinsic Factor, und die Darmfunktion verschlechtert sich. Also werden die in der Leber gespeicherten Vitamin-B$_{12}$-Vorräte nach und nach aufgezehrt. Sind die Leberdepots erschöpft, fällt der Vitamin-B$_{12}$-Blutwert. Die Konzentration des Vitamins in Gehirn- und Nervenzellen kann aber schon sehr viel früher sinken. Die Folgen: schlechtes Gedächtnis, Lern- und Konzentrationsprobleme, langsamere Reaktionsfähigkeit und Altersdepressionen.

Gedächtnisprobleme treten auf

Die Wirkung einer Vitamin-B$_{12}$-Unterversorgung im Gehirn älterer Menschen zeigte folgender Test: 296 Teilnehmern zwischen 65 und 91 Jahren wurde aus einem Buch vorgelesen. 30 Minuten später wurden sie befragt, woran sie sich noch erinnern könnten. Daraufhin sollten sie einige abstrakte Probleme auf Papier lösen.

> ## ➤ I N F O

Vitamin B$_{12}$ (Cobalamin): Die Hauptfunktionen

♦ wichtig für die Blutbildung,
♦ beteiligt am Bau der Gen-Software,
♦ aktiv bei der Zellteilung, vor allem im Immunsystem,
♦ beteiligt an der Bildung der öligen Nervenschicht sowie an der Produktion der Neurotransmitter,
♦ aktiviert das Vitamin Folat.

Die Testteilnehmer mit den niedrigsten Vitamin-B_{12}- und Vitamin-B_6-Blutwerten sowie den tiefsten Vitamin-C-Blutwerten schnitten dabei am schlechtesten ab.

Ein Vitamin-B_{12}-Mangel kann langfristig schwere Folgen für die Nerven im Gehirn haben. Die feucht-ölige Schutzschicht der Nerven trocknet aus, da Vitamin B_{12} an der Produktion von Cholin für die ölige Nervenschicht beteiligt ist. Das wiederum begünstigt die Entwicklung von Alzheimer. Viele ältere Menschen werden ungerechtfertigterweise als psychisch auffällig behandelt, denn ein Vitamin-B_{12}-Mangel ruft ähnliche Symptome hervor wie Alzheimer. Nur wenn frühzeitig die Vitamin-B_{12}-Unterversorgung behoben wird, bleiben die Gehirnzellen intakt. Dann hebt Vitamin B_{12} binnen kurzer Zeit den Schleier vom Gedächtnis, und die Betroffenen schneiden im Leistungstest besser ab. 70

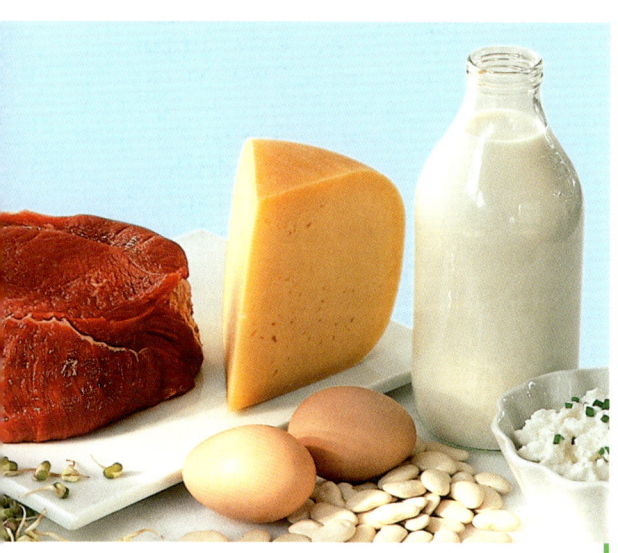

Vitamin B_{12} findet sich fast ausschließlich in tierischen Lebensmitteln wie Fleisch, Eiern, Milch und Käse.

Prozent aller Alzheimer-Patienten haben übrigens einen Vitamin-B_{12}-Mangel. Bei ihnen ist die Schädigung an den Gehirnzellen leider nicht mehr umkehrbar.

Strenge Vegetarier werden blass

Strenge Vegetarier, die sich nicht nur von Fleisch und Fleischprodukten, sondern auch von Eiern und Milchprodukten verabschiedet haben, entwickeln nach zehn bis zwölf Jahren häufig typische Symptome eines Vitamin-B_{12}-Mangels. Der Grund: Nur tierische Lebensmittel enthalten nennenswerte Mengen an diesem Vitamin. Ganz wenig Vitamin B_{12} steckt in Bier, in Brottrunk und in sauer vergorenem Gemüse. Veganer sollten daher unbedingt zusätzlich Vitamin B_{12} nehmen.

Aus Muscheln oder aus der Apotheke?

Vitamin B_{12} ist hoch dosiert in Krebsen, Austern und Miesmuscheln vorhanden, da diese Meerestiere ständig Mikroorganismen filtern, die Vitamin B_{12} produzieren. Leber ist aufgrund eines erhöhten BSE-Infektionsrisikos und der relativ hohen Schadstoffbelastung kaum noch zu empfehlen.

Strenge Vegetarier sollten eine Extraportion von 5 bis 10 Mikrogramm Vitamin B_{12} und ältere Menschen 300 bis 1000 Mikrogramm Vitamin B_{12} zusätzlich täglich einnehmen.

Was ist besser: Injektion oder Tabletten?

Vitamin-B_{12}-Tabletten sind viel praktischer als Injektionen beim Arzt. Doch die Pharmaindustrie möchte Ärzten gerne einreden, dass Vitamin-B_{12}-Injektionen die beste Lösung seien, um die Vitamin-B_{12}-

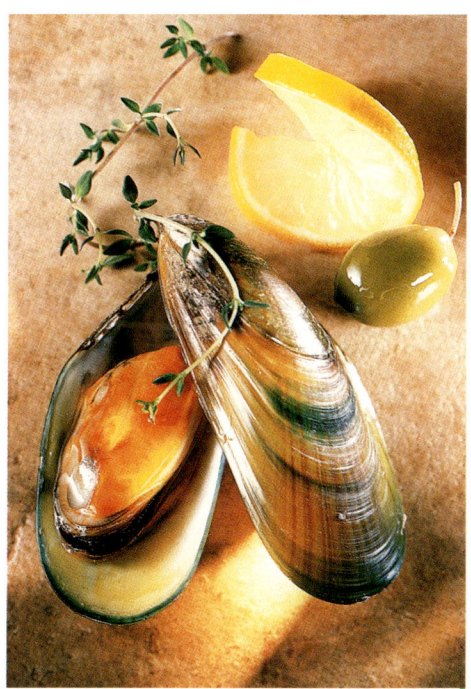

Meeresfrüchte wie zum Beispiel Muscheln sowie verschiedene Fische sind ebenfalls hervorragende Quellen für Vitamin B_{12}.

Blutwerte zu verbessern. Laut einer Umfrage bei Internisten in den USA glaubten 91 Prozent der Befragten, dass nur Vitamin-B_{12}-Injektionen die Blutwerte verbessern und die Leberdepots auffüllen würden. Das ist falsch! Studien zeigen, dass selbst bei Patienten mit schwerer Anämie die Vitamin-B_{12}-Depots mit hoch dosierten Vitamin-B_{12}-Tabletten (1000 bis 3000 Mikrogramm) genauso gut gefüllt werden können wie mit Injektionen. Ältere Menschen sind mit einer täglichen Lutschtablette Vitamin B_{12} ohne den weiten Weg zum Arzt meist besser bedient als mit Injektionen. Und Lutschtabletten sind generell empfehlenswert, weil sie am besten bioverfügbar sind. Denn Vitamin B_{12} wird im Magen leicht zerstört und sehr gut über die Mundschleimhaut absorbiert.

Welche Präparate gibt es?
Selbst Apotheker haben oft Probleme, die zwei hoch dosierten Präparate zu finden, die auf dem Markt angeboten werden. Testen Sie Ihren Apotheker einmal. Um es Ihnen einfacher zu machen, wenn er es nicht findet: 1000 Mikrogramm Ankermann Vitamin B_{12} von Wörwag Pharma ist das einzige deutsche hoch dosierte Vitamin-B_{12}-Präparat. Orthica Vitamin B_{12} 1000 Mikrogramm Lutschtabletten sind von dem niederländischen Marktführer und auf Bestellung in deutschen Apotheken erhältlich (siehe Seite 156).

Schenken Sie Ihren Nerven und Ihrem Immunsystem Jugend

Weniger vergesslich, ein geringeres Risiko für Alzheimer, weniger Depressionen und ein besseres Immunsystem – die zusätzliche Einnahme von Vitamin B_{12} lohnt für ältere Menschen, die jung bleiben wollen.

Bei Tabletten, die 1000 Mikrogramm

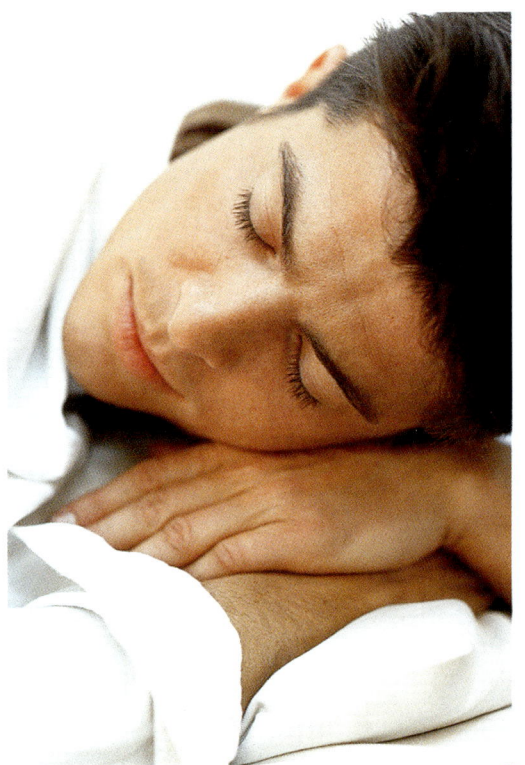

Vitamin B$_{12}$ enthalten, werden zwischen 3 und 10 Mikrogramm passiv, also auch ohne Transportprotein (Intrinsic Factor), vom Körper aufgenommen. Dies genügt, um die Leberdepots älterer Menschen langfristig wieder aufzufüllen. Bei älteren Menschen muss wegen der verminderten Produktion des Transportproteins im Magen sehr hoch dosiert werden. Produkte, die homöopathische 10 Mikrogramm enthalten, sind für die dritte Generation vollkommen ungeeignet und daher reine Geldverschwendung.

Vitamin B$_{12}$ und Folat: Im Team bilden sie Blut

Vitamin B$_{12}$ und Folat arbeiten meist gemeinsam: im Knochenmark zur Blutbildung und bei der Produktion der Nervenbotenstoffe. Vitamin B$_{12}$ aktiviert das Folat, damit dies überhaupt erst arbeiten kann: Ohne Vitamin B$_{12}$ ist Folat fast wertlos. Denn das wichtige Folat wird zusätzlich aus den Zellen abtransportiert, wenn zu wenig Vitamin B$_{12}$ vorhanden ist. Dadurch steigen die Folatwerte im Blut an, obwohl in der Zelle Folatmangel herrscht. So zeigen Blutuntersuchungen beim Arzt häufig normale Folatblutwerte, obwohl in den

Sie sind Vegetarier und öfter grundlos müde? Die Ursache dafür könnte ein Mangel an Vitamin B$_{12}$ sein.

Vitamin B$_{12}$ (Cobalamin): Das empfehlen Experten

Tägliche Zufuhrempfehlungen im Vergleich:

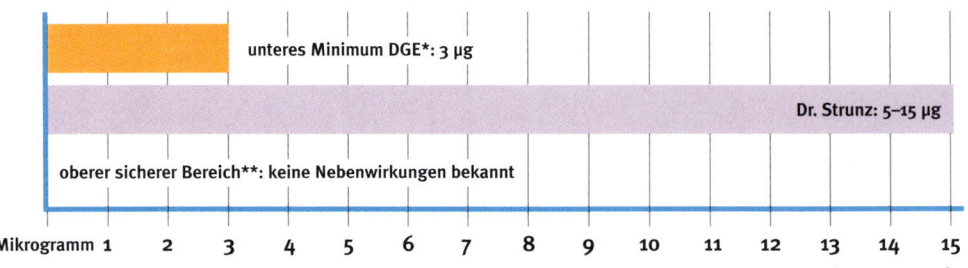

unteres Minimum DGE*: 3 µg

Dr. Strunz: 5–15 µg

oberer sicherer Bereich**: keine Nebenwirkungen bekannt

Mikrogramm 1 2 3 4 5 6 7 8 9 10 11 12 13 14 15

* Erwachsene, 19–65 Jahre
** mit Vitaminpräparaten (nach Prof. Shrimpton)

Zellen Folatmangel herrscht. Ein Vitamin-B_{12}-Mangel ist somit an einem Folatmangel in den Zellen mit beteiligt.

Wenn das Team nicht stark genug ist

Viele ältere Menschen haben sowohl einen Mangel an Vitamin B_{12} als auch an Folat. Beide wirken sich auf die Blutbildung aus. Bei Blutarmut oder Anämie kann nicht genügend Sauerstoff zur Energieerzeugung zu den Körperzellen transportiert werden. Müdigkeit ist daher bei vielen älteren Menschen die Folge einer Blutarmut.

Vitamin B_{12} und Folat werden auch für die Produktion der Nervenbotenstoffe Serotonin, Noradrenalin und Dopamin gebraucht. Das Fehlen dieser Glücksbotenstoffe führt oft zu Altersdepressionen. Ein Viertel aller depressiven Menschen hat zu niedrige Vitamin-B_{12}- und Folatblutwerte.

Hier die schockierenden Ergebnisse von Blutuntersuchungen an 837 älteren Personen: 22,6 Prozent, also knapp ein Viertel, litten an Anämie! In Altenpflegeheimen, in denen es kaum frische, folathaltige Kost gibt, sieht es noch schlimmer aus: Von 110 älteren Menschen in einem städtischen Altenheim hatten 52 Prozent eine Anämie und 60 Prozent einen starken Folatmangel. Wenn Sie zur dritten Generation gehören, versorgen Sie Ihren Stoffwechsel und Ihr Immunsystem zusätzlich mit lebensnotwendigem Vitamin B_{12} – in Form einer Extraportion aus der Apotheke.

➤ CHECK

Wie gut sind Sie versorgt?

WENN MEHRERE der folgenden Symptome bei Ihnen auftreten, könnte das auf einen Mangel an Vitamin B_{12} hinweisen.

- ◆ Blässe, weißliche Lippen ☐
- ◆ Müdigkeit, Kurzatmigkeit, Schwäche ☐
- ◆ Infektanfälligkeit ☐
- ◆ Kribbeln in Händen und Füßen ☐
- ◆ Nervenschmerzen, Verlust des Tast- und Geruchssinns ☐
- ◆ Depressionen, Angst ☐
- ◆ Aggressivität ☐
- ◆ Gedächtnis- und Konzentrationsschwäche ☐

Laborwerte:
- ◆ erhöhtes Homocystein ☐
- ◆ niedriger Hämoglobinwert ☐

Gehören Sie zu einer Risikogruppe?
Wenn Sie zu einer der folgenden Gruppen gehören, liegt Ihr minimaler Bedarf an Vitamin B_{12} auf jeden Fall über der von der DGE empfohlenen täglichen Zufuhr.

- ◆ Sie sind Veganer ☐
- ◆ Sie sind älter als 60 Jahre ☐
- ◆ Sie sind Diabetiker ☐
- ◆ Sie leiden an Morbus Crohn ☐
- ◆ Sie haben Aids ☐
- ◆ Sie leiden an Gastritis oder an einer Erkrankung der Bauchspeicheldrüse ☐
- ◆ Ein Teil Ihres Magens oder Darms wurde entfernt ☐
- ◆ Sie nehmen regelmäßig Medikamente ein (Cholesterinhemmer, Antirheumatika, Antidiabetika, Magensäurepuffer) ☐

Fragen und ANTWORTEN

SO KAUFEN SIE VITAMINE RICHTIG EIN

Studieren Sie die Inhaltsangabe auf Vitamin-packungen genau. Sonst geben Sie viel Geld für wenig Inhalt aus. Nachrechnen zahlt sich auf Dauer in barer Münze aus. Wie viel Vitamine wir empfehlen, finden Sie auf den Umschlagseiten und in den einzelnen Vitaminkapiteln.

➤ 1. SIND VITAMINE AUS DER APOTHEKE BESSER ALS DIE AUS DEM SUPERMARKT?

In einer Inhaltsstoffanalyse stellte sich heraus, dass viele Vitaminprodukte auf dem deutschen Markt noch nicht einmal den einfachen Tagesbedarf enthielten oder die wichtige Folsäure ganz fehlte. Vitaminprodukte, die über der dreifachen Zufuhrempfehlung der DGE liegen, dürfen in Deutschland nur in Apotheken verkauft werden. Sie gelten streng genommen als Arzneimittel.
Die so genannten Nahrungsergänzungs-mittel liegen unter der dreifachen Zufuhr-empfehlung der DGE. Das heißt praktisch: Höher dosierte Präparate finden Sie in Apotheken, niedrig dosierte im Supermarkt oder der Drogerie.

➤ 2. WELCHE ZUSATZSTOFFE KÖNNEN IN VITAMINEN ENTHALTEN SEIN?

Orthomolekular hergestellte Vitamine verzichten auf Hefe, Gluten, Soja, Zucker, Laktose, Konservierungsmittel und Farbstoffe. In einem Test der Zeitschrift »Fit for Fun« zeigte sich, dass viele Vitamintabletten allergene Farbstoffe wie E 104, 110, Emulgatoren wie E 433 und das potenziell krebserzeugende Saccharin als Süßstoff enthalten. Wichtig: Je bunter die Tabletten lackiert sind, umso mehr Farbstoffe und uner-

wünschte Zusatzstoffe enthalten sie normalerweise. In den USA werden inzwischen auch rein pflanzliche Zusatzstoffe für die Kapseln benutzt ohne tierische Hilfsstoffe.

➤ 3. WARUM SIND DEUTSCHE PRODUKTE TEUER UND NIEDRIG DOSIERT?

Niederländische und amerikanische Importprodukte sind im Durchschnitt 50 Prozent billiger als deutsche. Deutsche Hersteller teilen dagegen den Markt trefflich unter sich auf und halten dadurch die Preise künstlich hoch. Der Grund ist die Abschottung des deutschen Markts vom amerikanischen und allen anderen europäischen Märkten. Schuld daran ist das deutsche Arzneimittelgesetz. Was in den Niederlanden oder den USA frei verkäufliche Nahrungsergänzungsmittel im Supermarkt sind, sind in Deutschland apothekenpflichtige »ausländische Arzneimittel«, wenn sie die dreifache Dosierung der DGE überschreiten und importiert sind.

➤ 4. WARUM STEHEN HÖHER DOSIERTE UND BILLIGERE AUSLÄNDISCHE VITAMINE NICHT IM REGAL?

Das antiquierte Arzneimittelgesetz hat absurde Folgen:
➤ Höher dosierte Vitaminpillen (die also mehr als die dreifache Empfehlungszufuhr der DGE enthalten) brauchen in Deutschland eine Arzneimittelzulassung mit klinischer Prüfung – solch eine Arzneimittelprüfung kostet um die 1 Million Euro. Das ist viel zu teuer für die (Vitamin-)Produzenten, die Vitaminprodukte ja nicht patentieren lassen können. Kein

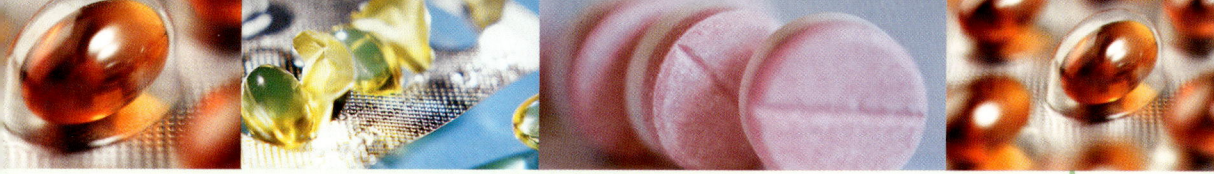

Als Brausetablette, Kapsel oder Dragee – Vitaminprodukte werden in unterschiedlicher Form angeboten.

Wunder also, dass in den letzten zehn Jahren kein einziges hochdosiertes Multivitaminpräparat zugelassen wurde. Nur für einige hoch dosierte Einzelvitamine gibt es noch Altzulassungen. Diese Vitamine haben keine Konkurrenz und sind daher exorbitant teuer.

➤ Höher dosierte ausländische Vitaminpräparate, die Sie in jedem Supermarkt in den Niederlanden, Spanien, Großbritannien oder den USA kaufen können, werden in Deutschland zu »ausländischen Arzneimitteln«.
Es ist nur eine Frage der Zeit, bis das deutsche Arzneimittelgesetz den EU-Gesetzen weicht. Die Pharmafirmen sind daran wenig interessiert, da die Gewinnspannen in Deutschland bei der aktuellen Gesetzgebung gewaltig sind.

➤ **5. KANN IHR APOTHEKER AUSLÄNDISCHE PRODUKTE FÜR SIE BESTELLEN?**

»Ausländische Arzneimittel« (Vitamine) dürfen nur auf Einzelbestellung in Apotheken für den Kunden geordert werden. Sie dürfen nicht im Regal stehen oder im Lager der Apotheke gehalten werden. Ihr Apotheker bestellt für Sie ohne Probleme ausländische Produkte. Wenn es sich um Produkte aus den Niederlanden oder von einem Apothekengroßhändler handelt, sind diese meist in drei bis vier Tagen da.

➤ **6. WARUM FINDET DER APOTHEKER AUSLÄNDISCHE VITAMINPRODUKTE NICHT?**

Dem Apotheker geht es nicht besser als Ihnen: Im Apothekencomputer dürfen ausländische Arzneimittel, also höher dosierte Vitaminprodukte, nicht gelistet werden. Es sei denn, Ihr Apotheker kennt die entsprechenden Importfirmen.

➤ **7. WARUM GIBT ES KEINE WERBUNG FÜR AUSLÄNDISCHE HÖHER DOSIERTE VITAMINE?**

»Ausländische Arzneimittel« dürfen in der Zeitung nicht beworben werden. Deswegen müssen Sie die Informationen für höher dosierte ausländische Vitamine beim Her-

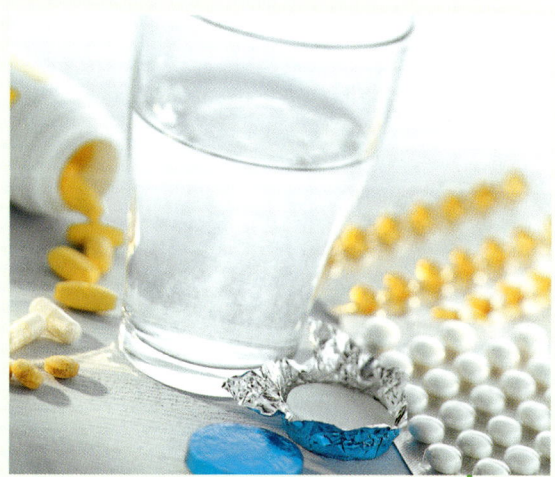

Vitaminpräparate, die in Deutschland außerhalb der Apotheke verkauft werden, dürfen höchstens die dreifache Vitaminmenge der DGE-Empfehlungen enthalten.

Fragen und ANTWORTEN

SO KAUFEN SIE VITAMINE RICHTIG EIN

steller selbst anfordern. Das geht natürlich nur, wenn Sie die Adresse schon kennen.

➤ 8. WARUM SIND AUSLÄNDISCHE INTERNETSEITEN ÜBER VITAMINPRODUKTE NICHT AUF DEUTSCH ANGEZEIGT?

Selbst Internetseiten im Ausland werden gerichtlich abgemahnt, wenn sie in deutscher Sprache höher dosierte Vitaminprodukte verkaufen wollen. Der Grund: Eine deutsche Internetseite wendet sich eindeutig an deutsche Verbraucher und bringt damit nicht verkehrsfähige Arzneimittel in den Handel. Sie sehen: Der deutsche Amtsschimmel in Berlin lässt den Verbrauchern fast kein Recht auf Information.

➤ 9. IST ES ERLAUBT, VITAMINE IN DER EU ZU BESTELLEN?

»Ausländische Arzneimittel« (Vitamine) aus der EU dürfen Sie als Verbraucher bestellen. Allerdings nur direkt im Ausland oder über das Internet (siehe auf Seite 156 und auch nächste Frage). EU-Bürger dürfen sämtliche Waren kaufen und bestellen, die in der EU frei verkäuflich sind. Genau wie in den USA ist in den Niederlanden und Großbritannien der Vitaminmarkt vollkommen frei.

➤ 10. WAS IST VON AUSLÄNDISCHEN DIREKTVERSENDERN ZU HALTEN?

Das ist eine Frage des Vertrauens. Es kommt leider immer wieder vor, dass die Inhaltsangaben von kleinen Firmen ohne bekannten Markennamen nicht korrekt sind. Kleine

Vitaminfirmen stellen ihre Produkte außerdem häufig in einer einfacheren, aber weniger bioverfügbaren chemischen Formulierung her, oder die Tabletten sind nicht in zeitverzögerter Aufnahme formuliert, wie es für die wasserlöslichen Vitamine wichtig ist. Dadurch wird der Produktionsprozess zwar einfacher und billiger, aber das Produkt schlechter. Zusätzlich werden viel zu häufig unnötige Farb- und Konservierungsstoffe eingesetzt. Halten Sie sich deshalb besser an die renommierten niederländischen und amerikanischen Marktführer. Wir haben im Produktnachweis auf der Seite 156 deshalb den niederländischen und amerikanischen Marktführer aufgenommen, die hoch dosierte Vitaminpräparate herstellen.

➤ 11. WIE VIEL VITAMINE DÜRFEN SIE AUS DEM AUSLAND MITBRINGEN?

Nur für den Eigengebrauch dürfen Sie Vitamine importieren. Reisen Sie dagegen mit einem Koffer voller Vitamine ein, weil Sie Freunden etwas mitbringen wollen, kann man Sie verdächtigen, mit »ausländischen Arzneimitteln« (Vitaminen) zu handeln. Zum Vergleich: Zigaretten dürfen nach Deutschland in jeder Menge importiert werden, solange der Zoll bezahlt wird. Die gesellschaftlichen Kosten des Rauchens betragen in Deutschland 30 Milliarden Euro pro Jahr.

12. Können »ausländische Arzneimittel« (Vitamine) schädlich sein?

In den USA musste 1999 eine Schnellrestaurantkette 1,5 Millionen Dollar Strafe zahlen, weil sich eine ältere Dame einen heißen Kaffee über den Schoß schüttete und auf der Tasse nicht aufgedruckt war: »Warnung: Vorsicht heiß«. Die großen amerikanischen Vitaminhersteller hätten schon längst Klagen in Milliardenhöhe am Hals, wenn Vitamine nur in irgendeiner Weise gesundheitsschädlich wären. Amerikanische Produzenten beachten wegen der Prozess-

freudigkeit der Amerikaner peinlichst genau alle Qualitätsvorschriften. 150 Millionen Amerikaner nehmen Vitamine ein. Es wurde in den letzten zehn Jahren keine einzige gefährliche Überdosierung mit wasserlöslichen Vitaminen vom Poison Control Centre registriert. Im Gegenteil: Die US-Regierung lässt per Gesetz Grundnahrungsmittel mit Vitaminen anreichern (siehe Seite 71), um erhebliche Einsparungen im Gesundheitssystem zu erzielen.

13. Was kostet ein tägliches Minimalprogramm?

Wir empfehlen als minimales Grundprogramm für Gesunde:
➤ einen höher dosierten Vitamin-B-Komplex (10–50 mg Vitamin $B_{1, 2, 3, 6}$; Folsäure 400–800 µg und Vitamin B12 5–15 µg). Diese Inhaltsstoffe passen problemlos in eine Tablette. Achten Sie auf die zeitverzögerte Aufnahme bei den wasserlöslichen B-Vitaminen.
➤ Antioxidanzien zum Zellschutz: minimal 1000 mg Vitamin C und 100 mg Vitamin E.

Das kann Sie im Durchschnitt zwischen 0,25 Euro pro Tag in den USA, 1 Euro mit Importprodukten aus den Niederlanden und 2 Euro mit Produkten aus der ersten Reihe des Regals deutscher Apotheken kosten. Apotheken können Ihnen aber auch problemlos zuverlässige ausländische Produkte besorgen.
Der ultimative Preisvergleich: Eine Tagesration Vitamine ist billiger als eine Packung Zigaretten. Vitamine sind daher mit Abstand die preiswerteste Gesundheitsversicherung.

Rechnen Sie nach!

DEN BESTEN Preisindex haben Sie bei den Vitaminen C und E , wenn Sie mit dem Taschenrechner kurz den Milligrammpreis ausrechnen:

$$\frac{\text{Preis}}{\text{Anzahl Tabletten x mg pro Tablette}}$$

Beispiel: Sie kaufen eine Packung Vitaminkapseln mit je 30 Milligramm Vitamin E, die 5,10 Euro kostet. Die Packung enthält 100 Kapseln.

1 Milligramm Vitamin E kostet dann:

$$\frac{510 \text{ Cent}}{30 \times 100} = 0{,}17 \text{ Cent}$$

Nun wissen Sie genau, wie viel ein Milligramm kostet, und können diesen Preis mit anderen Produkten vergleichen. Wenn Sie ein Produkt über Jahre hinweg einnehmen, kann das einige hundert Euro ausmachen.

Fragen und **ANTWORTEN**

So nehmen Sie Vitamine richtig ein

➤ 1. Welche Vitamine sind besser: natürliche oder synthetische?

Natürliche und synthetisch hergestellte Vitamine haben die gleiche Wirkung und sind chemisch identisch. Ausnahme: Vitamin E und Karotinoide. Sie sind aus natürlichen Quellen besser verfügbar.

➤ 2. Wann sollten Vitamine eingenommen werden?

Am besten zu den Mahlzeiten. Vor allem die fettlöslichen Vitamine E, A und Provitamin A (Karotinoide) brauchen etwas Fett, damit sie vom Körper optimal aufgenommen werden können. Wenn Sie karotinoidhaltige Säfte nüchtern trinken, sollten Sie immer einen Tropfen Öl dazugeben.

➤ 3. Können Vitamine überdosiert werden?

Die wasserlöslichen Vitamine können in der Realität kaum überdosiert werden, da ein Überschuss ausgeschieden wird. Nur bei den fettlöslichen Vitaminen A und D sollten Sie aufpassen,

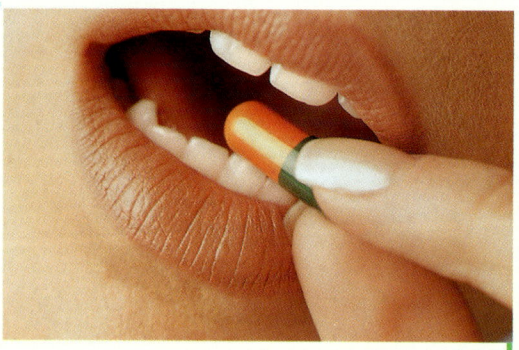

Die tägliche Vitaminkapsel stärkt die körpereigene Abwehr.

da sie sich im Gewebe ansammeln könnten. Mehr dazu siehe ab Seite 28.

➤ 4. Wann macht sich die Wirkung von Vitaminen bemerkbar?

Vitamine wirken nicht direkt wie Medikamente. Bis sich Fehlsteuerungen im Stoffwechsel durch eine bessere Ernährung und zusätzliche Vitamine regulieren, kann es einige Monate dauern. 90 Prozent Ihrer Zellen sind in 6 Monaten ausgetauscht. Für eine bessere Knochendichte und eine Verringerung der Arterienverkalkung dauert es Jahre.

➤ 5. Von welchem Alter an sollten Vitamine und Antioxidanzien genommen werden?

So früh wie möglich: Kinder brauchen mehr Vitamine im Wachstum; Erwachsene benötigen Vitamine zum Zell- und Genschutz und um leistungsfähig zu bleiben. Älteren Menschen mangelt es an Vitaminen, weil ihre Darmfunktion nachlässt und sie weniger essen; Kranke haben einen 30 Prozent höheren Vitaminbedarf.

➤ 6. Ist das Absetzen von Vitaminen gefährlich?

Sie bekommen keine Entzugserscheinungen. Ihr Stoffwechsel und Ihr Immunsystem haben auf einmal nur weniger Vitamine zur Verfügung und funktionieren deswegen auch nur so mittelmäßig wie vor der Vitamineinnahme.

➤ 7. Sollen Vitamine mit in den Urlaub genommen werden?

Unbedingt! Gerade im Flugzeug werden ständig Bakterien und Viren durch die Lüftung umge-

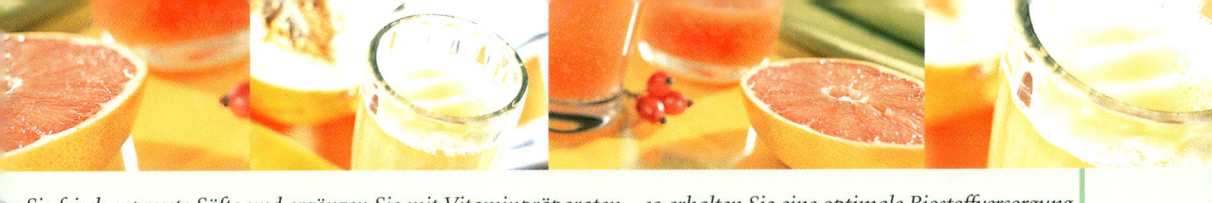

wälzt. Und: Bei Fernreisen muss sich Ihr Immunsystem auf neue Keime und Bakterien einstellen.

➤ 8. Ist die Einnahme einzelner Vitamine sinnvoll?

Nein – alle Vitamine sollten kombiniert, also zusammen eingenommen werden. Vor allem die B-Vitamine stehen in engen Wechselbeziehungen zueinander und ergänzen sich. Die Antioxidanzien unterstützen sich gegenseitig. Beispiele: Vitamin B_{12} aktiviert Folsäure. Vitamin B_6 ist an der Produktion von B_3 beteiligt. Vitamin C aktiviert Folsäure. Die Antioxidanzien neutralisieren unterschiedliche freie Radikale in verschiedenen Geweben. Vitamin C regeneriert verbrauchtes Vitamin E ... Einzelvitamine haben wegen dieses Beziehungsgeflechts ein viel geringeres Wirkungsspektrum. Am besten sind ein Multivitaminpräparat oder ein Vitamin-B-Komplex sowie höher dosierte antioxidative Vitamine C+E.

➤ 9. Können Vitamine mit Mineralstoffen eingenommen werden?

Ja. In der Natur kommen auch alle Vitamine und Mineralstoffe zusammen vor. Vitamin C fördert zum Beispiel die Eisenaufnahme und stört nicht die Selenaufnahme, wenn Selen an ein organisches Molekül (ein Eiweißmolekül) gebunden ist.

➤ 10. Kann ich Vitamine mit Medikamenten nehmen?

In 99,9 Prozent der Fälle: Ja. Sonst ist es im Beipackzettel extra angegeben. Der Vitaminbedarf steigt bei der Einnahme der meisten Medikamente, da diese selbst Vitamine brauchen, um verstoffwechselt zu werden. Außerdem blockieren sie häufig die Aufnahme von Vitaminen im Darm oder führen zu deren Ausscheidung. Aspirin verzehn-

facht zum Beispiel die Ausscheidung von Vitamin C. Und die Antibabypille blockiert den Stoffsieben Vitaminen. Häufig beruhen Nebenwirkungen von Medikamenten auf einem Vitaminmangel. Viele Studien zeigen, dass Medikamente weniger Nebenwirkungen verursachen, wenn zusätzlich Vitamine eingenommen werden. So vermindern Sie die Häufigkeit von Nerven- und Kopfschmerzen, verringern Freie-Radikal-Schäden und entgiften verschiedene Gewebe.

➤ 11. Welche Medikamente sind schlimme Vitaminräuber?

Aspirin führt zu Ausscheidung von Vitamin C. Die Pille, Östrogen, Kortikoide greifen in den Vitaminstoffwechsel ein. Abführmittel, Magensäurepuffer, Diuretika, Orlistat verringern die Aufnahme von Vitaminen. Antibiotika verringern die Aufnahme von Vitaminen durch die Schädigung der Darmflora. Antidiabetika, Blutfettsenker, Betablocker, Chemotherapeutika blockieren den Vitamintransport oder verbrauchen Vitamine zur eigenen Verstoffwechselung. Wenn Sie ständig Medikamente einnehmen, finden Sie eine vollständige Liste von über 100 Medikamenten in »Burgerstein Handbuch Nährstoffe« (Haug Verlag). Dort wird auch der therapeutische Einsatz von Vitaminen bei Erkrankungen beschrieben.

➤ 12. Können Ärzte bei der Vitamineinnahme beraten?

Selten. Die wenigsten Ärzte verstehen etwas von Vitaminen, da innerhalb des Medizinstudiums Vitamine nur sehr unzureichend behandelt werden. Für den therapeutischen Einsatz von Vitaminen innerhalb bestimmter Erkrankungen hat deswegen die Ärztekammer einen zertifizierten Fortbildungslehrgang orthomolekulare Medizin eingerichtet. Wo Sie eine Liste dieser zertifizierten Ärzte erhalten, steht auf Seite 154.

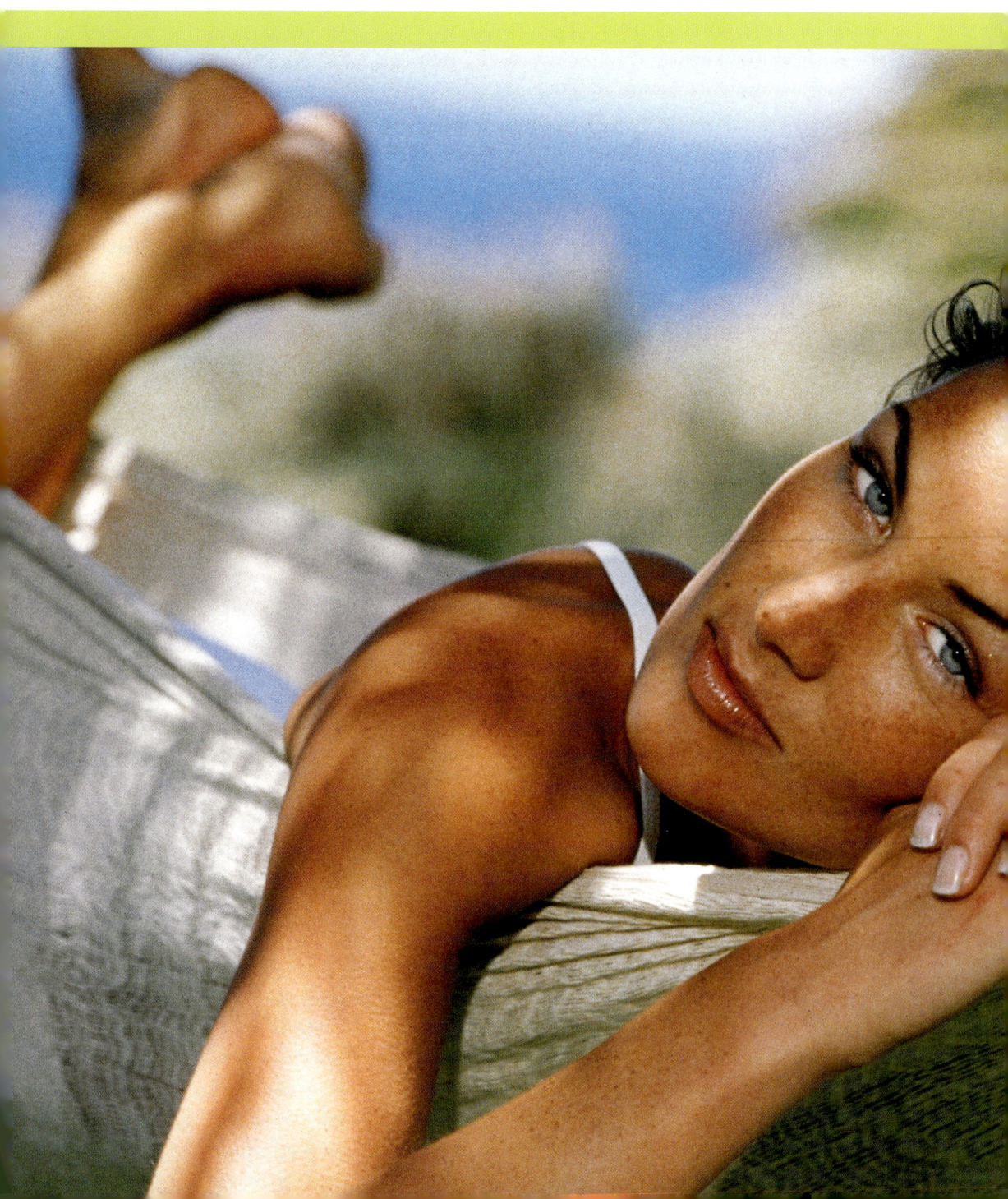

DIE VITAMINE A, D & K:
GESUNDES TRIO

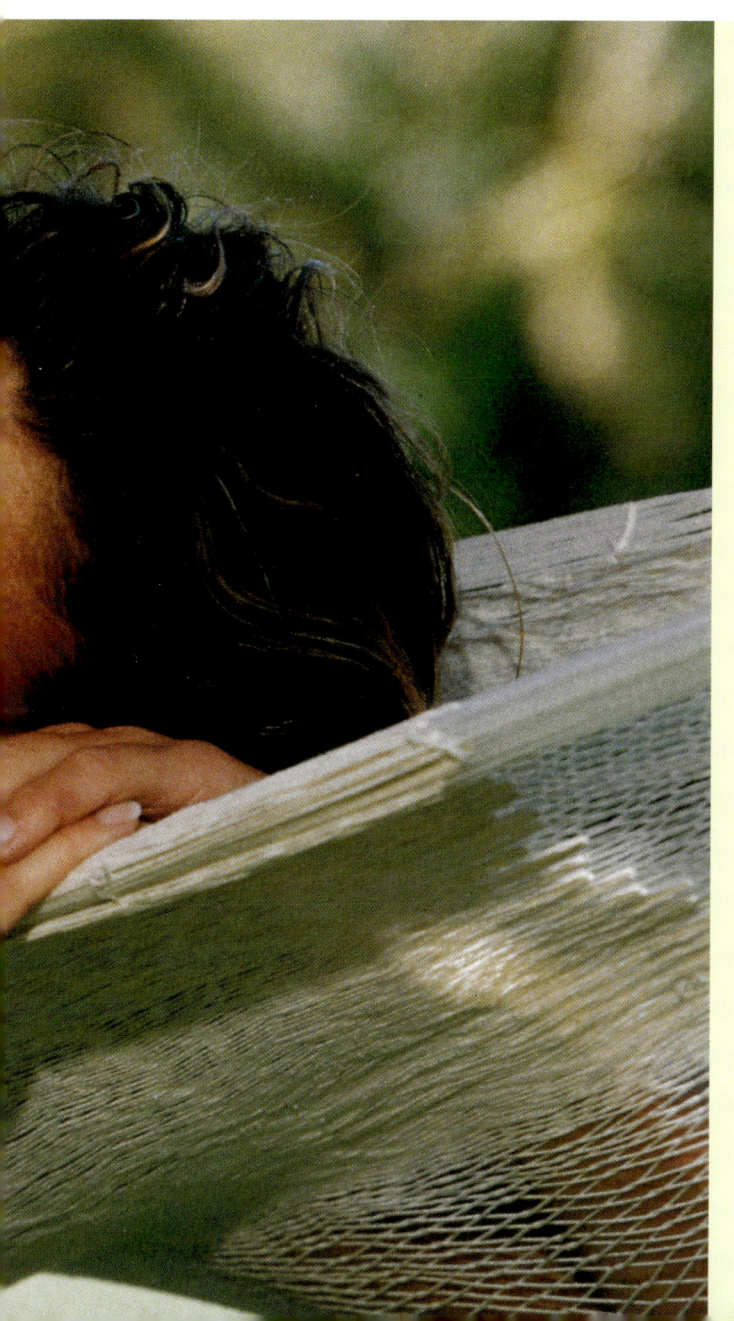

DIE VITAMINE A und
D machen Ihr Immunsystem
schlagkräftig und senken Ihr
Risiko, an Krebs zu erkranken.
Eine Extraportion Vitamin D
erhöht den Einbau von Kalzium
in Ihre Knochen. Auch das bisher vernachlässigte Vitamin K
ist daran beteiligt.
In diesem Kapitel erfahren
Sie alles über die drei fettlöslichen Vitamine A, D und K:
nicht nur, wie Sie diese für
gutes Sehen, eine schöne Haut
und stabile Knochen dosieren
müssen, sondern vor allem
auch, wie Sie damit lange jung
bleiben können.

VITAMIN A FÜR AUGEN UND SCHLEIMHÄUTE

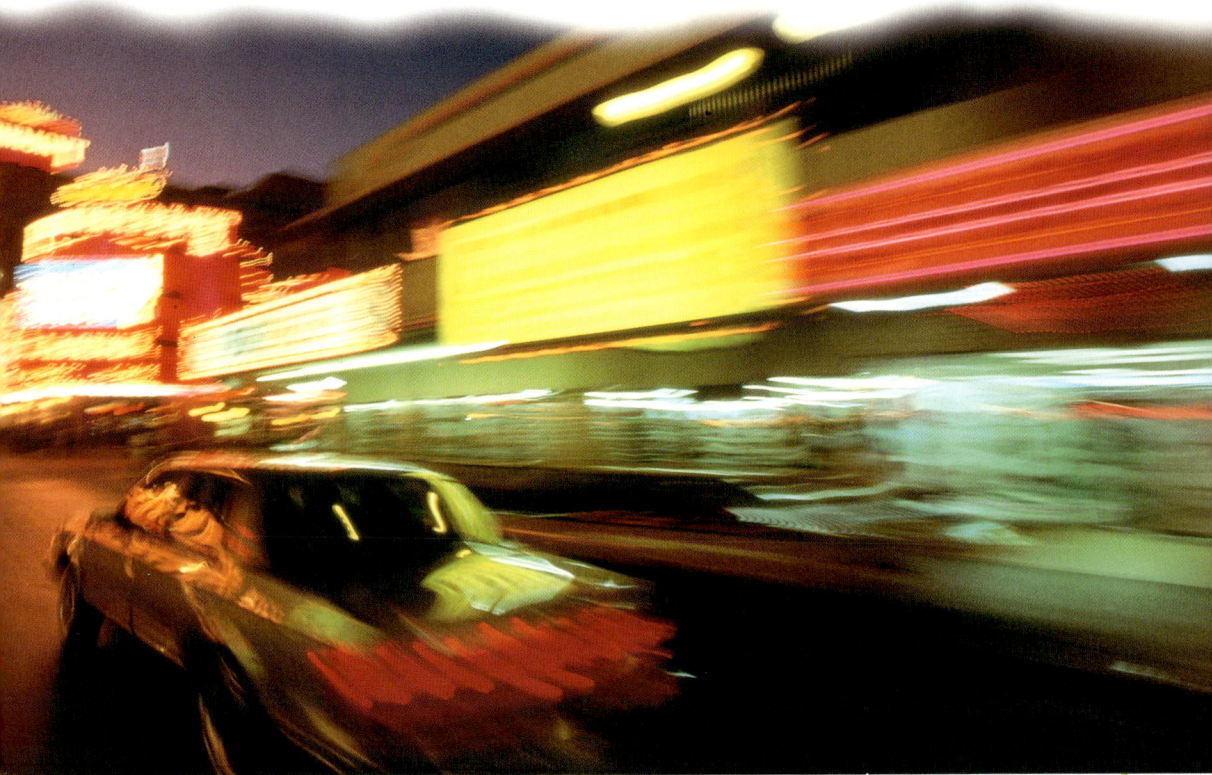

Haben Sie bei nächtlichen Autofahrten manchmal Probleme mit dem Sehen? Wenn ja, sollten Sie sich einmal über Ihre Versorgung mit Vitamin A Gedanken machen.

Seit 4000 Jahren bekannt

Vitamin A wird auch als »Augenvitamin« bezeichnet. Bereits sumerische Ärzte verschrieben vor 4000 Jahren bei Augenproblemen eine Mischung aus Möhren und grünen Pflanzen. Und die Ägypter verordneten vor 3500 Jahren bei Nachtblindheit Tierleber. Hippokrates verwendete vor 2500 Jahren bei Augenentzündungen in Honig eingelegte Leber.

Doch erst im Jahr 1909 wurde der Wirkstoff entdeckt, den diese Verordnungen gemeinsam hatten und der ihren Einsatz sinnvoll machte: Vitamin A.

Leber, grünes Gemüse, Möhren – wie hängt das zusammen?

Tiere stellen Vitamin A aus pflanzlichen Farbstoffen her – den Karotinoiden. Von den etwa 600 verschiedenen Karotinoiden können nur 50 im menschlichen Körper zu Vitamin A umgewandelt werden. Man bezeichnet diese 50 Karotinoide deshalb auch als Provitamin A. Karotinoide können im Körperfettgewebe über Wochen gespeichert werden. Nur bei Bedarf werden sie zu Vitamin A umgewandelt – immer nur so viele, wie gerade gebraucht werden. Das ist der Grund dafür, weshalb Karotinoide

(Provitamin A) aus pflanzlichen Lebensmitteln nie überdosiert werden können. Anders das Vitamin A aus tierischen Quellen: Es wandert direkt in die Leber und sammelt sich dort an. Dieses Organ ist ein riesiges Vitamin-A-Lager. Immer wenn im Blut Vitamin A fehlt, versucht die Leber den Mangel sofort auszugleichen. Deshalb lässt sich ein leichter Vitamin-A-Mangel nur sehr schwer im Blut feststellen. Um das herauszubekommen, müsste man schon ein Stück Leber analysieren ...

Ein Mangel an Karotinoiden im Blut kann dagegen leicht festgestellt werden und wird auch häufig diagnostiziert, weil die meisten Menschen viel zu wenig Obst und Gemüse essen. Übrigens: Karotinoide sind sehr viel mehr als nur Vorstufen von Vitamin A. Sie gehören zu den wichtigsten Radikalfängern im Körper, die vor allem das Krebsrisiko stark senken. Lesen Sie mehr darüber ab Seite 107.

chen für einen Vitamin-A-Mangel sein. Deshalb können Vitamin-A-haltige Augentropfen bei trockenen Augen helfen. Wenn Sie nur geringe Mengen Gemüse und Obst und nur wenig Leber, Milch, Käse oder Eier essen, können die erwähnten typischen Mangelsymptome bereits nach sechs bis zwölf Monaten auftreten – eben dann, wenn die Leberspeicher aufgebraucht sind.

Millionen Kinder sind unterversorgt

In der Dritten Welt leiden 100 Millionen Kinder an einem Vitamin-A-Mangel. 1,5 bis 2 Millionen sterben pro Jahr daran, und 500 000 erblinden deswegen.

Nirgendwo sieht man so viele Blinde am Straßenrand wie in den Ländern der Dritten Welt. Die UNICEF-Kinderhilfe konnte 1997 durch ein Vitamin-A-Hilfsprogramm 300 000 Kinder retten.

Dafür brauchen Sie Vitamin A

Gute Sicht – auch nachts

Kennen Sie das? Ihnen kommt nachts ein Auto entgegen, Sie schauen in die Scheinwerfer, das Auto fährt vorbei – und Sie sehen anschließend erst einmal fast gar nichts mehr. Dies könnte der Hinweis auf einen leichten Vitamin-A-Mangel sein. Denn das schnelle Anpassen an hell-dunkel wird durch den Sehpurpur im Auge ermöglicht, und der enthält Vitamin A.

Das Sehen in der Dämmerung wird ebenfalls durch den Vitamin-A-haltigen Sehpurpur möglich. Vitamin A ist auch im Tränenfilm enthalten. Er sorgt dafür, dass Ihre Augen nicht austrocknen. Ständig trockengerötete Augen können ebenfalls ein Zei-

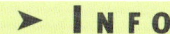

> **INFO**

Möhrensaft: besser als eine Möhre

FRISCHER MÖHRENSAFT enthält nicht nur Beta-Karotin, das nach Bedarf in Vitamin A umgewandelt wird, sondern auch noch verschiedene andere Karotinoide. Bei rohem Gemüse stecken die Karotinoide oft in den Zellen und können dadurch nicht optimal durch die Darmwand in den Organismus gelangen. Am besten wird Karotin aus Säften oder gekochten Möhren aufgenommen, bei denen die Zellwände zerstört sind und Karotin aus den Zellen befreit wird.

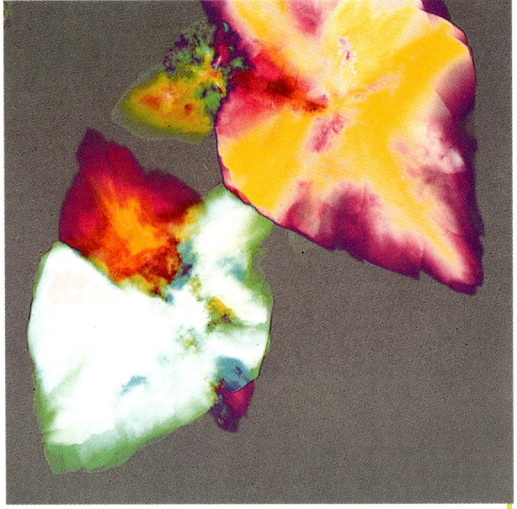

Die gelb-rötlichen Vitamin-A-Moleküle sind nicht wasserlöslich. In Vitaminbrausetabletten sind sie deswegen selten enthalten.

Gesunde Schleimhäute

Schleimhäute sind Teil Ihres Körperabwehrsystems und schützen Sie vor Infekten. Treten häufig trockene Bronchitis und eine trockene Nasenschleimhaut auf, können das erste Anzeichen für zu wenig Vitamin A sein. Eine ständig verkrustete, trockene Nasenschleimhaut ist sehr unangenehm: Sie haben das Gefühl, dass die Luft nicht angefeuchtet wird, und bekommen häufiger Schnupfen. Nasentropfen, die Vitamin A und E enthalten, regenerieren die Nasenschleimhaut am schnellsten. Kümmern Sie sich langfristig jedoch besser um gesunde Schleimhäute, indem Sie täglich reichlich Obst und Gemüse essen, das vor Karotinoiden nur so strotzt. Kranke Schleimhäute in Mund, Lunge und Darm erhöhen langfristig übrigens auch das Krebsrisiko.

Besser nachrechnen

Ihre tägliche Dosis Vitamin A können Sie zum großen Teil mit Karotinoiden aus Obst und Gemüse decken. Ihr Körper wandelt es nur bei Bedarf in Vitamin A um. Wichtig:

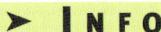

Vitamin A: Die Hitliste

100 GRAMM Möhren enthalten 7 Milligramm Beta-Karotin. Daraus können 1833 Mikrogramm Vitamin A im Körper hergestellt werden. Aus anderen Karotinoiden ist die Ausbeute für Vitamin A zum Teil nur halb so hoch. Die untere Tabelle zeigt Ihnen, wie viele der unterschiedlichen Karotinoide tatsächlich in Vitamin A umgewandelt werden. So brauchen Sie nicht lange herumzurechnen.

So viel Vitamin A kann aus Karotinoiden entstehen

	pro 100 g
Möhren	1833 µg
Feldsalat	633 µg
Grünkohl	569 µg
Spinat	452 µg
rote Paprika	333 µg
Aprikose	283 µg
Mais	180 µg
Melone	167 µg
Pfirsich	80 µg

So viel Vitamin A steckt in

	pro 100 g
Leberwurst	1700 µg
Butter	609 µg
Hühnerei	209 µg
Milch	31 µg

Wenn Sie mehrere Vitaminpräparate miteinander kombinieren, rechnen Sie die Menge für Vitamin A genau nach, damit Sie auf keinen Fall überdosieren. Beachten Sie die Dosierungsregel: Nehmen Sie nie mehr als 2300 Mikrogramm Vitamin A am Tag.

Kommunikation auf kleinster Ebene

Es hört sich ungewöhnlich an: Ihre Zellen stehen ständig untereinander in Verbindung und »erzählen sich« unter anderem, wie sie wachsen. Das geschieht über kleine Verbindungskanäle zwischen den Zellen und ist ausgesprochen wichtig. Sie beobachten sich sozusagen gegenseitig mit Argusaugen, dass keine von ihnen zu schnell und unkontrolliert wächst. Bei Krebszellen fehlen diese Verbindungen, und so kommt es zu einer unkontrollierten Zellteilung. Vitamin A sorgt dafür, dass diese so genannten Connexin-Verbindungen gebaut werden, und Karotinoide schützen diese Verbindungen vor einer Zerstörung durch aggressive freie Radikale.

Vitamin A schaltet täglich Krebszellen ab

Jeden Tag entarten Zellen zu Krebszellen. Das ist normalerweise nicht weiter tragisch, denn die schnell wachsenden Krebszellen werden vom Immunsystem entfernt oder können in der Gen-Software wieder umprogrammiert werden. Vitamin A dringt bis an die Gen-Software von Krebszellen vor und programmiert diese wieder auf normales Wachstum. Es gibt nur wenige Vitamine, die bis zur Gen-Software vorgelassen werden und dort Befehle erteilen. Das machen sonst nur Hormone. Die Vitamine A und D können diese Befehle ebenfalls erteilen.

Es gibt auch Krebsgene, die durch freie Radikale aktiviert, also angestellt werden. Vitamin A stellt diese Krebsgene wieder ab, Karotinoide machen zudem freie Radikale unschädlich, damit diese gar nicht erst bis zu

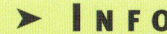

> ➤ **INFO**

Vitamin A (Retinol):
Die Hauptfunktionen

♦ sorgt für gesunde und infektfreie Schleimhäute (Lunge, Rachen, Mund, Magen, Darm, Harnwege, Eileiter, Genitaltrakt),
♦ ermöglicht Hell-dunkel- und Nachtsehen (Hauptbestandteil des Sehpurpurs),
♦ aktiv bei der Herstellung von Geschlechtshormonen,
♦ wirkt gegen unkontrolliertes Krebszellwachstum,
♦ steigert die Produktion von Fresszellen, Killerzellen, Antikörpern und anderen Immunzellen.

Vitamin A (Retinol): Das empfehlen Experten

Tägliche Zufuhrempfehlungen im Vergleich:

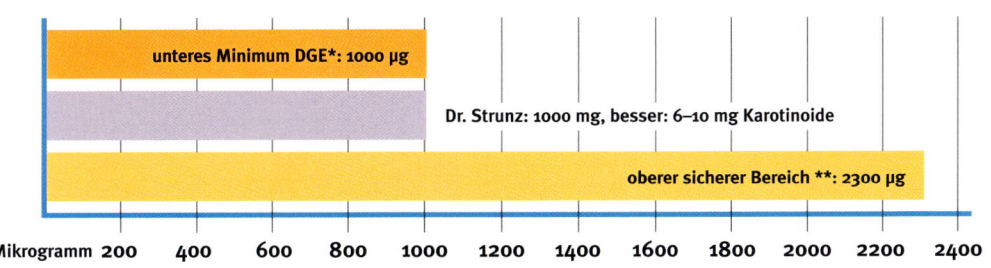

unteres Minimum DGE*: 1000 µg

Dr. Strunz: 1000 mg, besser: 6–10 mg Karotinoide

oberer sicherer Bereich **: 2300 µg

Mikrogramm 200   400   600   800   1000   1200   1400   1600   1800   2000   2200   2400

* Erwachsene, 19–65 Jahre
** mit Vitaminpräparaten (nach Prof. Shrimpton)

den Genen gelangen und möglicherweise Krebsgene aktivieren können. Machen Sie deshalb Ihre tägliche Krebsabwehr fit mit Obst und Gemüse! Provitamin A aus Karotinoiden ist reichlich darin enthalten.

Bleiben Sie realistisch

Vollkommen unrealistisch ist die Erwartung, dass ein paar Kapseln Vitamin A gegen Krebs wirken, wenn die Gen-Software schon über längere Zeit beschädigt wurde. Zum Beispiel bei Rauchern, die nach einer 30-jährigen »Rauchzeit« darauf hoffen, dass sich mit der Wunderpille Vitamin A oder Beta-Karotin noch das Ruder bei Lungenkrebs herumreißen lässt. Bei Rauchern sind die Gene der Zellen und die Schleimhäute der Lunge, in denen Vitamin A wirkt, längst dermaßen geschädigt, dass Vitamin A nicht mehr helfen kann. Im Gegenteil: Für starke Raucher ist künstliches Beta-Karotin aus Kapseln eher schädlich, als dass es hilft.

Langfristig können Sie die Krebshäufigkeit halbieren, wenn Sie Ihre Zellen 10 bis 20 Jahre mit den verschiedenen Karotinoiden aus Obst und Gemüsen versorgen. Sie können Ihre Zellen mit den verschiedenen Karotinoiden panzern und mit dem Vitamin A aus Karotinoiden täglich die Krebszellen umprogrammieren. Ab Seite 114 geht es um Karotinoide als Antioxidanzien.

➤ CHECK

Wie gut sind Sie versorgt?

WENN MEHRERE der folgenden Symptome bei Ihnen auftreten, könnte das auf einen Mangel an Vitamin A hinweisen.

Kurzfristige Mangelsymptome
- Infektanfälligkeit der Schleimhäute (Bronchitis, Erkältungen) ☐
- eingeschränkter Geruchssinn ☐
- trockene, rote Augen, zu wenig Tränenflüssigkeit ☐
- Hell-dunkel-Sehen eingeschränkt, Nachtblindheit ☐
- trockene, raue, juckende Haut ☐
- Akne ☐
- Wachstumsstörungen bei Kindern ☐

Langfristige Mangelsymptome
- Unfruchtbarkeit, eingeschränkte Testosteronproduktion ☐
- Fehlgeburten ☐
- erhöhtes Krebsrisiko für Lunge, Magen-Darm-Trakt, Prostata ☐

Gehören Sie zu einer Risikogruppe?
Wenn einer der folgenden Punkte auf Sie zutrifft, haben Sie einen erhöhten Bedarf an Vitamin A.

- Sie sind Vegetarier ☐
- Sie sind älter als 65 Jahre ☐
- Sie sind Raucher ☐
- Sie haben Zinkmangel ☐
- Sie sind chronisch krank (Diabetiker, leberkrank, Morbus Crohn, HIV-infiziert) ☐
- Sie trinken regelmäßig größere Mengen an alkoholischen Getränken ☐
- Sie nehmen Medikamente (Magensäurepuffer, Kortison) ☐

Vorsicht: Überdosierung
Schwangere in den ersten sechs Monaten sollten keine Leber essen und keine Vitamin-A-haltigen Tabletten einnehmen. Karotinoide sind dagegen in der Schwangerschaft gesund.

VITAMIN D: DAS SONNENVITAMIN

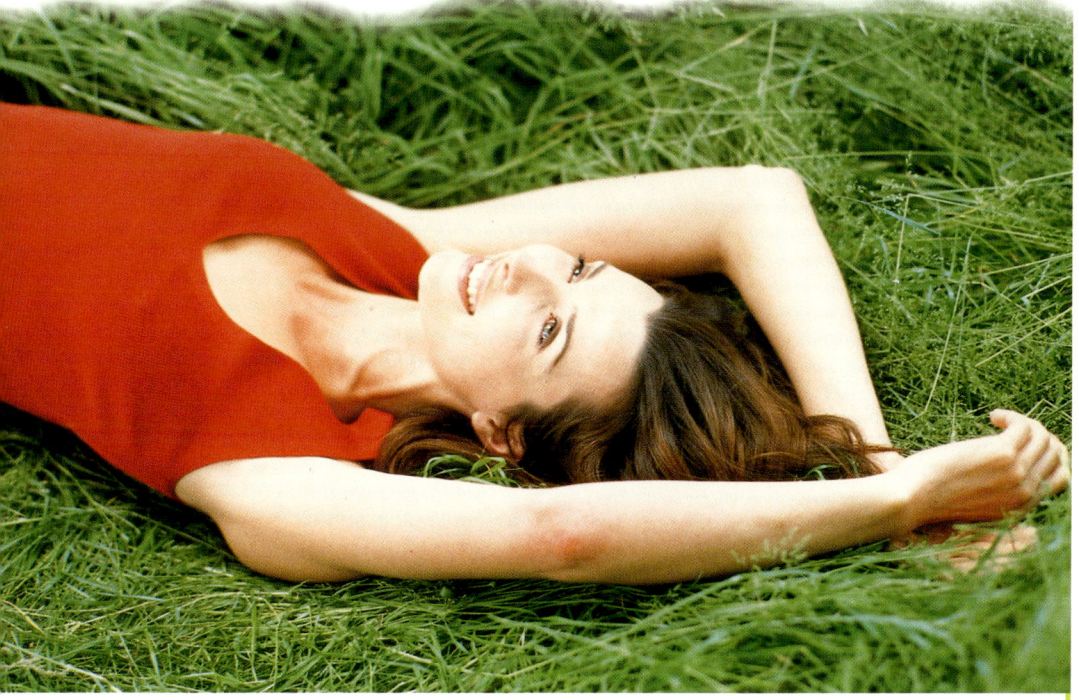

Wer nur wenig an die frische Luft geht, bildet eventuell zu wenig Vitamin D in der Haut. Schon zehn Minuten Sonne am Tag genügen, um Ihre Vitamin-D-Versorgung zu sichern.

Hollywood und die Höhlenmenschen

Sie kennen sicher Science-Fiction-Filme mit einem ähnlichen Inhalt wie diesem: »Nach einem Meteoriteneinschlag oder einer Atombombenzündung leben Kolonien von kräftig gebauten Menschen für Generationen in Höhlen tief unter der Erde, geschützt vor jeder Strahlung.« Hollywood-Unsinn!

Ein Leben ohne Sonne, die erst das Vitamin D in unserer Haut bildet, ist nicht möglich. Vitamin D sorgt für die Aufnahme von Kalzium im Darm und dessen Einbau in die Knochen. Von daher müsste die realistische Handlung des Films so sein: »Schon nach kurzer Zeit haben die Höhlenmenschen wegen Mangels an Vitamin D und Kalzium Muskelschmerzen, und die Knochen beginnen zu brechen, wenn sie sich stoßen oder stürzen. Becken- und Oberschenkelhalsbrüche machen die meisten von ihnen zu Gehbehinderten und Pflegebedürftigen. Die Rollstuhl-Befahrbarkeit der Höhlen muss schnell verbessert werden.

Selbst bei Husten oder Niesen brechen Rippen. Wegen Knochenerweichung (Osteomalazie) biegen sich die Knochen unter dem Körpergewicht zu O-Beinen, die Rücken formen sich zu Buckeln. Auch das Immunsystem ist stark betroffen. Die Nerven, die auf Kalzium angewiesen sind, ver-

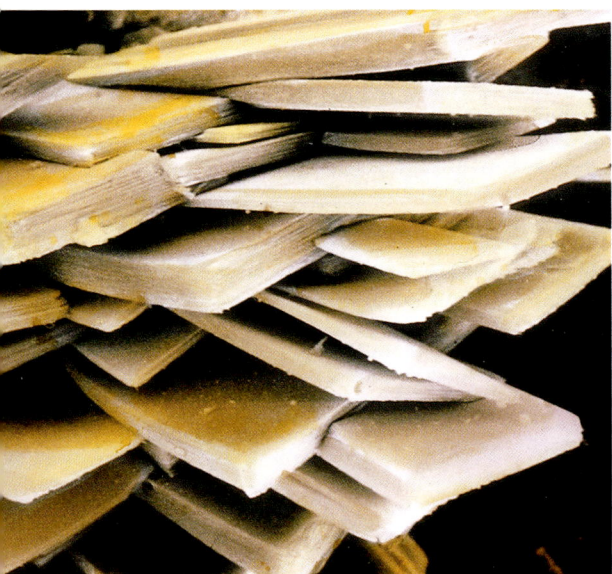

Stabilität für Ihren Körper: Die Knochenlamellen halten eine Zugkraft von einer Tonne pro Quadratzentimeter aus.

Osteoporose in Zahlen

38 Prozent aller magersüchtigen Frauen zwischen 15 und 19 Jahren haben aufgrund einer zu niedrigen Zufuhr bereits eine zu geringe Knochendichte. 8 Millionen Deutsche leiden an Osteoporose. Diese Krankheit ist die Ursache für 5 Millionen Knochenbrüche pro Jahr.

70 000 schwierige Oberschenkelhalsbrüche kosten unser Gesundheitssystem 700 Millionen Euro pro Jahr. 30 Prozent der Patienten sind noch nach 1 Jahr Pflegefälle, die nicht alleine zu Hause leben können. Und 12 bis 25 Prozent aller Betroffenen sterben innerhalb von 6 Monaten nach Becken- und Oberschenkelhalsbrüchen. Die jährlichen Kosten der Beckenbrüche in den USA belaufen sich auf 5,6 Milliarden Dollar. Durch eine Vorsorge mit Vitamin D und Kalzium lassen sich diese Kosten halbieren.

lieren an Leitfähigkeit. Den rachitischen Kindern stehen die Zähne schief, sie sind kleinwüchsig, haben verformte Brustkörbe und schiefe Wirbelsäulen.«

Osteoporose: die Folge von zu wenig Vitamin D

Von Symptomen der Osteoporose sind in Deutschland im gesetzteren Alter jede dritte Frau und jeder siebte Mann betroffen. Das vorzeitige Altern der Knochen entwickelt sich über einen Zeitraum von 10 bis 20 Jahren. Jedes Jahr gehen durch Kalzium- und Vitamin-D-Mangel ein bis zwei Prozent der Knochenmasse verloren. Die Knochen werden porös – und die Betroffenen immer kleiner und verbuckelt. Lassen Sie es nicht so weit kommen: Halten Sie Ihre Knochen besser forever young mit Vitamin D und Kalzium.

Sonne und Fisch füllen Ihre Vitamin-D-Tanks auf

80 Prozent des Vitamin D wird in der Haut durch die Sonne gebildet. Zwischen November und Februar bildet die Haut ab dem 45. Breitengrad (ungefähr nördlich der

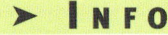

➤ **INFO**

Vitamin D (Calciferol): Die Hauptfunktionen

♦ aktiv im Knochenstoffwechsel,
♦ reguliert die Kalziumaufnahme aus dem Darm und verhindert eine zu starke Kalziumausscheidung,
♦ aktiv im Immunsystem.

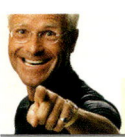

Mein Tipp für Sie

Vitamin D und Kalzium für starke Knochen

AB 65 JAHREN brauchen Sie doppelt so viel Vitamin D, weil die Vitamin-D-Produktion der Haut nachlässt. Kaum jemand schafft es, dreimal pro Woche Fisch zu essen. Daher sollten ältere Menschen unbedingt 5 bis 10 Mikrogramm Vitamin D täglich als Vitaminergänzung nehmen. Das entspricht übrigens der Vitamin-D-Menge, die in den USA pro Liter Milch zugesetzt werden darf. Diese führt zu keiner Überdosierung.

Wichtig: Nehmen Sie nicht mehr als 10 Mikrogramm Vitamin D täglich aus Vitaminprodukten oder Fischölkapseln ein! Die besten Produkte sind speziell kombinierte Kalzium-Vitamin-D-Brausetabletten. Besonders ältere Menschen halten ihre Knochen damit jugendlich und osteoporosefrei.

Alpen), also in Mittel- und Nordeuropa, kein Vitamin D, da die Sonnenstrahlung in dieser Zeit nicht das richtige Strahlenspektrum hat. Warum bekommen dann Eskimos und Skandinavier in der arktischen Finsternis trotzdem keine Knochenverformungen? Ganz einfach: Sie essen viel Vitamin-D-reichen Fisch.

Lebertran ist überflüssig

Wenn Ihnen als Kind mit gerümpfter Nase übel riechender Lebertran eingeflößt wurde, ging es immer um Vitamin D. Die Lebertranproduzenten redeten allen Eltern ein, Lebertran sei zur Vitamin-D-Versorgung notwendig. Doch wenn Kinder im Sommer an der frischen Luft spielen, produziert die junge Haut genügend Vitamin D, und Lebertran ist unnötig.

Nur Säuglinge brauchen, wegen des enormen Knochenwachstums, doppelt so viel Vitamin D wie Erwachsene. Das ist der Grund, warum Mütter früher die Babys im Kinderwagen stundenlang herumgefahren haben. Nicht wegen der Frischluft, sondern damit die Babys mit etwas Sonnenlicht Vitamin D bilden. Heute wird Vitamin D als Zusatz gesetzlich in Babymilchprodukten vorgeschrieben oder vom Arzt verordnet.

Zehn Minuten Sonne für Immunsystem und Knochen

Die Evolution hatte einen ständigen Aufenthalt hinter Mauern und Glas nicht eingeplant. An einem Sonnentag produziert ein Mensch fast 200 Mikrogramm Vitamin D. Mit der Ernährung nehmen wir gerade mal durchschnittlich 5 Mikrogramm Vitamin D auf.

Tanken Sie Sonne
Damit ist nicht gemeint, dass Sie in der Sonne braten sollen. Zehn Minuten auf einer Parkbank in der Abendsonne genügen schon, um Ihre Vitamin-D-Depots aufzufüllen, und schaden der Haut nicht. Viele Büromenschen und ältere Menschen gönnen sich noch nicht einmal diese zehn wohligen Sonnenminuten. Viele Stadtmenschen brauchen deswegen eine höhere Vitamin-D-Zufuhr aus der Nahrung. Zweimal pro Woche Fisch kann Ihre Vitamin-D-Depots gut auffüllen und die Kalziumverwertung für junge Knochen verbessern.

Wer wenig Sonne abkriegt, ist besonders gefährdet
Viele Stadtmenschen kommen fast gar nicht mehr in die Sonne und produzieren dadurch extrem wenig Vitamin D. Welche Bedeutung hat dies für den Stoffwechsel? Vitamin D verhindert, dass normale Zellen

Vitamin D: Die Hitliste

FISCH UND EIER liefern viel Vitamin D. Bei strengen Vegetariern kann deshalb ein Vitamin-D-Mangel auftreten.

Vitamin-D-reiche Lebensmittel

	pro 100 g
Hering	27 µg
Lachs	17 µg
Sardine	10 µg
Rollmops	9 µg
Forelle	7 µg
Ei	1,3 µg
Butter	1 µg
Milch (3,5 %)	0,06 µg
Edamer (30 % Fett i.Tr.)	0,32 µg
Champignons	0,1 µg

Wichtig: Provitamin D, das in pflanzlichen Produkten wie Champignons vorkommt, wird nur unter Sonneneinwirkung im Körper in aktives Vitamin D umgewandelt.

sich in Krebszellen verwandeln. Außerdem hat es einen großen Einfluss auf das Immunsystem, das Krebszellen zerstört und die Infektionsanfälligkeit senkt.

Die Häufigkeit von Brust- und Darmkrebs im nördlichen Teil der USA ist deswegen doppelt so hoch wie im sonnigen südlichen Teil. Darüber hinaus wird bei einem Vitamin-D-Mangel weniger Kalzium für die Bildung von Knochensubstanz aus dem Darm aufgenommen und zu viel Kalzium über die Niere ausgeschieden.

Ältere Menschen brauchen eine Extraportion Vitamin D

Bei Menschen über 65 Jahren sieht es mit der Vitamin-D-Produktion düster aus: 99 Prozent von ihnen bekommen nicht genügend Vitamin D. Ihre Haut produziert nur noch halb so viel Vitamin D wie die Haut eines 20-Jährigen. 80 Prozent bekommen außerdem zu wenig Kalzium. Bei diesem Baustoffmangel können die Knochen gar nicht anders als brüchig werden.

Alte Menschen stolpern übrigens nicht. Sie »stürzen«. Sie sollten einmal diesen absurden Begriff mit spitzen Lippen und mitleidsvollem Blick laut aussprechen: »Stürzen« – man hört fast die Knochen wie Salzstangen zerbrechen. Mit jung gebliebenen Knochen »stürzen« sie nicht, sie stolpern einfach.

40 Prozent der Patienten mit schwierigen Beckenbrüchen weisen einen massiven Vitamin-D-Mangel auf. Da die Zahl alter Menschen bei uns immer weiter ansteigt, ist die Osteoporose zu einer wahren Volksseuche geworden. In den USA wird deswegen die Milch mit dem Knochen-Vitamin D angereichert.

Vitamin-D-Präparate: Welche sind sinnvoll?

Die aktivste Vitamin-D-Form ist Vitamin D_3, auch als Cholecalciferol bezeichnet. In dieser Form liegt Vitamin D in tierischen Lebensmitteln vor. In pflanzlichen Lebensmitteln befindet sich Ergosterin, das eine Provitamin-D-Funktion hat. Aus dieser Substanz entsteht unter dem Einfluss von UV-Strahlen in der Haut Vitamin D_2 (Ergocalciferol). Vitamin D_2 und D_3 weisen dieselbe Vitaminwirksamkeit auf. In Präparaten erweist sich jedoch Vitamin D3 allen anderen Vitamin-D-Formen als überlegen. Es werden kombinierte Kalzium- und Vitamin-D3-Präparate angeboten, sie sind zur Vorbeugung von Osteoporose am besten geeignet. Vitamin D2 (Ergocalciferol) sollte dagegen vermieden werden. Wenn Sie Fischleberölkapseln nehmen, brauchen Sie meist kein zusätzliches Vitamin D.

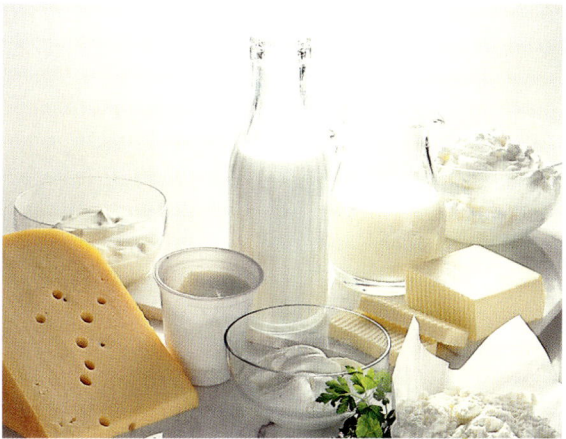

Für starke Knochen sind Milchprodukte wichtige Kalziumlieferanten.

Das Knochenduo: Vitamin D und Kalzium

Vitamin D sorgt dafür, dass Kalzium im Darm überhaupt aufgenommen werden kann, und es verhindert, dass die Niere zu viel Kalzium ausscheidet. Vitamin D sorgt so für eine optimale Ausbeute des Knochenjungbrunnens Kalzium. Ohne Kalzium und Vitamin D läuft Ihr Knochenstoffwechsel auf halber Kraft, die Knochen bauen sich jedes Jahr um ein bis zwei Prozent ab.

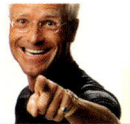

Mein Tipp für Sie

Halten Sie sich an die Dosis!

DIE SICHERE Obergrenze für eine dauerhafte, tägliche Zufuhr von Vitamin D ist 10 Mikrogramm oder 400 Internationale Einheiten (IE oder IU).
Wichtig: Dosieren Sie Vitamin D auf gar keinen Fall über 10 Mikrogramm am Tag! Eine Ausnahme bilden ältere Menschen: Sie produzieren weniger Vitamin D in der Haut. Bettlägerige können problemlos bis zu 20 Mikrogramm oder 800 Internationale Einheiten dosieren. Das empfehlen viele Wissenschaftler!

Doch den meisten Deutschen mangelt es an diesem Duo: 75 Prozent bekommen zu wenig Kalzium. 50 Prozent der Frauen erreichen sogar nur die Zufuhr von 500 Milligramm Kalzium pro Tag. Das entspricht gerade mal der Hälfte der Minimalzufuhr. Mit Beginn der Wechseljahre steigt für Frauen das Risiko eines Kalziummangels.

Gute Kalziumquellen

Der beste Kalziumlieferant für junge Knochen sind Milchprodukte. Das Vitamin D der Milch und vor allem der Milchzucker fördern die Aufnahme von Kalzium in den Körper. Milchprodukte sind in Mittel- und Nordeuropa die wichtigste Kalziumquelle. In sonnigen Ländern ist Milch kaum nötig – dort wird in der Haut genügend Vitamin D produziert. Es sorgt dafür, dass jeder noch so kleine Krümel Kalzium aus Blattgemüsen über den Darm aufgenommen wird. Für 1000 Milligramm Kalzium pro Tag müssten Sie fast 1 Liter Milch trinken oder 1 Kilo Joghurt oder Quark essen. Wer vom Milchzucker Blähungen bekommt, sollte besser zusätzlich Kalzium einnehmen oder regelmäßig mit Kalzium angereicherte Säfte trinken. Ältere Menschen und Frauen ab den Wechseljahren sollten täglich 600 Milligramm als Brausetablette einnehmen.

Vitamin D (Calciferol): Das empfehlen Experten

Tägliche Zufuhrempfehlungen im Vergleich:

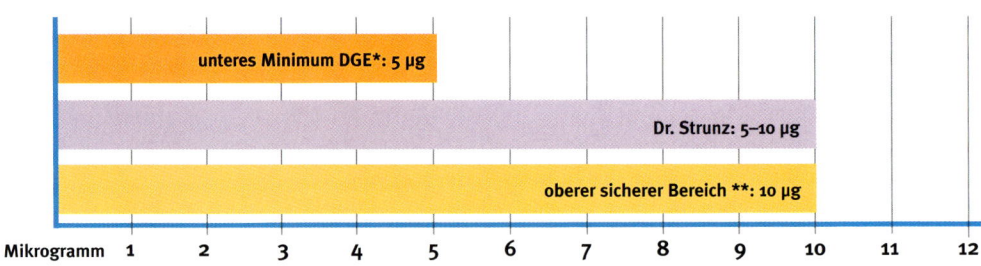

Mikrogramm 1   2   3   4   5   6   7   8   9   10   11   12

* Erwachsene, 19–65 Jahre; ab 65 Jahre: 10 µg täglich
** mit Vitaminpräparaten (nach Prof. Shrimpton)

Wichtig: Sprechen Sie eine längere Vitamin-D-Einnahme, die mehr als 5 Mikrogramm beträgt, immer mit Ihrem Arzt ab.

➤ CHECK

Wie gut sind Sie versorgt?

WENN MEHRERE der folgenden Symptome bei Ihnen auftreten, könnte das auf einen Mangel an Vitamin D hinweisen.

Kurzfristige Mangelsymptome
- ◆ Infektanfälligkeit ☐
- ◆ Reizbarkeit, Unruhe und Muskelkrämpfe (durch Kalziummangel in Nerven und Muskeln) ☐
- ◆ Rachitis bei Kindern:
  Zahnfehlstellung ☐
  weicher Zahnschmelz ☐
  X- und O-Beine ☐
  Wirbelsäulenfehlstellung ☐

Langfristige Mangelsymptome
- ◆ Osteoporose: Knochenbrüche des Oberschenkels und Beckens ☐
- ◆ Osteomalazie: Knochenverformung der Beine und des Rückens, Buckelbildung, Rückenschmerzen, Zahnausfall ☐

- ◆ Muskelschmerzen am Gelenk ☐
- ◆ Muskelschwäche mit Problemen beim Treppensteigen und Aufstehen ☐

Gehören Sie zu einer Risikogruppe?
Wenn einer der folgenden Punkte auf Sie zutrifft, haben Sie einen erhöhten Bedarf an Vitamin D.

- ◆ Sie sind Vegetarier ☐
- ◆ Sie sind älter als 65 Jahre ☐
- ◆ Sie kommen kaum an die Sonne ☐
- ◆ Sie sind gehbehindert oder bettlägerig ☐
- ◆ Sie sind krank (Leber, Niere, Schilddrüse) ☐
- ◆ Sie trinken regelmäßig zu viel Alkohol ☐
- ◆ Sie nehmen Medikamente (Abführmittel, Magensäurepuffer, HIV-Medikamente) ☐
- ◆ Sie sind magersüchtig ☐
- ◆ Sie sind schwanger oder stillen ☐

VITAMIN K FÜR BLUT UND KNOCHEN

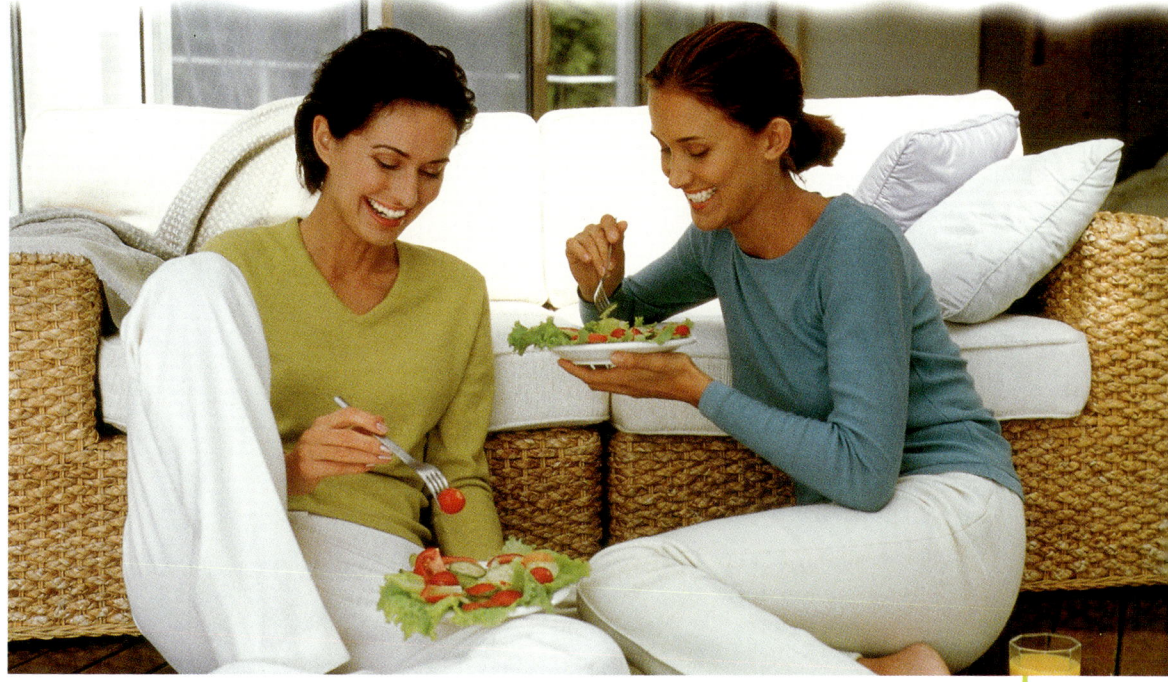

Essen Sie Ihre Knochen fest: Vitamin K steckt in allen grünen Blattgemüsen.

Salat für Ihre Knochen

Sie können sich gewiss nicht vorstellen, was ein schlabbriges Salatblättchen für die tragende feste Knochenstruktur Ihres Körpers ausmacht. Sie denken, dass Ihre Knochen hauptsächlich Mineralstoffe wie Kalzium und Magnesium brauchen? Tatsächlich gehört Vitamin K, das in dem kleinen Salatblättchen steckt, zu den wichtigsten Faktoren im Knochenstoffwechsel. Es hat für die Kalziumfixierung am Knochen eine besondere Bedeutung. Wie Vitamin D, das ebenfalls im Knochenstoffwechsel aktiv ist, ist es ein fettlösliches Vitamin.

Im Vergleich zu den Vitaminen A und D gibt es bei Vitamin K keine Überdosierungsgefahr. Eine Ausnahme besteht für Patienten, die Blutgerinnungshemmer nehmen müssen.

Vegetarier haben feste Knochen

Vegetarier haben im Alter wesentlich seltener brüchige Knochen als der Rest der Bevölkerung. Bis vor zehn Jahren hat man noch darüber gerätselt, woran dies liegen könnte. Strenge Vegetarier (Veganer) essen immerhin keine Milchprodukte, die die Hauptquelle für Kalzium in unserer Ernährung sind. Erst vor wenigen Jahren wurde klar, dass der Grund für die gute Knochendichte bei Vegetariern das Vitamin K ist. Bei Osteoporose-Patienten wurde festgestellt, dass sie zu wenig Gemüse essen und zu niedrige Vitamin-K-Blutspiegel aufweisen. Vitamin K sorgt dafür, dass Kalzium mit dem Eiweißstoff Osteocalcin verschweißt und so in die Knochen eingelagert wird. Ohne Vitamin K kann Osteocalcin kaum Kalzium für die Knochen fixieren.

Vegetarier brauchen weniger Kalzium

Vegetarier haben einen deutlich niedrigeren Kalziumbedarf als Nicht-Vegetarier, weil sie besonders viel Vitamin K mit grünem Blattgemüse aufnehmen. Die Verwertung von Kalzium ist optimal, da es mit Hilfe von Vitamin K sehr gut in den Knochen fixiert wird. Frauen, die täglich reichlich Vitamin K – mehr als 100 Mikrogramm – aufnehmen, haben ein 30 Prozent niedrigeres Osteoporosisiko.

Deshalb: Essen Sie sich mit Grünzeug die Knochen fest. Rund 100 Mikrogramm Vitamin K stecken schon in zwei Gabeln Grünkohl oder in 100 Gramm Kopfsalat.

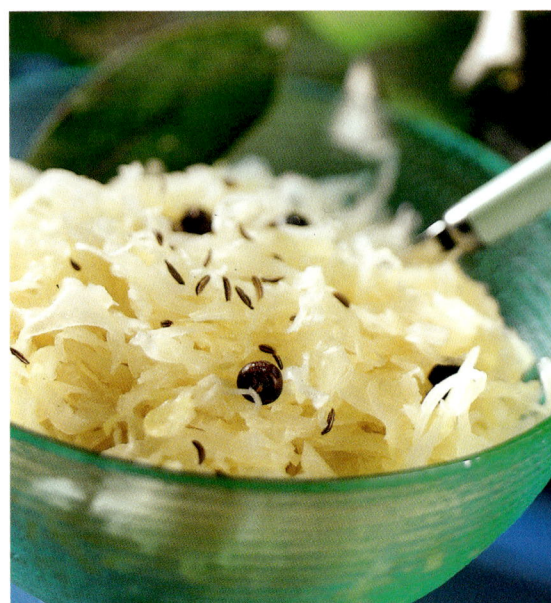

Vitamin K ist reichlich in allen Kohlsorten und Blattgemüsen vertreten. Sauerkraut ist ein altbewährter Spitzenlieferant.

> ➤ **INFO**

Vitamin K: Die Hitliste

Essen Sie sich die Knochen stark mit grünem Blattgemüse und Salaten. Je grüner das Gemüse, desto mehr Vitamin K enthält es! Auch milchsauer vergorenes Gemüse enthält sehr viel Vitamin K, da Milchsäurebakterien, genau wie die Darmbakterien, dieses Vitamin produzieren.

	pro 100 g
Sauerkraut	1540 µg
Grünkohl	817 µg
Petersilie	620 µg
Rosenkohl	570 µg
Spinat	350 µg
Brunnenkresse	250 µg
Kopfsalat	113 µg

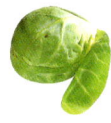

Zwei Hauptfunktionen

Lange Zeit ging man davon aus, dass Vitamin K nur für die Blutgerinnung zuständig sei. Doch am Beispiel des Knochenstoffwechsels zeigt sich, dass die Natur, wenn sie schon ein Molekül wie das Vitamin K zur Verfügung hat, dies nicht nur für einen einzigen Zweck einsetzt.

Immer wieder werden Sie feststellen, dass viele Nährstoffe wie ein Räderwerk zusammenarbeiten. Bei der Knochenbildung sind es Kalzium, Magnesium, Zink, Mangan, Vitamin D, Vitamin K und Vitamin B_6. Eine nährstoffdichte, vollwertige Ernährung bringt alle Stoffe in optimaler Kombination zusammen.

Vitamin K hilft,
Wunden zu schließen

Vitamin K ist für die Blutgerinnung zuständig. Wenn Sie sich eine Wunde zugezogen haben, sorgt es über ein ausbalanciertes Botenstoffsystem dafür, dass das Blut sich mit Eiweiß zusammenschweißt und so die Wunde verschließt. Da etwas Vitamin K auch im Darm gebildet wird, funktioniert dieser Mechanismus meist problemlos. Eine Ausnahme sind Neugeborene, die in den ersten Wochen noch keine Darmbakterien haben, um Vitamin K zu bilden. Deswegen wird für Neugeborene eine Vitamin-K-Prophylaxe empfohlen, die sie vor plötzlich auftretenden Blutungen schützt.

Chlorophyll gegen Blutungen

Viele Frauen klagen über zu starke Blutungen während der Periode. Vitamin K kann dabei helfen, dass sich die Blutungen durch schnellere Blutgerinnung vermindern. Chlorophyll-Tabletten, also der grüne Farbstoff von Pflanzen, enthalten in konzentrierter Form Vitamin K. Synthetisches Vitamin K sollte jedoch nicht genommen werden.

Vitamin K (Phyllochinon): Das empfehlen Experten

Zufuhrempfehlungen im Vergleich:

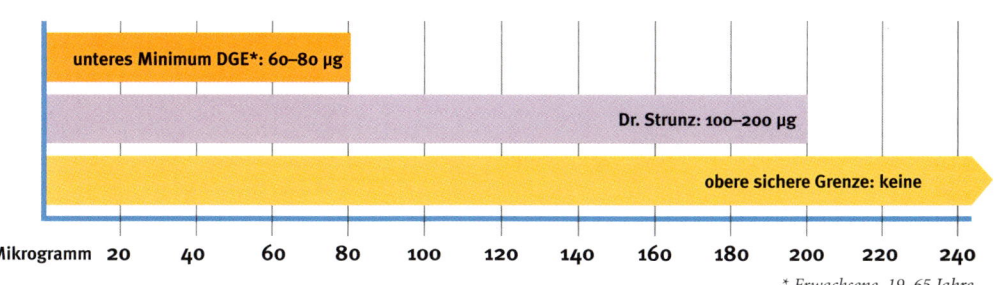

*Erwachsene, 19–65 Jahre

VITAMINPRODUKTE: WIE GUT SIND SIE?

ANDREAS JOPP: WIESO INTERESSIE-REN SIE SICH ALS APOTHEKER FÜR VITAMINE UND ANDERE NÄHRSTOFFE?

Uwe Gröber: In den USA gehört die Nähr-stoffmedizin – oder orthomolekulare Medizin – schon seit 20 Jahren zu den etablierten Fach-richtungen, die die Schulmedizin ergänzen. In Deutschland war man dagegen lange Zeit der Meinung, dass die Einnahme von Vitaminen wegen nicht vorhandener Vitaminmangel-krankheiten überflüssig sei. In den USA erleb-ten die Vitamine im Rahmen der orthomoleku-laren Medizin seit ihrer Entdeckung nun eine unvorhersehbare Renaissance. Vitamine und andere lebensnotwendige Nährstoffe werden in den USA mittlerweile nicht nur zur Vorbeu-gung von ernährungsbedingten Erkrankungen wie Krebs, Herzinfarkt oder Osteoporose einge-setzt. Dort werden Nährstoffe vielmehr vom Arzt gezielt nach den neuesten wissenschaftli-chen Erkenntnissen zur Behandlung be-stimmter Erkrankungen und auch als Begleit-therapie der Schulmedizin verwendet. Dieser exakte und erfolgreiche therapeutische Einsatz von Nährstoffen, zur gezielten Beeinflussung des Stoffwechsels, hat mich als Apotheker natürlich besonders fasziniert.

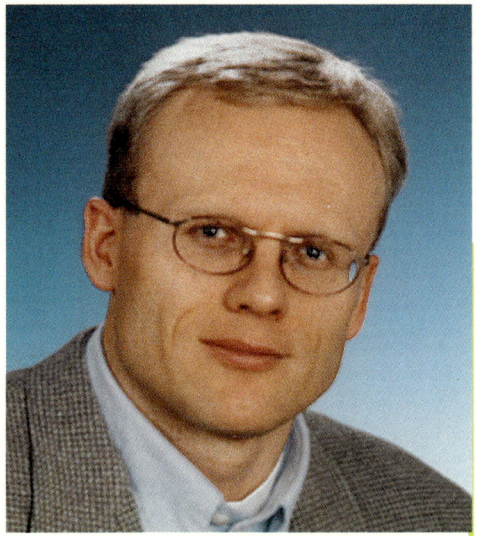

Uwe Gröber ist Apotheker und Autor des Buches »Orthomolekulare Medizin – ein Leitfaden für Apotheker und Ärzte«.

WIE SEHEN SIE DAS WISSEN BEI APOTHEKERN UND ÄRZTEN?

Das Wissen über die Mikronährstoffe und Biostoffe ist bei vielen noch sehr lückenhaft, obwohl sich immer mehr junge Ärzte, die ganz-heitlich orientiert sind, für dieses Fach interes-sieren. Auch bei den Apothekern gibt es viel Nachholbedarf. Der Apotheker hat zwar, neben dem Arzt, die fundierteste Ausbildung unter den Gesundheitsberufen und kann bei der che-mischen Formulierung der Produkte sowie bei möglichen Überdosierungen beraten, aber das Wissen beschränkt sich leider allzu oft auf die-sen Bereich. Das Fach Ernährungsmedizin kommt in der Ausbildung von Apothekern und Ärzten viel zu kurz, obwohl es eine starke Zunahme an ernährungsbedingten Krankheiten gibt. In Deutschland führt die Ernährungs-medizin leider immer noch ein Schattendasein.

WAS HALTEN SIE ALS APOTHEKER VON HOHEN VITAMINDOSIERUNGEN?

Sehr niedrig dosierte Vitamine beugen lediglich Mangelerscheinungen vor. Das unterscheidet sich ganz klar von der orthomolekularen Medi-zin, die Nährstoffe gezielt in der Vorbeugung und Therapie von Volkskrankheiten wie Krebs und Herzinfarkt einsetzt. Das Interesse an den antioxidativen Vitaminen besteht dagegen in der Vorbeugung von Freie-Radikale-Erkrankungen. Antioxidanzien sind zwar in Obst und Gemüse enthalten, allerdings reicht das als Vorbeugung kaum aus. Bei der langfristigen Prophylaxe sollte immer eine ausgewogene Kombination verschiedener Antioxidanzien wie Vitamin C, Vitamin E, Selen und Q_{10} ergänzt werden. Die alleinige Einnahme von Vitamin C ist nicht sinnvoll! Verschiedene Antioxidanzien sind in unterschiedlichen Geweben aktiv und beeinflussen sich gegenseitig. Dabei greifen sie, ähnlich dem Räderwerk einer Uhr, ineinander. Auch die B-Vitamine sollten in Kombination genommen werden, da die einzelnen B-Vitamine ihre optimale Funktion erst im Umfeld anderer B-Vitamine entfalten können. Es kommt also immer auf das Wechselspiel der verschiedenen Nährstoffe an.

KÖNNEN AUCH NEBENWIRKUNGEN VON MEDIKAMENTEN VERRINGERT WERDEN?

Das ist ein weiteres Einsatzfeld von Mikronährstoffen und besonders wichtig für Patienten, die ständig Medikamente einnehmen müssen. Die Nebenwirkungen von Medikamenten können erheblich durch die Einnahme von Mikronährstoffen vermindert, und die Wirkung von Arzneimitteln kann verbessert werden. Der Apotheker kann hier wirklich beraten.

KANN DIE APOTHEKE FÜR DEN KUNDEN EIN HÖHER DOSIERTES AUSLÄNDISCHES VITAMINPRODUKT IMPORTIEREN?

Ja. Wenn diese Vitamine im europäischen Ausland frei verkauft werden dürfen, ist die Bestellung kein Problem. In Deutschland werden höher dosierte ausländische Vitaminpräparate, die die dreifache Dosierung der DGE überschreiten, gesetzlich als Arzneimittel angesehen. In anderen europäischen Ländern wie England, den Niederlanden oder Spanien werden hoch

dosierte Präparate zu den Lebensmitteln gerechnet und dürfen deshalb im Supermarkt oder in der Drogerie verkauft werden. Der Apotheker darf für den Kunden solche Vitaminpräparate ohne Rezept bestellen. Diese Produkte dürfen aber nicht ins Regal gestellt oder ins Lager gelegt werden.

Ich finde es sinnvoll, Vitaminprodukte über die Apotheke zu bestellen. Bei Bestellungen über das Internet findet keine Beratung statt. Man denke beispielsweise nur an die Folgen einer zu hohen Dosierung des fettlöslichen Vitamin A bei einer schwangeren Frau. Bei der Bestellung über die Apotheke kontrolliert der Apotheker die Inhaltsstoffe eines Präparats und berät entsprechend.

WIE ERKENNT DER KUNDE DIE QUALITÄT EINES PRODUKTES?

Sehr wichtig finde ich, dass Vitaminprodukte hypoallergen sind. Das bedeutet, sie sollten keine Farbstoffe, keine Laktose, keine Aromastoffe und keine Hefe enthalten. Die Qualität von ausländischen, beispielsweise amerikanischen, Vitaminprodukten zu beurteilen ist für den Verbraucher aufgrund der unüberschaubaren Fülle von Herstellern und Produkten sehr schwierig. Wer schon einmal in New York in einem typischen Vitamin-Shop war, der weiß, dass er buchstäblich den Wald vor lauter Bäumen nicht mehr sieht: Allein fünf Regale voll mit Vitamin-C-Präparaten sind keine Seltenheit. Außer Frage steht jedoch, dass es in den USA und im europäischen Ausland etablierte Firmen gibt, die zum Teil seit Jahrzehnten auf dem Vitaminsektor intensive Forschung betreiben und dadurch qualitativ hochwertige Produkte anbieten.

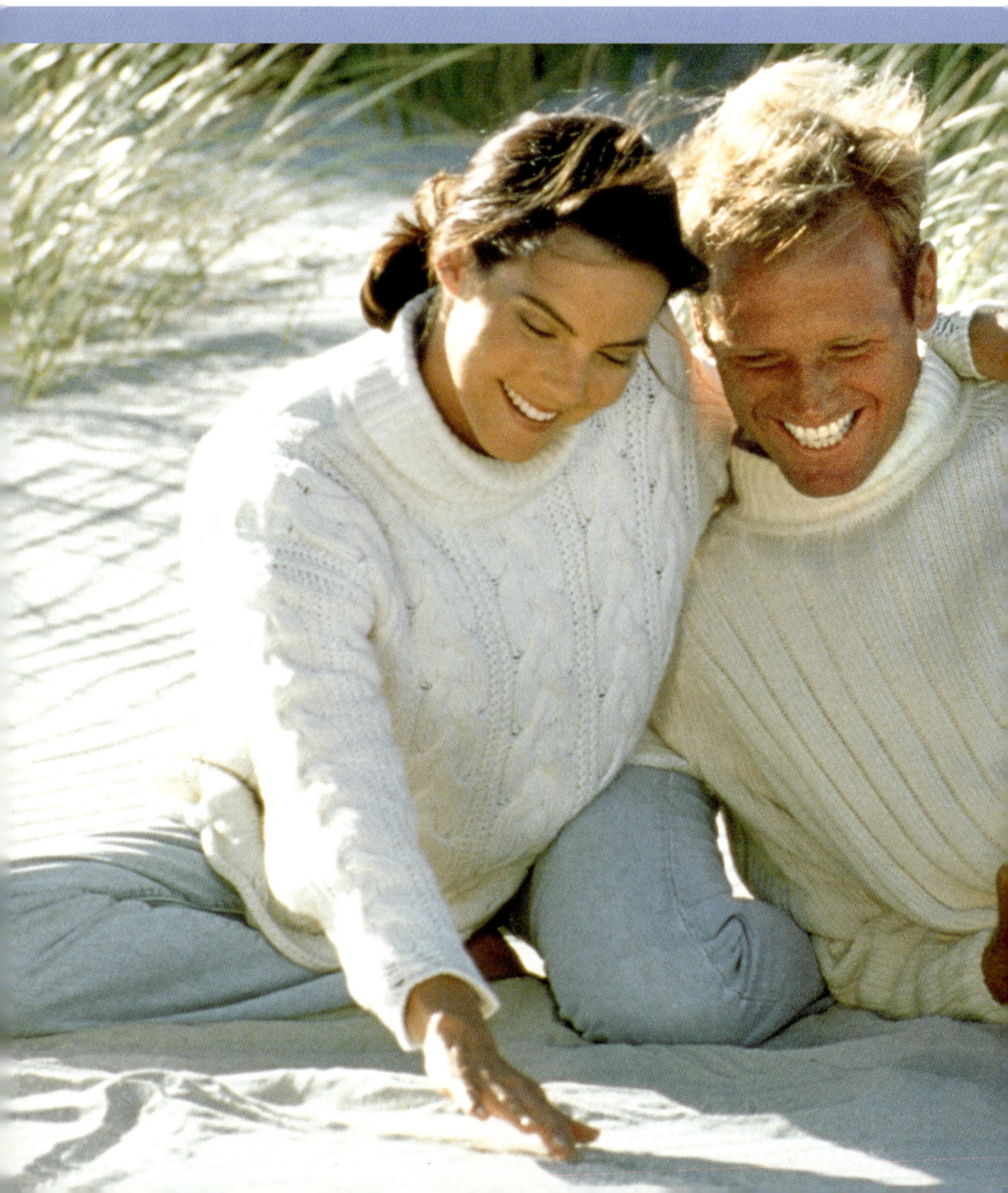

PERFEKTER ZELLSCHUTZ:
ANTIOXIDANZIEN

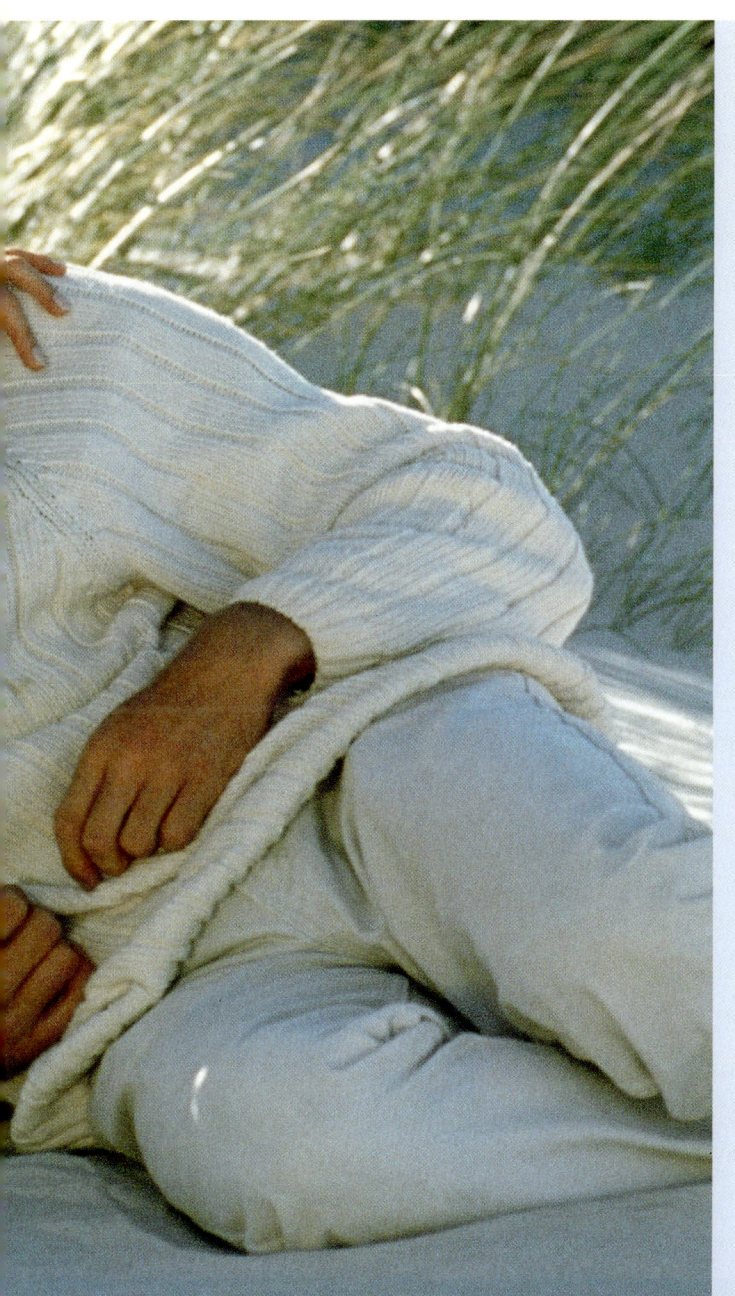

FOREVER YOUNG ist ein Vorbeugekonzept. Es soll Sie nicht nur kurzfristig fit und leistungsfähig machen. Forever young bedeutet vor allem, dass Sie Ihre Zellen langfristig intakt und gesund erhalten. Antioxidanzien spielen die zentrale Rolle im Zellschutz. Zu ihnen gehören Beta-Karotin sowie die Vitamine C und E. Halten Sie Ihre Körperzellen jung, Ihre Blutbahnen frei von Ablagerungen und schützen Sie Ihre Nerven mit diesen Superstoffen der Natur – altern Sie langsamer.

Beta-Karotin, Vitamin C und E

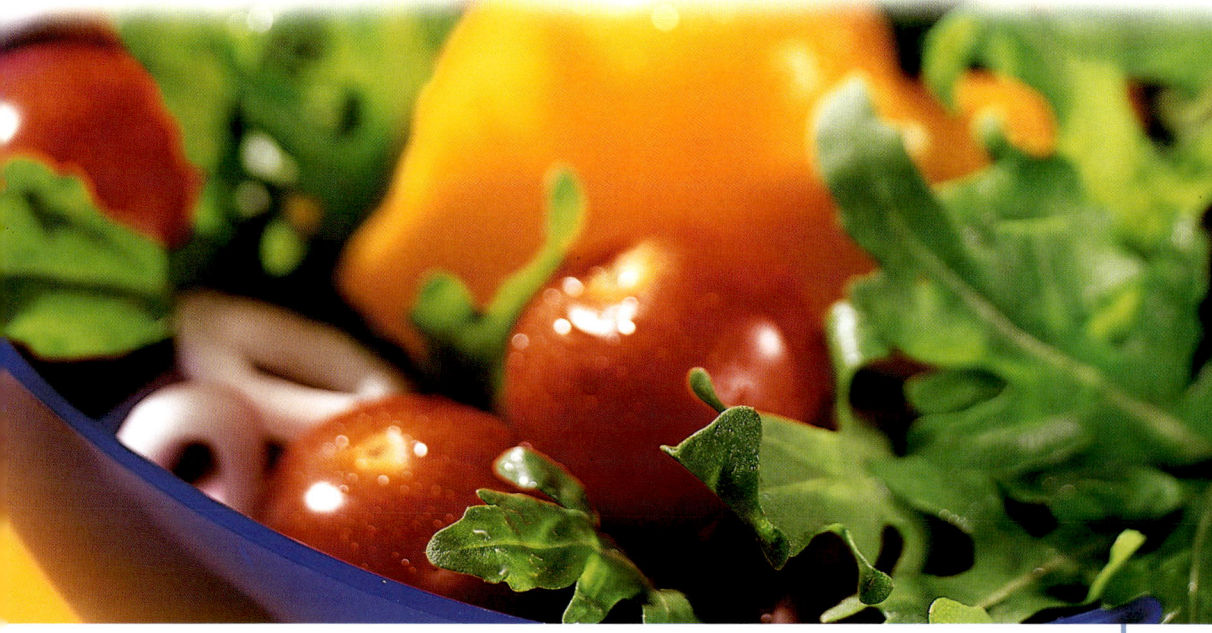

Die bunten Pflanzenstoffe sind schlagkräftige Antioxidanzien. Sie neutralisieren freie Radikale, die Pflanzenzellen zerstören würden.

Ein ausgeklügeltes Abfangsystem

Wissen Sie eigentlich, warum die Schnittflächen eines Apfels schnell braun werden, wenn Sie ihn in zwei Hälften schneiden? Schuld daran sind die so genannten freien Radikale. Das sind aggressive Elektronenteilchen aus Licht und Sauerstoff, welche die oberen Apfelzellen zum Platzen bringen. Probieren Sie nun Folgendes: Schneiden Sie einen Apfel in der Mitte durch und streuen Sie etwas Vitamin C unmittelbar danach auf eine Apfelhälfte. Die Schnittfläche bleibt im Vergleich zu der nicht bestreuten Hälfte hell. Warum? Weil Vitamin C die freien Radikale abfängt und so die Apfelzellen vor der Oxidation – dem Zerplatzen – schützt.

Antioxidanzien entschärfen freie Radikale

Genauso funktioniert die Abwehr von freien Radikalen auch in unserem Körper. Jede einzelne Ihrer 70 Billionen Körperzellen wird täglich von 10 000 freien Radikalen angegriffen! Unter diesem Dauerbombardement wären Ihre Zellen schnell zerstört und würden sich komplett auflösen.
Antioxidanzien wie Vitamin C, E und Karotinoide fangen diese freien Radikale ab – das Raketenabfangprogramm des Pentagons ist nichts dagegen. Die Evolution hat in Pflanzen und Tieren schon vor Millionen von Jahren das genialste aller Abfangsysteme entwickelt. Pflanzen schützen ihre Zellen mit Vitamin C, E und über 600 bunten

Pflanzenstoffen, den Karotinoiden. Wir Menschen sind auf diese pflanzlichen Antioxidanzien angewiesen, da wir die Vitamine C und E sowie die Karotinoide nicht selbst produzieren können. Damit das Abfangsystem reibungslos funktioniert, brauchen wir auch die Spurenelemente Zink, Selen und Mangan. Denn aus ihnen kann der Körper antioxidative Enzyme selbst herstellen. Diese Spurenelemente sind überwiegend in vollwertigen Lebensmitteln enthalten. Aber auch diese gehen durch die industrielle Be- und Verarbeitung zum größten Teil verloren.

Wichtig: Je weniger Antioxidanzien Sie essen, desto stärker sind Ihre Zellen geschädigt. In der Abbildung rechts unten sehen Sie, wie Antioxidanzien freie Radikale an einer Zelle abfangen.

le entstehen allmählich über Jahrzehnte hinweg:

➤ Wenn Krebszellen wuchern, ist das ein Zeichen dafür, dass freie Radikale über einen langen Zeitraum bereits immer etwas mehr die Gen-Software beschädigt haben.

➤ Wenn Herzinfarkt und Schlaganfall auftreten, wurden über zwei Jahrzehnte hinweg Blutfette schon durch freie Radikale ranzig, bis sie schließlich die Blutbahnen zukleben.

➤ Augenschäden machen sich erst bemerkbar, nachdem über Jahre die Linsen (Altersstar) geschädigt wurden, bis letztendlich die 130 Millionen kleinen optischen Zellen der Netzhaut zerstört sind.

➤ Allergien und Asthma sind der Ausdruck einer Übersteuerung des Immunsystems durch angesammelte Schadstoffe und freie Radikale.

Halbieren Sie Freie-Radikale-Erkrankungen

Freie Radikale machen krank und lassen Körperzellen schneller altern. Krebs, Herz-Kreislauf-Erkrankungen, Schäden an der Linse und der Netzhaut des Auges und teilweise auch degenerative Nervenerkrankungen wie Alzheimer und Parkinson bezeichnet man heute als Freie-Radikale-Erkrankungen. Rheuma, Allergien und Asthma werden durch freie Radikale verschlimmert. Sie können die Anfälligkeit für diese Erkrankungen erheblich vermindern: Die Krebshäufigkeit lässt sich mit Antioxidanzien halbieren, Herz-Kreislauf-Erkrankungen lassen sich mit Vitamin E um 40 Prozent senken, und Augenschäden können mit den Karotinoiden aus Obst und Gemüse, Vitamin C und E bis zu 80 Prozent vermieden werden. All diese Schäden entstehen nicht plötzlich – Sie bekommen nicht plötzlich Augenschäden oder Krebs. Schäden durch freie Radika-

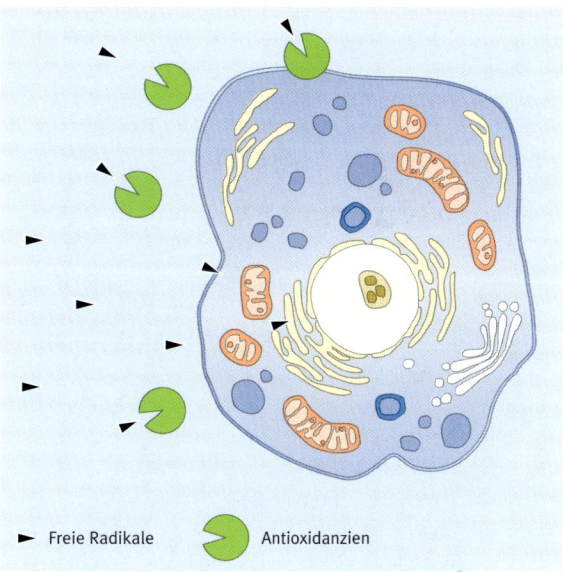

➤ Freie Radikale ◗ Antioxidanzien

Antioxidanzien fangen Tag für Tag 10 000 freie Radikale von jeder Körperzelle ab. Ein guter Grund, ständig für eine ausreichende Zufuhr dieser Schutztruppe zu sorgen.

Krebs entsteht durch Schäden an den Genen

Krebs entsteht zuerst durch Veränderungen an der Erbsubstanz – der DNA in den Genen. Diese Gen-Software enthält nicht nur den Bauplan für die Zellen, sondern auch die Betriebsanleitung: Sie lenkt damit den gesamten Stoffwechsel der Zelle.

Jahrzehntelang werden durch Schadstoffe, Viren und freie Radikale immer mehr Teile dieser Betriebsanleitung beschädigt. Auf der Illustration rechts sehen Sie einen der DNA-Doppelstränge, auf denen die menschliche Gen-Software gespeichert ist. Sie erkennen auch, wie gerade ein DNA-Teil von einem freien Radikal beschädigt wird.

Erst die Änderung der Betriebsanleitung führt dazu, dass eine Zelle ungehindert wachsen kann. Krebs entsteht also immer zuerst durch Schäden an den Genen. Die Vorbeugung gegen Krebs fängt deshalb nicht erst im Alter von 50 oder 60 an, sondern sehr früh, wenn die Gen-Software noch unbeschädigt und jungfräulich ist.

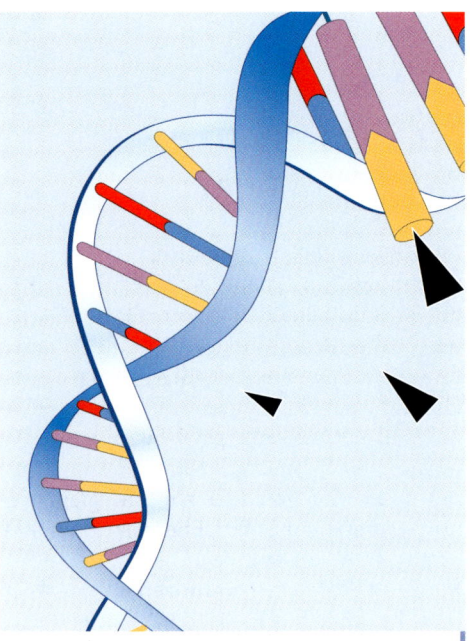

Ein freies Radikal ist bis zur Erbsoftware vorgedrungen und verursacht einen Softwarefehler. Antioxidanzien können helfen, diese Genschäden zu verhindern.

➤ TIPP

Beginnen Sie rechtzeitig, Ihre Zellen zu schützen

SCHÄDEN DURCH freie Radikale können nur vermieden werden, wenn Sie frühzeitig damit beginnen, diese aggressiven Teilchen abzufangen – bevor Zellschäden entstehen. Das ist wichtig, denn viele Krebspatienten setzen unrealistische Erwartungen in Antioxidanzien. Antioxidanzien sind keine erfolgreiche Therapie, wenn Radikalbomben bereits Zellschäden verursacht haben. Sie sind Abfangsysteme, die Zellschäden im Vorfeld verhindern.

So halten Sie Ihre Gene jung

Antioxidanzien vermindern den Beschuss der Gene durch freie Radikale. Außerdem unterstützen sie das Immunsystem bei der Beseitigung von stark beschädigten Zellen und von Krebszellen. Vitamine helfen auch bei der Reparatur von Genen. Schon 1992 stellte Professor Block vom US-amerikanischen Nationalen Krebsforschungsinstitut 132 Studien vor, die zeigten, dass eine hohe Zufuhr von Antioxidanzien die Krebsrate halbierte. Das war der Beginn einer neuen Forschungswelle. Bis heute sind einige hundert Studien hinzugekommen. Alle bestätigen, dass die Krebshäufigkeit durch eine obst- und gemüsereiche Ernährung sowie die Einnahme von zusätzlichem Vitamin C und E halbiert werden kann. Das ist also die beste Möglichkeit, Ihre Zellen frei von Schäden zu halten.

Wo entstehen freie Radikale?

Freie Radikale, die aggressiven kleinen Elektronenteilchen (siehe Abbildung unten), haben verschiedene Auslöser:

➤ UV-Strahlen (Sonne): Sie produzieren freie Radikale und schädigen Augen und Haut.

➤ Stoffwechselvorgänge: Überall im Stoffwechsel, wo Sauerstoff transportiert (Blutzellen und Lunge) oder zur Energiegewinnung genutzt wird (Zell-Energiekraftwerke), entstehen freie Radikale.

➤ Immunsystem: Immunzellen benutzen freie Radikale aktiv als Munition, um Eindringlinge zu beschießen.

Hinzu kommen neue, von der Evolution nicht vorgesehene Auslöser für die Bildung von freien Radikalen:

➤ Ionisierende Strahlung: Ihr ist man beispielsweise ausgesetzt bei langen Flügen, Röntgenuntersuchungen und Strahlentherapie.

➤ Schadstoffe: Pestizide, Medikamente und andere chemische Substanzen, die in der Umwelt und im Haus eingesetzt werden, führen zu einer erhöhten Bildung freier Radikaler. In den letzten 20 Jahren ist die Zahl der chemischen Verbindungen im Alltag von 2 auf 7 Millionen angestiegen. Allein 50 000 Gebrauchschemikalien und 3000 Konservierungsstoffe umgeben uns in Gebäuden, in denen wir bis zu 80 Prozent unserer Zeit verbringen.

➤ Tabakrauch: Eine Zigarette enthält rund 1 000 000 000 000 000 (10^{15}) freie Radikale. Auch als Passivraucher bekommen Sie diesen Schadstoff-Smog ab. Kinder von Rauchern haben deswegen häufiger Asthma und Allergien.

Durch das belastete Umfeld gelangen immer mehr freie Radikale in unseren Körper und müssen dort neutralisiert werden. Dadurch steigt der Bedarf an Antioxidanzien enorm an. Paradoxerweise werden jedoch immer weniger antioxidanzienreiche und naturbelassene Lebensmittel wie Obst und Gemüse verzehrt, um freie Radikale zu neutralisieren.

Verursacher von freien Radikalen

Schadstoffe in Umwelt und Haushalt

Rauchen

Medikamente

Erkrankungen

Immunabwehr

Leistungssport

freie Radikale

falsche Ernährung

ionisierende Strahlen

UV-Licht

erhöhte Stresshormone

Energieproduktion/Stoffwechsel der Zellen

Unser **TIPP**

BEKOMMEN SIE GENÜGEND ANTIOXIDANZIEN?

HABEN SIE SCHÄDEN AN IHREN ZELLEN?

Der ANT.OX-Test gibt darüber Auskunft. Er misst die durch freie Radikale entstandenen Zellschäden als Abbauprodukte im Urin.
➤ Der MDA-Test misst, ob vermehrt Zellmembranen, also die Zellhüllen, durch freie Radikale durchlöchert wurden. Deren Abbauprodukte werden ausgeschieden.
➤ Der 8-OHdG-Test misst, ob Sie vermehrt DNA-Bruchstücke, also Bruchstücke der Erbsoftware, ausscheiden.

WIE GUT KÖNNEN SIE FREIE RADIKALE ABFANGEN?

➤ Der TAS-Test und der SOD-Test messen im Labor, wie aktiv Ihre Schutzsysteme gegen freie Radikale funktionieren. Die Werte im Speichel spiegeln in gewissem Maß die antioxidative Fähigkeit Ihres Blutes wider.

Beispiel: Testergebnis

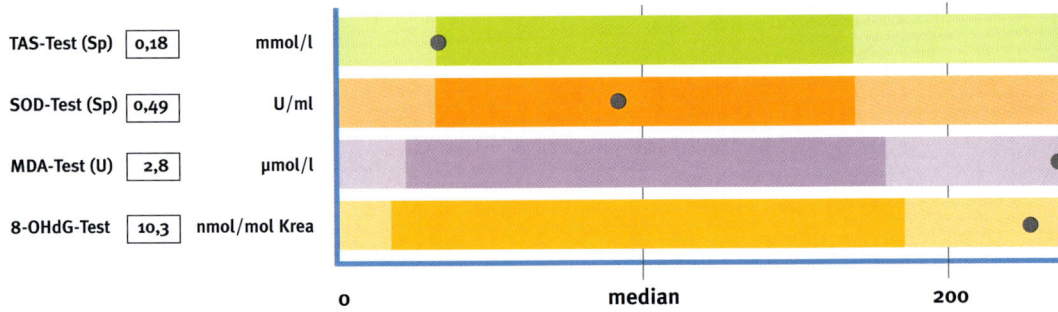

TAS-Test (Sp)	0,18	mmol/l
SOD-Test (Sp)	0,49	U/ml
MDA-Test (U)	2,8	µmol/l
8-OHdG-Test	10,3	nmol/mol Krea

0   median   200

DIESER OXIDATIVE STRESS-TEST ZEIGT FOLGENDE ERGEBNISSE:

➤ Malondialdehyd (MDA), ein Marker für die oxidative Zerstörung von Fetten der Zellhüllen durch freie Radikale, ist erhöht nachweisbar.
➤ 8-OHdG, ein Marker für genetische Schädigungen, ist ebenfalls erhöht.

Der Grund für die Zellschäden ist eine unzureichende Versorgung mit Antioxidanzien:
➤ Die totale antioxidative Kapazität (TAS) bewegt sich unter dem Normbereich.
➤ Das Enzym Superoxiddismutase (SOD) zeigt einen Wert innerhalb der Zielzone.

Wie stark sind Ihre Zellen geschädigt?

Jeder Mensch hat einen anderen Bedarf an Vitaminen und Antioxidanzien. Je nachdem, wie vielen Schadstoffen Sie ausgesetzt sind, ob Ihr Immunsystem durch Erkrankungen Radikale produziert, ob Sie rauchen oder Medikamente nehmen, ob Sie Vielflieger sind oder unter starkem nervlichen Dauerstress stehen, brauchen Sie zusätzlich schützende Substanzen – Antioxidanzien.

Legen Sie sich einen optimalen Antioxidanzienpuffer zu, um wirklich allen Lebensgewohnheiten und eventuell vorhandenen Schadstoffquellen gerecht zu werden.

Sie können die Zellschäden durch freie Radikale übrigens auch ganz konkret messen und feststellen, ob Sie mit genügend Antioxidanzien versorgt sind. Das geht inzwischen ganz einfach und preiswert mit einem ANT.OX-Testkit, das Sie von zu Hause ins Labor schicken (Adresse siehe auf Seite 156).

Machen Sie den Test

Ob Sie Ihrer Lebensweise und der gegebenen Schadstoffbelastung entsprechend genügend Antioxidanzien zu sich nehmen, erfahren Sie am leichtesten mit den links aufgeführten Tests.

Je mehr Schäden an Ihren Zellen vorhanden sind, desto mehr sollten Sie Ihre Antioxidanzienzufuhr durch zusätzliches Vitamin C und E sowie Obst und Gemüse verbessern.

Schützen Sie Ihre Zellen mit Antioxidanzien

Die von uns empfohlene Antioxidanzienzufuhr soll den heutigen Lebensgewohnheiten und Schadstoffbelastungen gerecht werden. Um Ihre Zellen durch Antioxidanzien zu schützen, brauchen Sie einen Sicherheitspuffer, der möglichst viele freie Radikale neutralisiert.

Ihr tägliches Zellschutzprogramm:

➤ 1000 bis 2000 Milligramm Vitamin C
➤ 100 bis 400 Milligramm Vitamin E
➤ 5 Portionen Obst und Gemüse für Karotinoide und andere sekundäre Pflanzenstoffe mit antioxidativer Wirkung.

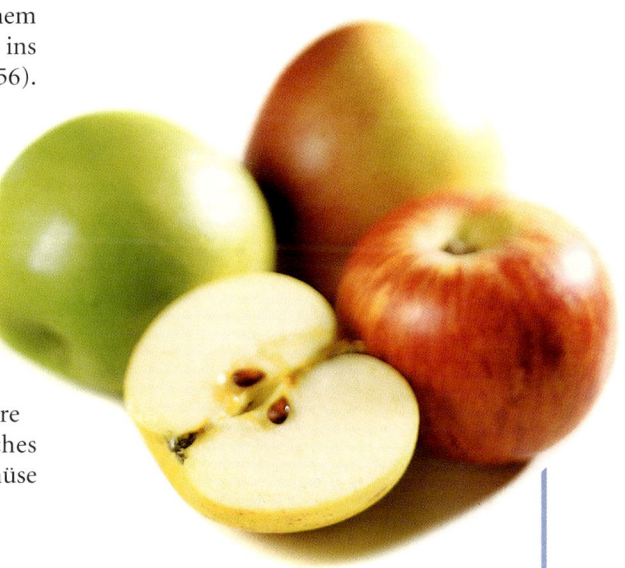

Obst und Gemüse enthalten unterschiedlichste Antioxidanzien, viele davon sind noch nicht erforscht.

Beta-Karotin und andere Karotinoide

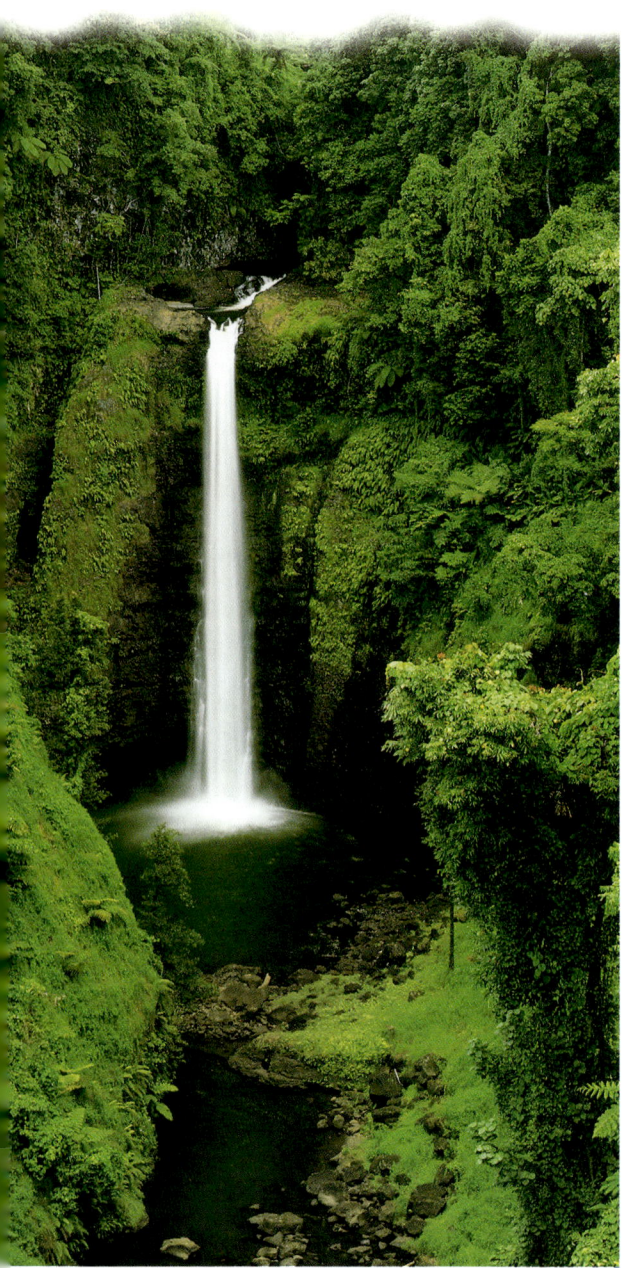

Chlorophyll und andere Pflanzenstoffe machen freie Radikale unschädlich, die durch die Photosynthese entstehen.

Antioxidativer Schutz aus Obst & Gemüse

Der Urwald des Amazonas wird als eine der Lungen der Welt bezeichnet, weil Pflanzen dort ständig große Mengen an Sauerstoff produzieren. Eine Abholzung des Amazonasgebiets würde daher die Erdatmosphäre massiv beeinträchtigen. Sauerstoff fällt als Abfallprodukt in der Photosynthese der Pflanzen an, wenn sie Energie aus Sonne und Wasser produzieren. Durch die explosive Spaltung von Wassermolekülen in Wasserstoff und Sauerstoff entsteht Energie für die Pflanze, als Nebeneffekt bilden sich jedoch kleinste Elektronenteilchen – die freien Radikale. Die Pflanzen wurden in der Evolution mit dem grünen Chlorophyll und mit mehr als 600 bunten Karotinoiden sowie Vitamin C und E gepanzert, um diese winzigen Elektronenteilchen abzufangen.

Wir Menschen sind auf die Zufuhr von antioxidativen Pflanzenstoffen angewiesen, denn auch in unserer körpereigenen Energieproduktion fallen freie Radikale an. Und je weniger Karotinoide Ihre Zellen aus Obst und Gemüse bekommen, desto schneller werden sie und ihr Erbgut von diesen scharfen Elektronenteilchen durchschossen.

Verschiedenste Karotinoide schützen unterschiedlichste Zellen

Beta-Karotin und 50 andere Karotinoide können in Vitamin A umgewandelt werden, daher die Bezeichnung Provitamine. Deswegen gehören Karotinoide ebenso wie Vitamine in dieses Buch. In den letzten Jahren haben Wissenschaftler herausgefunden, dass Karotinoide auch noch eine weitere Funktion haben – nämlich die von Antioxidanzien. Ihre Erforschung führt ständig zu neuen Ergebnissen in Bezug auf ihre gesundheitliche Wirkung.

Fest steht, dass unterschiedlichste Karotinoide sich jeweils in den unterschiedlichsten Geweben des Körpers konzentrieren und dort Schutz vor Zellschäden bieten. Es lassen sich beispielsweise die Karotinoide Lutein und Zeaxanthin – nicht Beta-Karotin – im Auge nachweisen: Sie vermindern dort sehr wirksam Schäden, die durch freie Radikale verursacht werden. In 4 Studien mit diesen Karotinoiden wurde eine Abnahme des Altersstars um 40 Prozent und an der Stelle des schärfsten Sehens eine Abnahme der Schäden um bis zu 70 Prozent festgestellt.

Obst und Gemüse oder Beta-Karotin-Kapseln?

Viele Menschen nehmen Beta-Karotin als Kapsel ein, aber verändern ihre Ernährungsgewohnheiten nicht. Sie meinen, eine Kapsel

Karotinoide: Die Hauptfunktionen

ETWA 50 Karotinoide werden als Provitamin A in Vitamin A umgewandelt.

Als Antioxidanzien

♦ neutralisieren sie freie Radikale,

♦ schützen sie alle Zellteile sowie bestimmte Organe wie Haut, Lunge und Augen sowie Vitamine, Eiweiße und Erbmaterial vor Radikalschäden,

♦ vermindern sie Freie-Radikale-Erkrankungen wie Krebs, Herz-Kreislauf-Erkrankungen, Katarakt (grauer Star),

♦ stoppen sie das Krebszellwachstum,

♦ aktivieren sie das Immunsystem und verbessern die Immunantwort.

bringt genauso viel wie eine Möhre. Für Vitamine dagegen ist die Ergänzung mit Pillen sinnvoll. Ob künstlich oder natürlich, macht bei ihnen keinen Unterschied. Die Vitaminergänzung ist nötig, weil Vitamine durch Lagerung und Verarbeitung verloren gehen.

Karotinoide passen in keine Pille

Die vielen hundert Pflanzenstoffe können Sie jedoch nicht durch eine Pille ersetzen: Beta-Karotin macht grob geschätzt gerade 20 Prozent der Karotinoide in Obst und Gemüse aus und nur 20 bis 40 Prozent der Karotinoide im Blut. Die anderen Karotinoide sind also genauso wichtig wie Beta-Karotin. In Studien zu Herzinfarkt, Schlaganfall und einigen Krebsarten erwies sich Beta-Karotin als einzelnes zusätzliches Karotinoid als nicht besonders wirkungsvoll. Bei einigen wenigen Krebsarten führte es dagegen zu positiven Ergebnissen.

In der Haut ist Beta-Karotin von besonderer Bedeutung. Andere Karotinoide, wie das Lycopin (in Tomaten), sind dagegen stärkere Radikalfänger. Jedes Karotinoid ist eben in ganz bestimmten Zellen besonders aktiv. Deshalb können Sie nur mit allen Karotinoiden und Pflanzenstoffen aus Obst und Gemüse Ihre Zellen lange jung halten.

Also: Ergänzen Sie da, wo es nötig ist, Vitamine und essen Sie mehr Obst und Gemüse für die unersetzlichen Pflanzenstoffe. Die Karotinoidpille zum Jungbleiben wird es jedenfalls nie geben.

Besser sind natürliche, gemischte Karotinoide. Sie werden aus Meeresalgen (Dunaniella-Salina-Algen) hergestellt und enthalten in 100 Gramm bis zu 10 Gramm Karotinoide. Enthalten sind Beta- und Alpha-Karotin, sowie Zeaxanthin, Lutein und Cryptoxanthin.

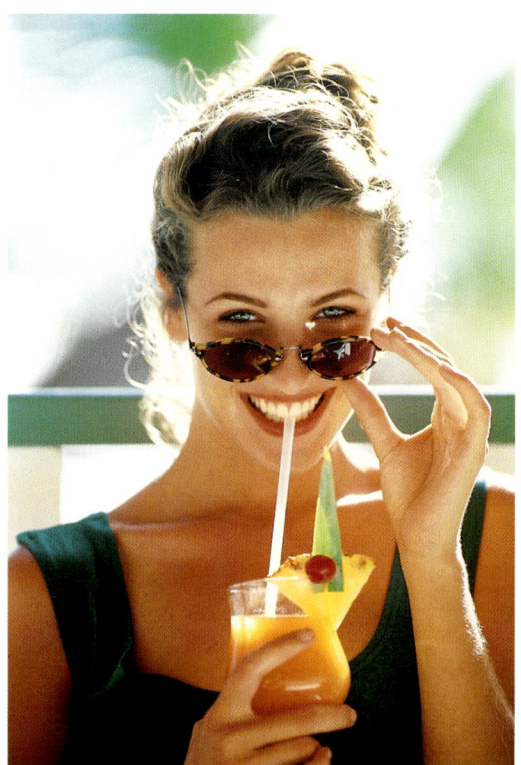

vor UV-B-Strahlen geschützt. Dieses Antioxidanz verleiht der Haut eine gesunde orange Farbe. Erst wenn Ihre Haut diese Farbe hat, sind Ihre Beta-Karotin-Speicher gut gefüllt. Genügend Beta-Karotin ist auch wichtig, damit immer dann Vitamin A daraus hergestellt werden kann, wenn es Ihr Körper gerade braucht.

Welche Karotinoide sind worin enthalten?

➤ **Alpha- und Beta-Karotin** vor allem in Kürbis, Möhren, Aprikosen, aber auch in den meisten anderen Obst- und Gemüsesorten.
➤ **Lutein** in Spinat, Rosenkohl, Brokkoli, Erbsen, Kürbis.
➤ **Zeaxanthin** in Mais, Spinat, Möhren, Tomaten und anderen Gemüsesorten.
➤ **Lycopin** in Tomaten, roter Grapefruit, Melone.
➤ **Canthaxanthin** in roten Paprika.

Vor allem Sonnenanbeter sollten ihrer Haut einen Extraschutz mit Beta-Karotin gönnen: Ideal ist frisch gepresster Saft.

➤ **T I P P**

Der Antioxidanziencocktail für Besseresser

DIE VIELZAHL der Pflanzenstoffe lässt sich nicht in eine Tablette pressen. Greifen Sie lieber zu Obst und Gemüse.
Obst und Gemüse senkt das Risiko für Freie-Radikale-Erkrankungen um 30 bis 50 Prozent.
Obst und Gemüse bedeuten einen echten Lustgewinn beim Essen. Tiere haben noch diese natürliche Lust: Sie lassen fette Schokoriegel für frisches Obst und Gemüse links liegen. Man nennt das somatische Intelligenz. Diese Lust können Sie auch wieder entwickeln: Greifen Sie zu bei dem Jungbrunnen für Ihre Zellen.

Zu viel Sonne zerstört Beta-Karotin

Die UV-Strahlung nimmt durch die dünner und löchriger werdende Ozonschicht immer mehr zu. Beta-Karotin wird in der Haut gespeichert und entfaltet besonders dort die schützende Wirkung gegen freie Radikale und Krebs. Wenn Sie sich viel in der Sonne aufhalten, dann nimmt der Beta-Karotin-Gehalt Ihrer Haut und Ihres Blutes schnell ab. Das kann man messen. Der Grund ist, dass dieses Karotinoid durch die UV-Strahlen aufgebraucht wird. Vor allem die tieferen Hautschichten werden durch Beta-Karotin

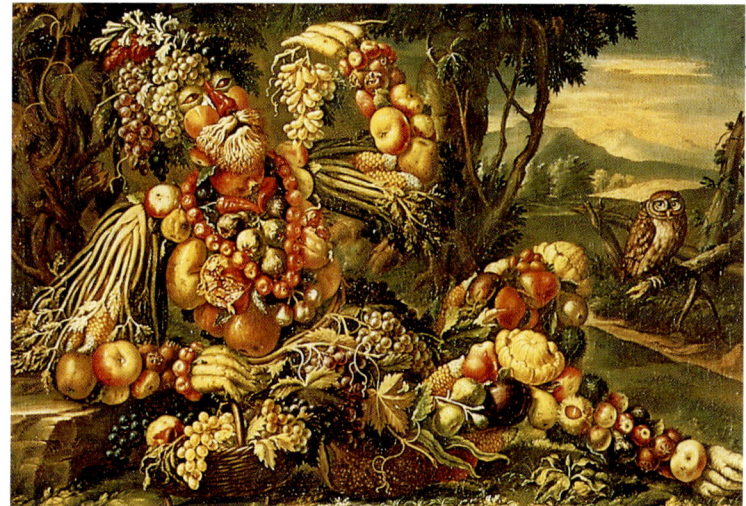

Der italienische Künstler Giuseppe Arcimboldo (um 1527–1593) ahnte schon damals, dass Obst und Gemüse die Bausteine unseres Lebens sind.

Auch andere Pflanzenstoffe schützen

Nicht nur Karotinoide wehren Attacken freier Radikale gegen unsere Körperzellen ab. Weitere so genannte sekundäre Pflanzenstoffe oder Bioaktivstoffe stärken die Abwehrkraft der Zellen. Es gibt Zigtausende dieser Substanzen. Täglich werden neue entdeckt. Ein paar Beispiele:

➤ **Antiproteasen** oder Protease-Inhibitoren in Kartoffeln, Limabohnen, Sojabohnen.

➤ **Polysulfide** in Zwiebelgewächsen, also Zwiebeln und Knoblauch, Brokkoli und anderen Kohlsorten.

➤ **Polyphenole** in den Randschichten von Obst, Gemüse und Getreide. Zu dieser großen Gruppe der Pflanzenstoffe gehören die Flavonoide. Beispiele dafür sind das Kaempferol der Erdbeeren, das Quercetin, die Kaffeesäure und das Myricetin der (roten) Weintrauben und des Rotweins. Ebenso die Katechine, die beispielsweise im grünen Tee enthalten sind, und die Anthozyanoside der Heidelbeeren.

➤ **Glucosinolate** (dazu gehören Isothiozyanate, Thiozyanate und Indole) befinden sich überwiegend in allen Kohlarten und anderen Gemüsesorten.

Obst und Gemüse gegen Krebs

Mehr als 100 Studien zeigen, wie Karotinoide Ihre Zellen und Organe vor Krebs schützen: Bei einer karotinoidreichen Ernährung geht die Krebshäufigkeit insgesamt um 30 bis 40 Prozent zurück. Das ist einer der Gründe, warum besonders im Mittelmeerraum die Krebshäufigkeit niedrig ist. Dort wird viermal so viel Obst und Gemüse gegessen wie in Großbritannien.

Ein Beispiel: Obwohl die Italiener genauso viel rauchen wie die Briten, ist die Lungenkrebshäufigkeit in Italien um das Zehnfache niedriger als in Großbritannien. Wie bereits gesagt: Je mehr Obst und Gemüse Sie essen, desto besser ist der antioxidative Schutz Ihrer Zellen. Pflanzenstoffe greifen an den unterschiedlichsten Stellen in der Krebsentstehung ein, damit es erst gar nicht zu Zellwucherungen kommt (siehe nächste Seite).

So greifen Pflanzenstoffe in das Krebsgeschehen ein

PFLANZENSTOFFE hemmen das Wachstum von Krebszellen durch unterschiedliche Mechanismen. Welche Pflanzenstoffe dabei welche Aufgaben übernehmen, verdeutlicht die folgende Darstellung.

Alle Karotinoide und andere sekundäre Pflanzenstoffe sowie Vitamin C und Vitamin E fangen freie Radikale ab und schützen dadurch die Gen-Software

▼

Karotinoide, Vitamin C, Indole, Sulfide, Phenole inaktivieren Schadstoffe

▼

Karotinoide und Vitamin A stellen Krebsgene (Onkogene) wieder ab

▼

Karotinoide und Vitamin A programmieren Krebszellen auf normales Wachstum um

▼

Folsäure, die Vitamine B_6, B_{12}, C, E und A steuern die Reparatur von Eiweißstoffen und Genen

▼

Alle Vitamine, Karotinoide und andere sekundäre Pflanzenstoffe aktivieren das Immunsystem

▼

Karotinoide, die Vitamine A, D und C, Phytoöstrogene und andere Pflanzenstoffe hemmen das Tumorwachstum

Verheißungsvoll: Zellschutz mit Tomaten

Lycopin aus Tomaten ist der stärkste Radikalfänger unter den Karotinoiden – doppelt so stark wie Beta-Karotin. Lycopin ist das zweithäufigste Karotinoid im Blut.
> In der EURAMIC-Studie aus zehn euro-

päischen Ländern halbierte viel Lycopin die Herzinfarkthäufigkeit.
> Lycopin schützte in Studien vor Darm-, Lungen- und Brustkrebs.
> Insgesamt zwölf Studien zeigen, dass Lycopin die Magenkrebshäufigkeit reduziert.
> In einer Gruppe von 38 000 Ärzten traten über 14 Jahre 570 Prostatakrebsfälle auf, die ausgewertet wurden. Hohe Lycopinblutwerte senkten über 14 Jahre das Prostatakrebsrisiko um 60 Prozent.
Ironie der High-Tech-Medizin: High-Tech-gläubige Ärzte wurden in der unten aufgeführten Studie vor Prostatakrebs nicht geschützt. Tomaten essende Ärzte bekamen dagegen nur halb so häufig Prostatakrebs.

Lycopin am besten aus gekochten Tomaten
Es spielt für Tomatensauce keine Rolle, ob die Tomaten frisch sind oder aus der Dose. Lycopin ist sehr stabil. Lycopin ist tatsächlich am besten aus gekochten Tomaten, Tomatensauce und Tomatensaft verfügbar. Beim Tomatensaft müssen Sie einen Tropfen Öl dazugeben, damit das fettlösliche Lycopin aufgenommen wird.

Machen Sie den Unterschied: täglich mehrmals Karotinoide

Nur jeder dritte Mann und jede zweite Frau essen täglich Obst. Beim Gemüse sieht es noch schlechter aus: Nur jeder vierte Mann und jede dritte Frau essen täglich Gemüse. Machen Sie mit Obst und Gemüse den Unterschied für Ihre Gesundheit.

Eine Studie belegt den Nutzen
Was bringt das genau für Sie? Genuss, Energie, Schlankheit, und ...? Eine Obst-und-Gemüse-Investition, wie jede andere Investition, soll sich ja auszahlen. Hier also die Zahlen für die ganz kühlen Rechner: Seit 14 Jahren wird von der Harvard-Universität

eine Gruppe von 75 000 Krankenschwestern und 38 000 Ärzten beobachtet. Alle Ernährungsgewohnheiten und die zusätzliche Vitaminzufuhr werden ständig genau erfasst. Jede nur mögliche Krankheit wird mit der Ernährung der neu Erkrankten und ihrer Vitaminzufuhr verglichen.

Eine langfristige Karotinoid- zufuhr zahlt sich aus

➤ 5 Portionen Obst und Gemüse pro Tag senken das Schlaganfallrisiko um 30 Prozent.

➤ Die Zahlen für die Rechner mit dem spitzen Bleistift: Über Jahre senkt jede zusätzliche und regelmäßige Portion Obst und Gemüse die Gefahr einen Schlaganfall zu erleiden um jeweils 6 Prozent. Also: Wer einmal am Tag Obst und Gemüse isst, senkt sein Risiko einen Schlaganfall zu bekommen um 6 Prozent. Wer zweimal am Tag Obst und Gemüse isst, senkt es um 12 Prozent, und so weiter bis 30 Prozent.

➤ Extra Beta-Karotin-Kapseln senken das Risiko für Schlaganfälle dagegen nicht.

➤ Lutein und Zeaxanthin senken das Risiko für Star am Auge um 40 Prozent. Beta-Karotin-Kapseln dagegen nicht.

➤ Ein hoher Konsum verschiedener Karotinoide senkt das Lungenkrebsrisiko um 30 Prozent. Alpha-Karotin aus Obst und Gemüse sogar um 63 Prozent. Beta-Karotin-Kapseln dagegen nur um 20 Prozent.

➤ Lycopin aus Tomaten lässt die Wahrscheinlichkeit an Prostatakrebs zu erkranken um 60 Prozent sinken. Beta-Karotin-Kapseln senken es nur minimal. Aus diesen Ergebnissen kann man einen gemeinsamen Schluss ziehen: Eine Mischung unterschiedlichster Karotinoide aus Obst und Gemüse wirkt am besten. Hoch dosiertes synthetisches Beta-Karotin steht dagegen auf verlorenem Posten.

Ironie der High-Tech- Medizin

Noch einmal zur Ironie des Schicksals der 38 000 Ärzte und 75 000 Krankenschwestern in der Studie, die direkten Zugang zur High-Tech-Medizin hatten: High-Tech-Medizin bewahrte die Krankenschwestern und Ärzte der Studie nicht vor Krebs und Schlaganfall. High-Tech-Medizin behandelt Schäden und Symptome, aber selten die Ursachen. Die Obst und Gemüse essenden Ärzte und Krankenschwestern beugten vor und waren dadurch besser geschützt vor den Schäden. Gesundheit kann so einfach sein: Essen Sie sich täglich gesünder und leistungsfähiger.

Wer raucht, lebt gefährlich: Der Stoffwechsel von Rauchern wird von freien Radikalen überflutet.

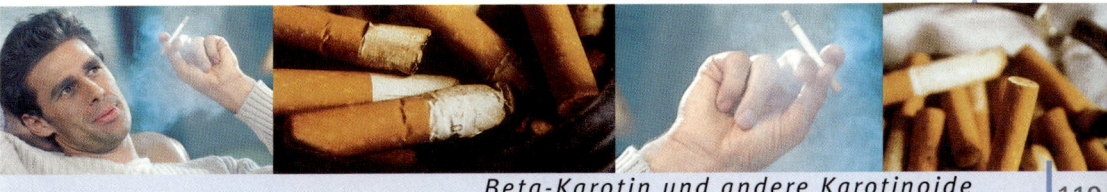

Beta-Karotin und andere Karotinoide

SO WAPPNEN SIE IHRE ZELLEN MIT KAROTINOIDEN

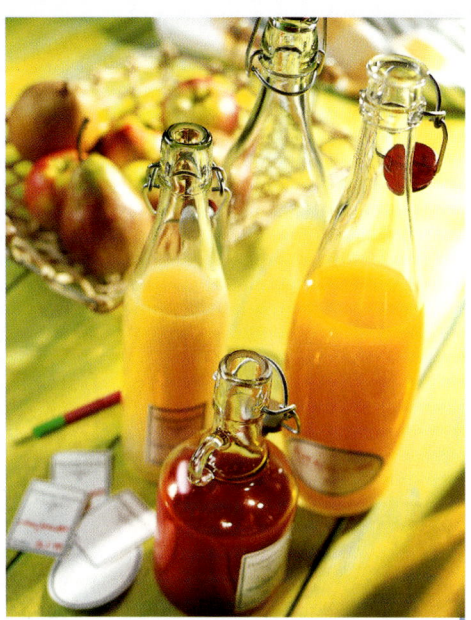

*Säfte selbst zu pressen ist die einfachste Art,
sich mit Karotinoiden zu versorgen.*

Fünf Portionen Obst und Gemüse powern Ihr Immunsystem und wehren freie Radikale von Ihren Zellen ab. Mit zwei bis drei Portionen Obst zwischendurch, einem Glas frischem Obst- oder Gemüsesaft und einer Portion Gemüse am Tag ist das leicht zu schaffen.

➤ 1. NEHMEN SIE OBST MIT INS BÜRO

Obst stillt den Hunger besser als ein Schokoriegel und macht nicht dick. Haben Sie immer etwas Obst griffbereit zu Hause und am Arbeitsplatz.

➤ 2. LEGEN SIE SICH EINEN TIEFKÜHLVORRAT AN

30 Prozent der Deutschen leben in Singlehaushalten. In den Städten sind es sogar um die 50 Prozent. Oft ist der Kühlschrank in diesen Mini-Haushalten leer. Mehr Gemüse zu essen ist jedoch meist nur ein logistisches Problem, das sich leicht lösen lässt: Die beste Anschaffung für Singles ist ein Tiefkühlgerät. Und da hinein packt man sich Gemüse – das schon geputzt, gewaschen und zerkleinert ist. Das können Sie abends in derselben Zeit auftauen, in der Sie den Pizzaservice anrufen oder frustriert Büchsen aufmachen.

➤ 3. TAUSCHEN SIE SOFTDRINKS GEGEN SÄFTE AUS

Tomatensaft enthält Lycopin. Möhrensaft enthält fünf verschiedene Karotinoide. Multivitaminsäfte enthalten wieder andere Pflanzenstoffe.
Kaufen Sie Säfte möglichst in dunklen Glasflaschen oder Kartons, damit das Licht nicht die Karotinoide oxidiert und sie dadurch unwirksam macht. Ganz wichtig: Achten Sie auf den angegebenen Fruchtgehalt. Fruchtnektar hat oft nur 20 Prozent Fruchtgehalt. Der Rest setzt sich aus Zucker, Wasser und Farbstoffen zusammen. In Deutschland muss auf dem Flaschenetikett der Fruchtgehalt des Getränkes immer angegeben sein. Kaufen Sie nur 100-prozentigen Fruchtsaft ohne Zuckerzusatz.

4. Frische Säfte liefern ein Optimum an Mikronährstoffen

Mit frischen Säften bekommen Sie so hohe Mengen an Pflanzenstoffen, wie Sie mit Salat und Gemüse nie essen könnten. So stellen Sie Saft in 1 Minute pro Glas her:
Nehmen Sie sich einmal im Monat 30 Minuten Zeit für die Saftzubereitung. Kaufen Sie einige Kilo Möhren, Rote Bete, Tomaten, Äpfel und was Sie sonst mögen. Dann alles auf einmal entsaften. Ganz wichtig: Rühren Sie sofort etwas Vitamin-C-Pulver als Antioxidanz ein. Dann den Saft portionsweise in Gläser füllen, dicht verschließen und sofort einfrieren. Im Kühlschrank können Sie nun jeden Tag ein Glas schonend auftauen. Nur einmal spülen! Nur einmal einkaufen! Kein Herumräumen im vollen Kühlschrank! Sie können die durchschnittliche Zeit für das Entsaften um 80 Prozent senken: von 5 Minuten auf weniger als 1 Minute pro Glas. 1 Minute – das ist sogar für Küchenmuffel erträglich.

Forever young mit Obst- und Gemüsesäften

NOCH EINMAL zu Dr. Norman Walker, der in den 1950er Jahren den Orangensaft in den USA populär machte. Frische Säfte strotzen vor Karotinoiden, Vitaminen und Hunderten Pflanzenstoffen.
Walker entsaftete deswegen täglich Obst & Gemüse. Mit über 100 fuhr er noch Fahrrad. Mit 114 schrieb er sein letztes Erfolgsbuch über Säfte!
Mit Ihrem jetzigen Wissen können Sie verstehen, warum er so lange lebte. Walker ist der Urvater der Forever- young-Bewegung. Nicht, dass Sie sehr alt werden, ist wichtig, sondern wie Sie älter werden.

Die Wunderpille gibt es nicht

Beta-Karotin geriet durch einige Studien in die Schlagzeilen: Raucher, die Beta-Karotin einnahmen, erkrankten vermehrt an Krebs. Vitamingegner schlachten dieses Ergebnis immer wieder in der Presse aus. Sie machten Beta-Karotin (Provitamin A) und damit pauschal alle zusätzlichen Vitamine dafür verantwortlich. Das ist natürlich Unsinn. Die Wahrheit ist: Die Presse unterschlug die Hälfte des Studienergebnisses. Tatsächlich kam bei der Studie Folgendes heraus: Bei ehemaligen Rauchern senkte Beta-Karotin eindeutig das Krebsrisiko um 20 Prozent. Nur bei starken Rauchern, die zusätzlich Alkohol tranken, stieg das Krebsrisiko an. Alkohol und Tabakrauch produzieren zusammen enorme Mengen an freien Radikalen. Doch Beta-Karotin ist nur ein schwacher Radikalfänger und kann nicht die schädliche Wirkung des Rauchens aufheben. Es ist auch kein Wundermittel gegen bereits vorhandene Schäden an Zellen und Erbgut. Es gab also keinen Beweis dafür, dass die Beta-Karotin-Gaben das Krebsrisiko erhöhten.
Bis der Zusammenhang zwischen Beta-Karotin und Rauchen geklärt ist, sollten Raucher erst einmal kein synthetisches Beta-Karotin einnehmen.

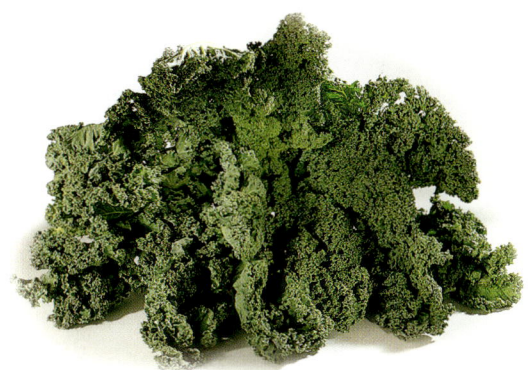

Optimaler Schutz für Raucher

Karotinoide aus Obst und Gemüse sind dagegen gesund für Raucher. Die offizielle Stellungnahme der Deutschen Gesellschaft für Ernährung im Ernährungsbericht 2000 verdeutlicht die positiven Auswirkungen des Obst- und Gemüseverzehrs von Rauchern in Bezug auf das Lungenkrebsrisiko: In 8 von 9 Studien gelang es, das Lungenkrebsrisiko durch erhöhten Obstverzehr zu senken, und in 12 von 20 Studien wurde das Lungenkrebsrisiko durch erhöhten Gemüseverzehr reduziert.

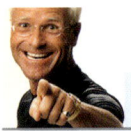

Mein Tipp für Sie

Für Raucher: Antioxidanzien aus Obst und Gemüse

1 000 000 000 000 000 (10 hoch 15) freie Radikale produziert eine Zigarette. Raucher brauchen daher unbedingt mehr Vitamin C und E, um die Radikale einzufangen. Aber auch das ist nicht die Wunderpille gegen Lungenkrebs. Statt die Rentenversicherung weiter zu sanieren, sollten Sie zusätzlich auf karotinoidreiches Obst und Gemüse umsteigen.
Vermeiden Sie Säfte, denen synthetisches Beta-Karotin zugesetzt ist. Bei Tomatensaft wird nichts zugesetzt, und er ist ein starker Radikalfänger. Noch besser wäre natürlich ... aber das wissen Sie ja selbst.

Was Ihnen Beta-Karotin-Produzenten einreden wollen

Über 100 Studien belegen den direkten Zusammenhang von hohen Karotinoidblutwerten und geringerer Krebshäufigkeit. In den meisten dieser Studien wurde Beta-Karotin gemessen.

Sollten wir nun doch Beta-Karotin-Pillen einnehmen? Jein. Beta-Karotin ist ein guter Vorläufer für Vitamin A und sehr wichtig als Hautschutz, für viele andere Körperzellen ist es jedoch ein schwaches Antioxidanz. Die Studien haben nur deswegen Beta-Karotin gemessen, weil es in den meisten Obst- und Gemüsesorten enthalten ist. Hohe Beta-Karotin-Blutwerte zeigen also an, dass viel Obst und Gemüse mit allen Karotinoiden aufgenommen wurde. Die geringere Krebshäufigkeit liegt deswegen nicht am Beta-Karotin alleine, sondern an allen Pflanzenstoffen aus Obst und Gemüse gemeinsam. Verlassen Sie sich also auf die Karotinoide aus Obst und Gemüse von Mutter Natur, nicht auf Beta-Karotin-Pillen.

Für alle Nichtraucher

Beta-Karotin ist sicher und eine gute Quelle für Provitamin A. In über 50 Studien mit Beta-Karotin wurde nie Krebs beobachtet, für einzelne Krebsarten ging die Häufigkeit sogar zurück.

VITAMIN C – DER ALLESKÖNNER

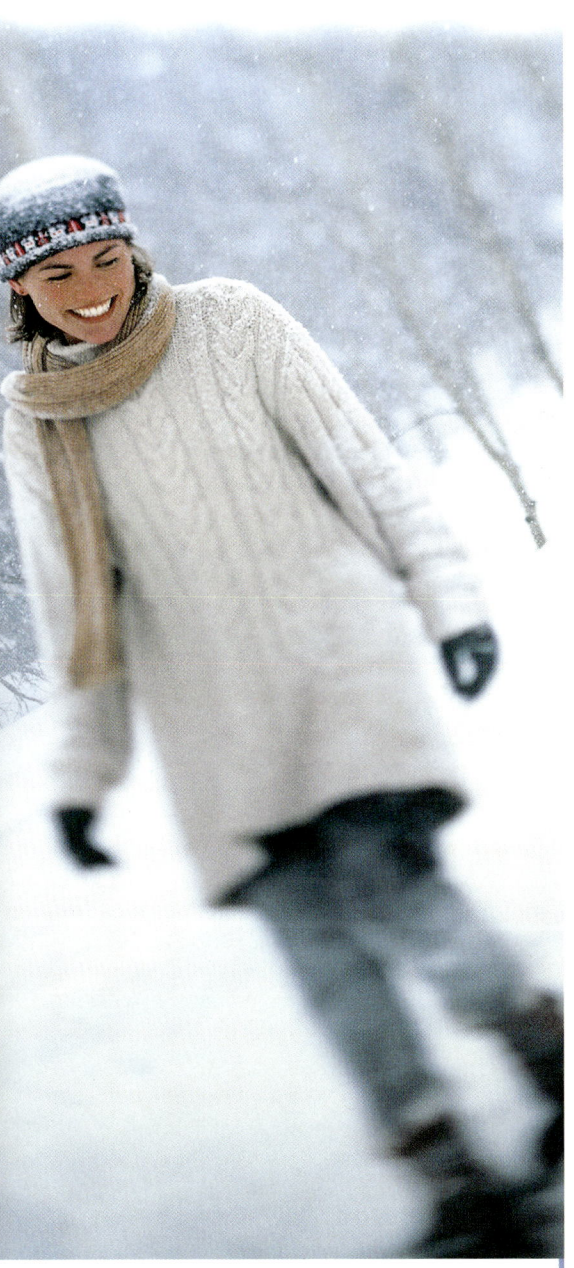

Als Powerstoff macht Vitamin C Ihr Immunsystem schlagkräftig. Dies ist jedoch nur eine Facette seines Könnens.

Die Nummer eins unter den Vitaminen

Wer kennt es nicht? Vitamin C. Die meisten verbinden das Thema »Vitamine« direkt mit Vitamin C. Die Natur setzt diesen Alleskönner überall im Körper ein:

➤ In rund 15 000 Stoffwechselabläufen ist Vitamin C aktiv.

➤ Im Immunsystem läuft nichts ohne Vitamin C.

➤ Als Feuerwehr gegen freie Radikale ist Vitamin C allgegenwärtig.

Warum hat die Natur Vitamin C ausgewählt?

Ganz einfach: Vitamin C lässt sich leichter herstellen als alle anderen Vitamine. Pflanzen und Tiere stellen es einfach selbst aus Fruchtzucker her, und der ist als Rohstoff immer vorhanden. Noch zwei kleine biochemische Schritte folgen, und Vitamin C ist fertig. Kein Wunder also, dass die Evolution dieses Vitamin ausgewählt hat, um es überall im Stoffwechsel und als Antioxidanz einzusetzen.

Mensch und Affe brauchen Vitamin C aus Pflanzen

Bevor Sie jetzt zur Zuckerdose greifen, die schlechte Nachricht: Von allen Tieren können nur der Mensch und der Affe sowie ein paar rare Exoten kein Vitamin C mehr selbst produzieren. Durch eine Veränderung an den Genen sind wir auf das Vitamin C aus Pflanzen angewiesen. Im Urwald macht das wenig aus, denn Affen vertilgen enorme Mengen an Vitamin-C-haltigem Grünzeug. In der heutigen High-Tech-Zivilisation sieht es mit dem Vitamin-C-Nachschub dagegen düster aus: Durch Lagerung, weltweiten Transport und Kochen gehen fast 90 Prozent des ursprünglichen Vitamin C verloren. Der Steinzeitmensch bekam etwa 40-mal mehr Vitamin C, als wir heute aufnehmen. Das hat spürbare Folgen: Durch Vitamin-C-Mangel ist die Infektabwehr bei vielen Menschen nicht optimal. Haben Sie schon einmal ein Reh mit Schnupfen gesehen? Kaum, nicht wahr? Das ist nur ein Beispiel für den Alleskönner Vitamin C. Was Vitamin C noch für Sie tun kann, sehen Sie im Kasten rechts.

Vitamin C hilft anderen Antioxidanzien

Auch bei den Antioxidanzien gibt es eine Aufgabenteilung. Vitamin C fängt die freien Radikale in allen wässrigen Teilen in und um die Zellen ab. Vitamin E und die Karotinoide haben dagegen in den fetthaltigen Zellteilen ihren Arbeitsplatz. Vitamin C unterstützt auch andere Antioxidanzien. Es übernimmt zum Beispiel freie Radikale von Vitamin E und hilft so, Vitamin E einzusparen. Dadurch wird Vitamin C zu einem der wichtigsten Radikalfänger im Körper.

Stellen Sie Ihre Vitamin-C-Scheibenwischer an

Besonders konzentriert ist Vitamin C in der Augenlinse und in der Tränenflüssigkeit. Der Vitamin-C-Gehalt in der Tränenflüssigkeit ist 50-mal so hoch wie im Blut. Wie mit einem Scheibenwischer wird die radikalfangende Tränenflüssigkeit bei jedem Augenschlag über die Augenlinse gewischt, um schon dort freie Radikale abzufangen. In der Linse ist sogar noch mehr Vitamin C konzentriert. Wenn die Linse durch freie Radikale geschädigt wird, wird sie trüb und lichtundurchlässig. Die Folge: Es muss operiert werden. 20 Prozent der über 65-Jährigen und 50 Prozent der über 75-Jährigen haben durch Linsentrübung einen Grauschleier vor den Augen.

Vitamin C (Ascorbinsäure): Die Hauptfunktionen

Als Antioxidanz
in allen wässrigen Zellteilen wirksam:
♦ schützt Zellteile, Organe, andere Vitamine, Eiweißbausteine vor freien Radikalen.
Als Alleskönner im Stoffwechsel
beteiligt an 15 000 Stoffwechselabläufen:
♦ aktiv in der Hormonproduktion,
♦ beteiligt an der Produktion von Nervenbotenstoffen,
♦ wichtig für die Herstellung von Kollagen für Bindegewebe, Sehnen, Knochen,
♦ aktiv in der Fettverbrennung, da an der Bildung von Karnitin beteiligt,
♦ fördert die Eisenaufnahme im Körper,
♦ aktiviert Folsäure.
Als Schadstoffentsorger:
♦ aktiviert die Entgiftung der Leber, die Schadstoffe aus dem Blut filtert,
♦ bindet sich an Schwermetalle wie Quecksilber, Blei und andere Schadstoffe,
♦ verhindert die Umwandlung von Nitraten in krebserregende Nitrosamine.

Wie viel brauchen Sie, um Ihre Augen zu schützen?
100 Milligramm, 200 Milligramm oder mehr? Ein Teil des Vitamin C wird ab 200 Milligramm ausgeschieden. Vitaminkritiker meinen, man würde so nur für einen teuren Urin sorgen. Die Wahrheit sieht natürlich etwas anders aus: Je mehr Vitamin C Sie zusätzlich aufnehmen, desto mehr sammelt sich auch in der Augenlinse und der Tränenflüssigkeit an. Bei einer täglichen Aufnahme von bis zu 1000 Milligramm Vitamin C steigt der Vitamin-C-Gehalt Ihrer Augenlinsen noch an! Wir

empfehlen auch deswegen mindestens 1000 Milligramm Vitamin C täglich einzunehmen. Im Vergleich zur DGE-Empfehlung von 100 Milligramm können Sie damit den schützenden Vitamin-C-Gehalt im Auge verdreifachen.

Behalten Sie den Durchblick

In 10 Vitamin-C-Studien mit insgesamt 80 000 Teilnehmern ließ sich der Altersstar um 40 bis 50 Prozent vermindern. Bei einer zusätzlichen Einnahme von Vitamin C über 10 Jahre verringerte sich die Linsentrübung sogar um 83 Prozent gegenüber den Studienteilnehmern, die kein Vitamin C einnahmen. Mit Vitamin C behalten Sie also den Durchblick!

Vor allem Diabetiker (siehe ab Seite 134) und Raucher sollten mehr Vitamin C einnehmen. Ihre Vitamin-C-Blutwerte sind um 40 Prozent niedriger, ihr Risiko, Augenschäden davonzutragen, ist deshalb dreimal höher.

Neutralisieren Sie Nitrate

Viele Menschen setzen heute Wasserfilter gegen Nitrate im Wasser ein. Sie gelangen über Düngemittel in Gemüse und in Trinkwasser. Wurst wird Nitritpökelsalz (E 250–E 252) zugesetzt. Raucher nehmen durch Zigaretten eine vierfache Nitratmenge auf. Nitratverbindungen werden für 60 bis 90 Prozent der umweltbedingten Krebsarten verantwortlich gemacht – im Tierversuch wirken Nitratverbindungen zu 90 Prozent krebsauslösend.

60 bis 150 Milligramm Nitrate nehmen wir täglich auf. Nitrate an sich sind nicht krebsauslösend, sondern die daraus entstehenden Nitrosamine. Vitamin C nun verhindert zuverlässig die Umwandlung von Nitraten in krebsauslösende Nitrosamine. Je mehr zusätzliches Vitamin C ausschließlich für diesen Einsatz zur Verfügung steht,

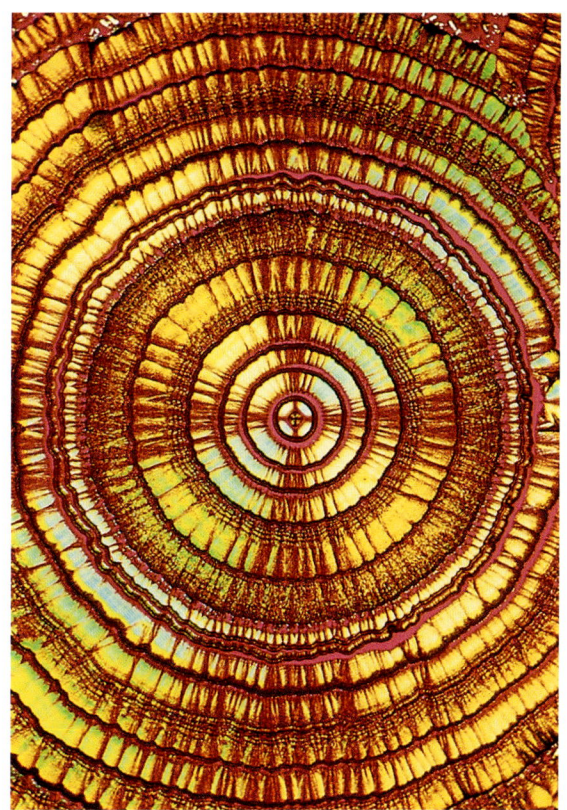

Vitamin-C-Moleküle bilden bunte Kristalle, die deutlich unter dem Mikroskop zu erkennen sind.

desto besser. Das ist ein weiterer Grund, warum wir insgesamt eine Zufuhr von 1000 bis 2000 Milligramm Vitamin C am Tag empfehlen. Damit tragen wir der erhöhten Schadstoffbelastung Rechnung.

Fördern Sie die Ausscheidung von Schadstoffen

Mit Vitamin C können Sie auch die Ausscheidung von Quecksilber und Blei aktivieren. Quecksilber kommt vor allem aus Amalgamplomben in den Körper und wird dann im Gehirn für 20 Jahre gespeichert. Wenn acht Ihrer Zähne mit Amalgam gefüllt sind, nehmen Sie automatisch etwa 10 Milligramm Quecksilber pro Tag auf.

Blei stammt vor allem aus Abgasen und aus Tabakrauch. Die Bleiwerte im Blut von Rauchern können mit 1000 Milligramm Vitamin C um 81 Prozent gesenkt werden. Raucher haben leider häufig um 40 Prozent zu niedrige Vitamin-C-Blutwerte. Der Grund ist, dass das vorhandene Vitamin C in der Lunge mobilisiert wird, um dort die Schadstoffe und freie Radikale aus Zigarettenrauch abzufangen.

Verheißungsvoll: Vitamin C halbiert die Krebshäufigkeit

Gladys Block vom nationalen amerikanischen Krebsforschungsinstitut stellte eine Zusammenfassung von 47 Studien über zusätzliches Vitamin C und Krebs vor. Bei 34 Studien wurde die Krebshäufigkeit vermindert:

➤ 8 Studien zu Mund- und Speiseröhrenkrebs
➤ 6 Studien zu Magenkrebs
➤ 5 Studien zu Lungenkrebs
➤ 4 Studien zu Bauchspeicheldrüsenkrebs
➤ 4 Studien zu Gebärmutterkrebs
➤ 4 Studien zu Darmkrebs
➤ 3 Studien zu Enddarmkrebs

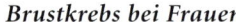

Brustkrebs bei Frauen
In der 1996 ausgewerteten Iowa-Frauenstudie (mit 34 000 Frauen) senkten 500 Milligramm Vitamin C das Brustkrebsrisiko um 21 Prozent gegenüber Frauen, die kein zusätzliches Vitamin C einnahmen!

Länger leben mit Vitamin C

Länger leben, das ist keine Alchemie. Zusätzliche Antioxidanzien senken die Häufigkeit von Krebs und Herz-Kreislauf-Erkrankungen. Das zahlt sich in längerer Lebenszeit aus. Wie viel genau? Zwei Studien geben Aufschluss, was Vitamin C betrifft:
➤ Eine Langzeitstudie an 11 000 Amerikanern zeigt: 800 Milligramm zusätzliches Vitamin C gegenüber einer zusätzlichen Dosis von 50 Milligramm Vitamin C erhöhen die Lebenserwartung um 5 Jahre.
➤ Eine im Jahr 2001 abgeschlossene Studie misst die Vitamin-C-Blutwerte von 20 000 Briten zwischen 49 und 71 Jahren: Je höher die Vitamin-C-Blutwerte sind, desto geringer war die Sterblichkeit. Die Menge Vit-

➤ **T I P P**

Vitamin-C-Streuer

VITAMIN C GEHÖRT auf den Tisch – zum Beispiel im Salzstreuer! Es verhindert den rasanten Vitaminverlust von Salaten, da Vitamin C andere empfindliche Vitamine, wie zum Beispiel Folsäure, schützt. Vitamin C schützt Ihren Magen vor krebsfördernden Substanzen aus Gebratenem und vor anderen Schadstoffen.
Kleinere Mengen Vitamin-C-Pulver werden zu 95 Prozent aufgenommen und sind magenverträglich. Würzen Sie Müsli, Saft, Salate und Gebratenes mit etwas Vitamin C, dem Schutzpatron Ihrer Zellen.

amin C, die schon in 50 Gramm Obst enthalten ist, führt zu einem Rückgang der Sterbehäufigkeit um 20 Prozent. An diesem Effekt sind natürlich alle Antioxidanzien mit beteiligt.

Das empfehlen Wissenschaftler

Nach Meinung vieler Wissenschaftler sind täglich 300 Milligramm Vitamin C die schützende Minimaldosis gegen freie Radikale. Die zusätzliche Entsorgung von Schadstoffen wie Nitraten ist in dieser Zufuhr noch nicht berücksichtigt.

Bei einer Umfrage des Magazins »Prevention« nahmen 90 Prozent der namhaften Ernährungswissenschaftler in den USA selbst zwischen 1000 bis 3000 Milligramm zusätzliches Vitamin C pro Tag ein.

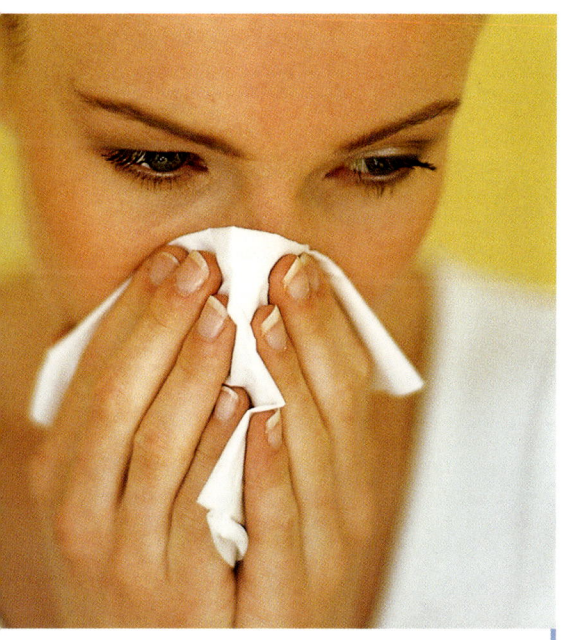

Sobald Sie die ersten Erkältungssymptome plagen, sollten Sie in regelmäßigen Abständen hoch dosiert Vitamin C einnehmen.

Wenn erste Erkältungssymptome auftreten ...

... sollten Sie Ihr Immunsystem schärfen. Die Hälfte aller Deutschen ist im Winter erkältet oder bekommt eine Bronchitis. Wie Sie aus der Werbung wissen, soll Vitamin C helfen, das zu verhindern. Aber: Wie gut hilft es tatsächlich? Und in welcher Dosis?

Da Erkältungen jeden betreffen, lohnt es, die Vitamin-C-Studien zu Erkältungen genauer zu beleuchten. Haben Sie schon einmal darüber nachgedacht, warum Tiere nie eine Erkältung bekommen? Sie produzieren 20- bis 30-mal mehr Vitamin C im Darm, als die Deutsche Gesellschaft für Ernährung den Deutschen zubilligt. Die von der DGE empfohlene Dosis von täglich 100 Milligramm Vitamin C bewahrt Sie vielleicht vor Skorbut, aber sicher nicht vor einer Infektion mit Erkältungsviren in der Straßenbahn. Besonders interessant ist die Tatsache, dass Tiere ihre Vitamin-C-Produktion bei einem Infekt um das Sechsfache ankurbeln.

6-mal 1000 Milligramm Vitamin C im Abstand von je 1 Stunde

Wenn Sie merken, dass sich bei Ihnen eine Erkältung ankündigt, sollten Sie sofort für die nächsten 6 Stunden jede Stunde 1000 Milligramm Vitamin C einnehmen. Vitamin C wird von Ihren Immunzellen aufgesogen und macht sie erst richtig aktiv. Weniger ist nicht wirksam! Das wurde erneut in einer Vitamin-C-Studie aus dem Jahr 2000 bestätigt: 263 Studenten bekamen bei ersten Erkältungssymptomen in den ersten 6 Stunden stündlich 1000 Milligramm Vitamin C, danach 3-mal täglich 1000 Milligramm. Die Schnupfensymptome nahmen um 85 Prozent ab im Vergleich zu einer Gruppe, die nur 1-mal täglich 1000 Milligramm Vitamin C einnahm.

Unser Tipp für Sie

Die orthomolekulare Hausapotheke

MACHEN SIE BEI einem Infekt schnell Ihr Immunsystem wieder fit: Ein hochwertiges Eiweißpulver sowie hoch dosierte Vitamin- und Mineralstoffpräparate gehören als Grundausstattung in jede Hausapotheke. Versetzen Sie so Ihr Immunsystem in die Lage, eine Infektion schnell zu bekämpfen.

1. Eiweiß

Das hochwertigste Eiweiß ist kalt verarbeitetes Molkeprotein. Innerhalb von 45 Minuten sind die kleinen Proteinbausteine im Blut. Molkeprotein ist wesentlich hochwertiger als jedes andere Reineiweiß, weil es viele Immunglobuline und viele essenzielle Aminosäuren enthält. Das Molkeprotein sollte laktosereduziert sein. Laktose ist Milchzucker und verursacht Blähungen. Gute Hersteller filtern die Laktose heraus.
- 4x täglich 25 g Molkeprotein

2. Vitamine

Wenn Sie krank sind, sollten Sie mehrmals am Tag ein hoch dosiertes Multivitaminpräparat einnehmen. Die wasserlöslichen Vitamine sind schnell verbraucht.
- 3x täglich als Multivitaminkapsel:
  10–50 mg Vitamine B_1–B_6,
  400 µg Folsäure, 1000 µg B_{12}
- 3x täglich 1000 mg Vitamin C
- 2x täglich 400 mg Vitamin E

3. Mineralstoffe
- 1x 1000 mg Kalzium
- 1x 500 mg Magnesium
- 1x 200 µg Selen
- 2x 30 mg Zink

Studien belegen:
Auf die Menge kommt es an

Es liegen über 60 Vitamin-C-Studien vor, die die Wirkung von Vitamin C auf Erkältungen untersuchen. Viele davon konnten den positiven Einfluss nicht bestätigen. Bei einer Gesamtanalyse der Studien zeigte sich Folgendes:

➤ 20 Studien, bei denen mehr als 5 Gramm Vitamin C bei Beginn einer Erkältung gegeben wurden, waren erfolgreich.

➤ 2 Studien, bei denen 2 Gramm Vitamin C bei Beginn einer Erkältung gegeben wurden, verminderten die Erkältungsdauer immerhin um 26 Prozent.

➤ 1 Studie, bei der 1 Gramm Vitamin C bei Beginn einer Erkältung gegeben wurde, verminderte die Erkältungsdauer um 6 Prozent.

➤ Alle anderen Studien versagten.

Machen Sie nicht den Fehler der meisten Vitamin-C-Benutzer, die nur ein bis zwei Tabletten Vitamin C bei den ersten Anzeichen einer Erkältung nehmen. Das sind mit deutschen Produkten meist gerade einmal 600 Milligramm. Der Vitamin-C-Bedarf in den Immunzellen vervielfacht sich bei einer Virusinfektion. Unter 5 Gramm (bei einer akuten Infektion) ist da nicht viel zu machen. Hardliner nehmen sogar Vitamin C bis zur Durchfallgrenze. Die liegt bei etwa 10 bis 15 Gramm.

Was braucht Ihr Immunsystem im Notfall?

Bei Grippe, Schnupfen, Infekt und allen anderen Krankheiten sowie nach Operationen verbrauchen Sie mehr Nährstoffe.
Alle Vitamine, Mineralstoffe und Eiweiß unterstützen das Immunsystem. Die B-Vitamine helfen beim Einbau von Eiweißbau-

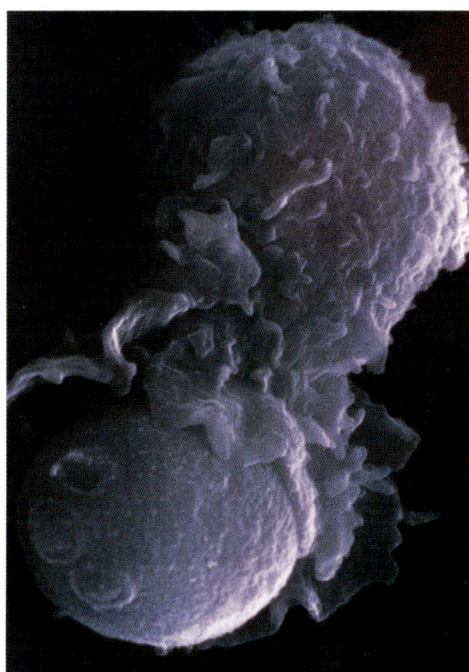

Eine Fresszelle verschlingt gerade ein Bakterium. In der Fresszelle wird es so lange mit freien Radikalen beschossen, bis es aufgelöst ist.

steinen, damit die Immunzellen sich schneller vermehren können. Die Antioxidanzien, wie Vitamin C und E, schützen die Immunzellen, die mit freien Radikalen auf Eindringlinge schießen. Auf dem Foto können Sie sehen, wie gerade eine Fresszelle ein Bakterium verschlingt. Wenn das Bakterium in der Fresszelle ist, dann beschießt sie den Eindringling mit freien Radikalen, bis er aufgelöst ist.

Vitamin C und E stabilisieren die Immunzellen

Die Fresszelle sichert sich selbst mit Vitamin E und C, damit sie nicht platzt. Die Immunzellen haben deswegen einen 40-fach höheren Vitamin-C-Gehalt als andere Blutzellen.

Nur wenn Fresszellen voll gesogen sind mit Vitamin C und genügend Vitamin E in ihren Zellwänden haben, können sie freie Radikale abschießen. Ohne Nachschub gleich am Anfang der Abwehrschlacht wird Vitamin C sehr schnell aufgebraucht, und sein Gehalt in den Immunzellen fällt stark ab. Sättigen Sie also Ihre Immunzellen richtig mit Vitamin C, damit diese optimal arbeiten können.

Nutzen Sie die Erkenntnisse der Immunforschung

Noch vor zehn Jahren wussten die Ärzte und Wissenschaftler sehr wenig über das Immunsystem. Aber die Erforschung der HIV-Infektion und der daraus resultierenden Immunschwäche (Aids) hat ein enormes Grundlagenwissen geschaffen, das heute für viele Erkrankungen nützlich ist. Die HIV-Studien zeigen, welchen Einfluss Vitamine auf das Immunsystem haben. Nutzen Sie diese neuen Erkenntnisse, um Ihr Immunsystem mit Mikronährstoffen fit zu machen.

Betrachten Sie noch einmal das Foto mit der Fresszelle, die Viren und Bakterien verschlingt und diese dann mit freien Radikalen bombardiert. Bei HIV-Patienten müssen täglich Milliarden von Viren attackiert werden. Dabei richten freie Radikale entsprechend hohe Schäden an. Das kann man messen. Genau dasselbe passiert auch, wenn Sie eine Grippe haben. Sie können die Fresszellaktivität enorm anregen, wenn Sie dann große Mengen an Antioxidanzien zuführen.

Antioxidanzien für die Virenabwehr
Auch bei akuten Hepatitisvirusinfektionen (wie Gelbsucht) werden Vitamin-C-Infusionen eingesetzt. Wie stark Antioxidanzien die Schlagkraft des Immunsystems

beeinflussen, zeigt sich bei der chronischen Hepatitis-B-Virusinfektion (Gelbsucht). Bei 5 Prozent der Patienten bekommt das Immunsystem die Virenvermehrung nicht in den Griff und bildet immer neue Hepatitisviren. Eine Studie aus dem Jahr 2001 zeigt, dass mit 300 Milligramm Vitamin E über einen Zeitraum von 12 Monaten bei der Hälfte der Patienten die Virenproduktion gestoppt werden konnte. Es waren keine Viren mehr nachweisbar, und die Leberwerte normalisierten sich. In der Gruppe ohne Vitamin E schaffte dies kein Patient.

B-Vitamine für die Immunapotheke

Nicht nur die Antioxidanzien, sondern auch B-Vitamine sind für ein schlagkräftiges Immunsystem wichtig, da sie sehr stark

an der Vermehrung von Immunzellen beteiligt sind. B-Vitamine steuern den Eiweißeinbau und die Vervielfältigung der DNA von Immunzellen. Der Verbrauch von B-Vitaminen erhöht sich deswegen immer bei Infektionen. HIV-Patienten haben durch den verstärkten Bedarf daher fast immer zu niedrige Vitaminblutwerte, genau wie Patienten mit einer Grippe oder anderen Infektionen. Wie dramatisch sich ein Vitamin-B_{12}-Mangel auf das Immunsystem auswirkt, zeigt sich in einer Studie mit mehreren hundert HIV-Infizierten. In der Gruppe der HIV-Patienten mit niedrigen Vitamin-B_{12}-Werten erkrankten innerhalb von 9 Jahren doppelt so viele mit dem Vollbild der Immunschwächekrankheit (Aids) wie in der Gruppe der HIV-Patienten mit normalen Vitamin-B_{12}-Werten.

Kampf den Viren

Was können wir aus diesem Wissen der HIV-Forschung lernen?

➤ Das Immunsystem funktioniert immer nährstoffabhängig: Je besser es versorgt ist, desto mehr Aktivität kann es entfalten.

➤ Der Bedarf an den Vitaminen C und E verzehnfacht sich bei Erkrankungen, um die Immunzellen ausreichend mit Antioxidanzien zu panzern.

➤ Der Eiweißbedarf steigt um bis zu 30 Prozent, weil Immunzellen und Antikörper verstärkt gebaut werden müssen.

➤ Der Bedarf an den anderen Vitaminen, die an der Eiweißsynthese und der Immunzellproduktion beteiligt sind, vervielfacht sich.

Ihr Immunsystem braucht also im Krankheitsfall kein Aspirin, sondern schnell verfügbare Nährstoffe aus der orthomolekularen Hausapotheke (siehe Seite 128). Richten Sie sich eine ein!

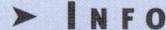

➤ **INFO**

Vitamin C: Die Hitliste

90 PROZENT des Vitamin C gehen durch Lagerung und Verarbeitung verloren. Eigentlich lässt sich nicht genau sagen, wie viel Vitamin C tatsächlich auf Ihrem Teller ist. Die unten angeführten Vitamin-C-Werte sind Durchschnittswerte von rohen, frischen Lebensmitteln.

	pro 100 g
Paprika	138 mg
Brokkoli	115 mg
Rosenkohl	115 mg
Grünkohl	105 mg
Kiwi	71 mg
Erdbeeren	64 mg
Apfelsine	49 mg
Grapefruit	44 mg
Zitrone	41 mg

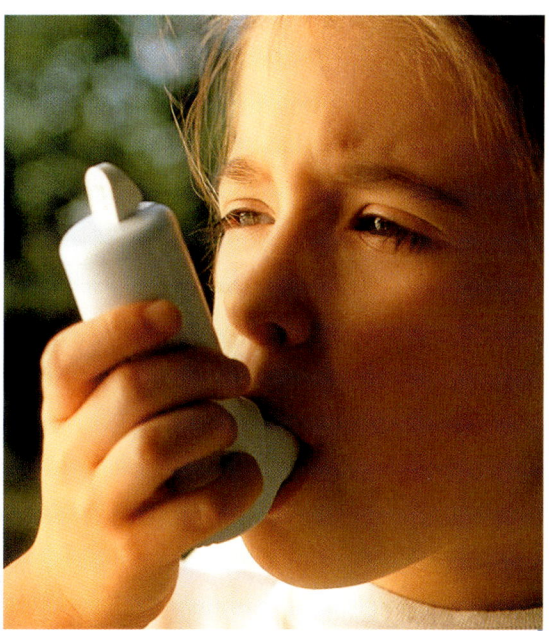

Asthmatiker können mit Hilfe von Vitamin C die Anzahl ihrer Anfälle senken – das belegen zahlreiche Studien.

Auch hier hilft Vitamin C

Bei Allergien: Jeder dritte Deutsche ist betroffen

Allergien sind Reaktionen des Immunsystems. Nicht nur auf Chemikalien, sondern auch auf harmlose Stoffe wie Pollen, Wolle, Hausstaub und Lebensmittel. Tränende Augen, Schnupfen, Hautausschläge und Migräne sind nur einige der Symptome einer Allergie. Allergien sind häufig eine überschießende Reaktion eines schadstoffbelasteten Immunsystems, das dramatisch auf ganz normale Stoffe in der Umwelt reagiert. Im Verlauf der allergischen Reaktion wird ein Botenstoff – das Histamin – freigesetzt. Es löst die Entzündungssymptome wie Schleimhautschwellungen, tränende Augen und Juckreiz aus. Die meisten Medikamente gegen Allergien versuchen, das Histamin zu hemmen (Antihistaminika). Doch leider haben diese

Medikamente eine unangenehme Nebenwirkung: Man wird müde. Vitamin C dagegen vermindert die Ausschüttung von Histaminen und reguliert zusätzlich den schnelleren Abbau des Histamins – ohne Nebenwirkungen. Eine langfristige Vitamin-C-Einnahme kann Histamin um bis zu 38 Prozent senken! Deshalb werden 2 bis 5 Gramm Vitamin C bei Allergieneigung empfohlen. Bis zu 20 Prozent der Allergiker haben übrigens zu niedrige Vitamin-C-Blutwerte.

Bei Asthma: Jedes zehnte Kind hat es

Schon 9 Prozent der Kinder leiden heute unter Asthma. Besonders Kinder von Rauchern sind betroffen. Aber auch die Zahl der erwachsenen Asthmatiker hat sich durch Luftverschmutzung und Schadstoffe in den letzten 20 Jahren verdoppelt.
9 Studien zu Asthma und Vitamin C zeigen die Verminderung von Asthmaanfällen, wenn 1 bis 2 Gramm zusätzliches Vitamin C dauerhaft eingenommen werden. Der

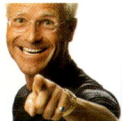

Mein Tipp für Sie

Schützen Sie sich vor Zellschäden und Schadstoffen

DEN ALLESKÖNNER Vitamin C brauchen Sie im Stoffwechsel für eine starke Immunabwehr, als Radikalfänger, zur Vorbeugung gegen Krebs und immer mehr zur Schadstoffentsorgung. Eigentlich können Sie nie genug Vitamin C bekommen. Ich empfehle daher 1000 bis 2000 Milligramm Vitamin C am Tag, möglichst in Form von Tabletten mit zeitverzögerter Aufnahme.

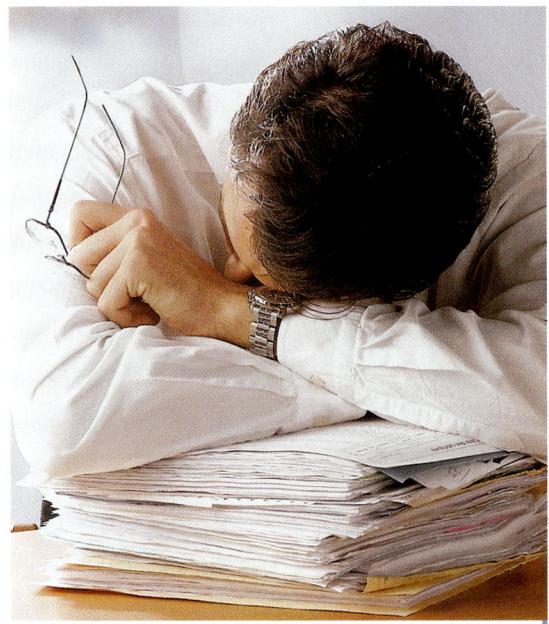

*Das chronische Müdigkeitssyndrom »Burnout«
wird mit Vitamin C behandelt. Es steigert die
Produktion von Energie und Nervenleitstoffen.*

produktion herabgesetzt, bleiben die Bronchien weit. Dafür sind jedoch ständig hohe Vitamin-C-Blutspiegel erforderlich. Vitamin C ist außerdem an der Produktion von bronchienerweiternden Substanzen (Prostaglandine) beteiligt. So kann es die Inhalation von lästigen Asthmamitteln zum Teil ersetzen. Da Vitamin C langfristig die Ausscheidung von Schadstoffen verbessert, vermindert es insgesamt die schadstoffbedingte Allergieanfälligkeit.

Nach Verletzungen und Operationen

In Wunden sammelt sich immer besonders viel Vitamin C an, denn dort ist es für die Neubildung von Kollagenfasern für neue Haut zuständig. Vitamin C wird sofort aus dem Blut zu den Wunden mobilisiert. Die Vitamin-C-Blutwerte fallen deswegen nach Operationen um gut die Hälfte ab. Je niedriger die Vitamin-C-Blutwerte schon vor der Operation waren, desto schlechter heilen die Wunden. 1000 bis 3000 Milligramm zusätzliches Vitamin C beschleunigen das Verschließen des Gewebes und die Narbenbildung. Mit Vitamin C kurbeln Sie nach Operationen, Verbrennungen oder Verletzungen Ihre Kollagenproduktion an.

Grund dafür ist, dass dieses Vitamin besonders aktiv in Lunge und Bronchien ist. Es senkt dort, wie auch bei anderen Allergien, die Histaminausschüttung. Histamin ist in den Bronchien dafür verantwortlich, dass sie sich zusammenziehen und so eine Atemnot provozieren. Wird die Histamin-

Vitamin C (Ascorbinsäure): Das empfehlen Experten

Tägliche Zufuhrempfehlungen im Vergleich:

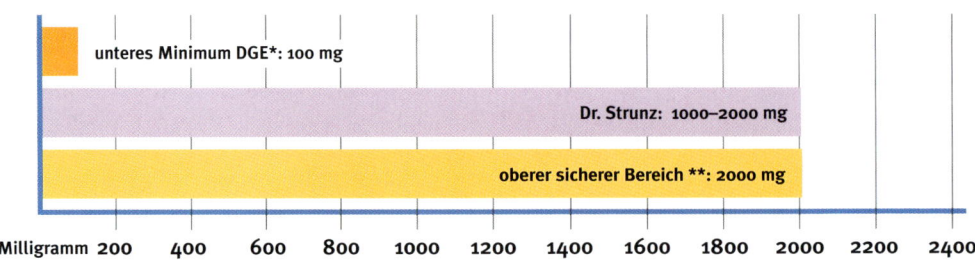

unteres Minimum DGE*: 100 mg

Dr. Strunz: 1000–2000 mg

oberer sicherer Bereich **: 2000 mg

Milligramm 200 400 600 800 1000 1200 1400 1600 1800 2000 2200 2400

Erwachsene, 19–65 Jahre
** mit Vitaminpräparaten (nach Prof. Shrimpton)

Wie gut sind Sie versorgt?

WENN MEHRERE der folgenden Symptome bei Ihnen auftreten, könnte das auf einen Mangel an Vitamin C hinweisen.

Kurzfristige Mangelsymptome
- ◆ Infektanfälligkeit, häufige Erkältungen ☐
- ◆ Müdigkeit durch schlechte Fettverbrennung ☐
- ◆ Depressionen, Konzentrationsmangel durch Neurotransmittermangel ☐
- ◆ Zahnfleischbluten und -entzündungen ☐
- ◆ Faltenbildung ☐
- ◆ Krähenfüße durch schlechte Haut ☐
- ◆ Neigung zu Allergien und Asthma ☐
- ◆ Schlechte Wundheilung ☐

Langfristige Mangelsymptome (bei Erwachsenen)
- ◆ Altersstar und Makulaschäden an den Augen ☐
- ◆ Krebsentwicklung durch freie Radikale ☐

- ◆ schwaches Immunsystem ☐
- ◆ Arthritis ☐
- ◆ Neigung zu blauen Flecken ☐
- ◆ Hämorrhoiden, Krampfadern ☐
- ◆ Herz-Kreislauf-Erkrankungen durch Arterienschwäche ☐

Gehören Sie zu einer Risikogruppe?
Wenn einer der folgenden Punkte auf Sie zutrifft, haben Sie einen erhöhten Bedarf an Vitamin C.

- ◆ Sie sind über 65 Jahre alt ☐
- ◆ Sie sind magersüchtig ☐
- ◆ Sie sind Raucher ☐
- ◆ Sie stehen unter Stress ☐
- ◆ Sie sind krank (Diabetes, akute Infekte, nach Operationen) ☐
- ◆ Sie nehmen Medikamente (Kortikoide, Tetracyclin, Antibabypille, Aspirin) ☐

Bei schlechtem Fettabbau

Sie machen alles, um Gewicht zu verlieren, und werden trotzdem Ihr Fett nicht los? Es könnte an zu wenig Vitamin C und Eiweiß liegen. Vitamin C ist an der Produktion von Karnitin beteiligt, ein Eiweißmolekül, das Fette in die Verbrennungsöfen der Zellen transportiert. Dort werden die Fette dann zu Energie verbrannt. Karnitin ist sozusagen das Fett-Taxi in den Brennöfen. Genug Vitamin C und Eiweiß sorgen für eine gute Karnitinproduktion.

Bei Müdigkeit und Abgeschlagenheit

Viel Stress verlangt immer große Mengen an Vitamin C und B-Vitaminen, denn diese Vitamine sind an der Produktion von Nervenbotenstoffen wie Noradrenalin und Dopamin beteiligt. Die Nervenbotenstoffe kennen Sie ja schon von den B-Vitaminen (siehe ab Seite 33). Im Extremfall kann aus Stress und unzureichender Vitaminzufuhr das chronische Müdigkeitssyndrom entstehen, unter dem einige ausgebrannte Manager leiden. Bei dem Müdigkeitssyndrom kommt es zu Energielosigkeit, schlechter Fettverbrennung und gleichzeitig zu Konzentrationsproblemen, Gereiztheit, Abgeschlagenheit und Depressionen. Hoch dosiertes Vitamin C und die B-Vitamine kurbeln die Botenstoff- und die Energieproduktion an. Deshalb werden sie eingesetzt, um das chronische Müdigkeitssyndrom zu behandeln.

Diabetes: ein Fall für die orthomolekulare Medizin

Diabetes ist mehr als nur ein erhöhter Blutzucker. Mindestens vier Millionen Deutsche leiden daran. Damit ist die Blutzuckerkrankheit die häufigste Stoffwechselerkrankung überhaupt. Diabetiker müssen über ihre Ernährung sowie mit Medikamenten und Insulin ihren Blutzuckerspiegel genau steuern. Viel schlimmer als diese Lebensumstellung sind jedoch die schweren Folgeerkrankungen von Diabetes am Gefäß- und Nervensystem. Der Grund dafür sind die Zuckermoleküle, die viel zu lange in der Blutbahn kreisen. Sie gehen mit Eiweißstoffen und Fetten unlösliche, klebrige Verbindungen ein – die so genannten AGEs – und verkleben so die Gefäße (siehe Seite 17).

Antioxidanzien gegen die Karamellisierung

Wenn viele freie Radikale im Stoffwechsel vorhanden sind, wie zum Beispiel bei Rauchern, wird die Produktion der klebrigen AGEs noch angeheizt. Die zähflüssig-klebrigen Produkte, die entstehen, kann man sich als karamellisierten Zucker zwischen den Zellen vorstellen, der die Außenmembranen der Zellen und Gefäße zukleistert. Außerdem führen die AGEs zu einer vermehrten Produktion von freien Radikalen, die bei Diabetikern zusätzlich Blutfette ranzig werden lassen und damit die Gefäße zusetzen. Bei Rauchern, die gleichzeitig Diabetes haben, verzwanzigfacht sich so das Risiko für Herzinfarkte.

Obst und Gemüse sowie zusätzliche Antioxidanzien sind deshalb für Diabetiker besonders wichtig. Studien zeigen, dass 1000 Milligramm Vitamin C die Entstehung der klebrigen AGEs um gut ein Drittel senken kön-

nen. Auch Vitamin E scheint die Entstehung der AGEs zu verringern.

Sie sind so jung wie Ihre Blutbahnen

Wenn Ihr Transportsystem durch Plaque und Ablagerungen zugesetzt ist, steigt Ihr biologisches Alter. Wie ist nun das echte biologische Alter eines 60-jährigen Diabetikers? Er ist uralt, denn die großen Blutbahnen bis in die kleinste Kapillare werden jeden Tag mit zusätzlichen AGEs und oxidierten Fetten zugesetzt. Deshalb haben Diabetiker ein 4-mal so hohes Risiko für Herzinfarkte und Schlaganfälle wie gesunde Menschen. Auch die kleinen Gefäße, die zur Versorgung der Gliedmaßen,

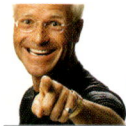

Mein Tipp für Sie

Diabetiker brauchen Antioxidanzien

AUSSER DER medizinischen Kontrolle des Blutzuckers sind Antioxidanzien besonders wichtig für Diabetiker, um die Blutbahnen zu schützen. Vitamin E senkt das Risiko für Herzinfarkte, indem es verhindert, dass Blutfette ranzig werden. Wie das genau funktioniert, erfahren Sie ab Seite 140. Vitamin C arbeitet verbrauchtes Vitamin E wieder auf. Außerdem vermindert es zusammen mit anderen Antioxidanzien die Bildung freier Radikale, die den Karamellisierungsprozess von Zucker mit Eiweißstrukturen fördern.

Antioxidanzien schützen auch vor Augenschäden, die durch die vermehrten freien Radikale und die AGEs bei Diabetikern entstehen können.

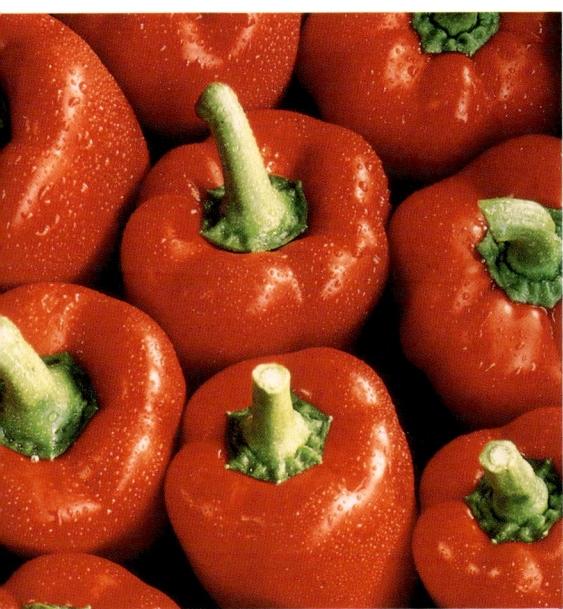

Für einen wirksamen Zellschutz sollten Diabetiker viel Obst und Gemüse essen sowie hohe Dosen an Vitamin C nehmen.

riger. Da Vitamin C in Konkurrenz zu den Zuckermolekülen an den Andockstellen tritt, benötigen Zuckerkranke ein Vielfaches an Vitamin C, damit in der Zelle eine optimale Vitamin-C-Konzentration herrscht. Übrigens besetzt Vitamin C auch die Andockstellen für Zucker an vielen Eiweißmolekülen, die sonst zu den klebrigen AGEs karamellisieren könnten: Es senkt so die Entstehung der Karamellisierungsprodukte um ein Drittel.

Bei Diabetikern werden Vitamine aus den Zellen gepumpt

Weil nicht genug Vitamin C in der Zelle von Diabetikern ist sowie weitere Stoffwechselstörungen vorliegen, wird vermehrt Sorbitol in den Zellen produziert. Ein hoher Sorbitolgehalt in der Zelle bewirkt, dass kleinere Moleküle wie Antioxidanzien und Vitamine aus der Zelle gepumpt werden. Dadurch fällt der Vitamingehalt im Zellinneren ab. Die Folge: Der gesamte Zellenergiestoffwechsel läuft schlecht ab, es entstehen vermehrt freie Radikale in den Energiezentralen der Zelle (den Mitochondrien), die die Zelle schädigen.

Vitamine und Spurenelemente verbessern den Zellstoffwechsel

Die gute Nachricht: Schon 2 Gramm Vitamin C können die Sorbitolproduktion in den Zellen um die Hälfte vermindern, das haben Studien gezeigt.

Diabetiker können mit den Biostoffen der Natur ihre Zellen versorgen und dadurch wieder in gute Stoffwechsellaune bringen.

Es gibt noch viele andere Stoffe, wie beispielsweise die B-Vitamine gegen Nervenschmerzen oder Chrom und Zink für eine verbesserte Insulinwirkung, die bei Diabetes in der orthomolekularen Medizin therapeutisch eingesetzt werden. Wie Sie Adressen für Ärzte, die auf orthomolekulare Medizin spezialisiert sind, finden, steht auf Seite 156.

Niere und Augen nötig sind, setzen sich zu. So sind Diabetiker 50-mal mehr von Amputationen bedroht. Tatsächlich ist Diabetes die Ursache für 50 Prozent der Amputationen von Gliedmaßen. Zuckerkranke haben ein 20fach erhöhtes Risiko zu erblinden, weil sich die kleinen Versorgungsgefäße der Netzhaut verschließen und mit Sorbitol (siehe rechts) anreichern. Außerdem entstehen bei Diabetikern häufig Nierenschäden, da die Versorgungsgefäße zur Niere verstopft werden.

Vitamin C und Zucker sind ähnlich

Tiere produzieren aus Zucker im Darm Vitamin C. Die beiden Moleküle sind sich so ähnlich, dass sie dieselben Transportmechanismen in die Zelle benutzen. Ist der Blutzuckerspiegel hoch, sind die Andockstellen an der Zelle besetzt, und Vitamin C hat Probleme in die Zellen zu gelangen. Deshalb sind bei Diabetikern die Vitamin-C-Konzentrationen in den Zellen um 30 Prozent nied-

Das INTERVIEW

ANTI-AGING FÜRS IMMUNSYSTEM: ERNÄHRUNG, VITAMINE UND SPORT

ANDREAS JOPP: SIE ARBEITEN SEIT MEHR ALS 30 JAHREN IM BEREICH IMMUNOLOGIE, KREBS UND SPORTMEDIZIN. DAS WIRKT AUF DEN ERSTEN BLICK WIE EINE WILDE MISCHUNG.

Prof. Uhlenbruck: Durch die sportliche Beanspruchung entsteht ein Gewebestress, der dazu führt, dass über Botenstoffe das Immunsystem enorm stimuliert wird. Die Fresszellen, Killerzellen und andere Immunzellen des Körpers werden durch Sport zahlenmäßig hochreguliert und in ihrer Funktion verbessert. Sie können dadurch Viren, Bakterien und Krebszellen besser vernichten. Derjenige, der regelmäßig Sport treibt, hat übrigens auch weniger Autoimmunerkrankungen im Alter, wie zum Beispiel Rheuma. Sport ist Anti-Aging für das Immunsystem, das heißt, es altert langsamer. Die Immunabwehr bleibt länger fit.

Wenn man in der wissenschaftlich-seriösen Literatur nachforscht, ist man doch erstaunt, wie stark die positive Wirkung von Sport auf das Immunsystem ausfällt. Die augenscheinlich wilde Mischung meiner Arbeitsfelder hängt also auch über die verschiedensten Einflüsse auf das Immunsystem sehr eng zusammen.

SEIT LANGEM BESCHÄFTIGEN SIE SICH MIT ORTHOMOLEKULARER MEDIZIN. WAS INTERESSIERT DEN IMMUNOLOGEN AN VITAMINEN UND SPURENELEMENTEN?

Wir haben festgestellt, dass Vitamine und Immunsystem in der Tat sehr eng miteinander verbunden sind. Zum Beispiel sind Vitamine wichtig für den Aufbau von Eiweißstrukturen in Immunzellen aus Eiweiß. Wir haben uns auch mit einzelnen Vitaminen beschäftigt. Vitamin A wird als antiinfektiöses Vitamin

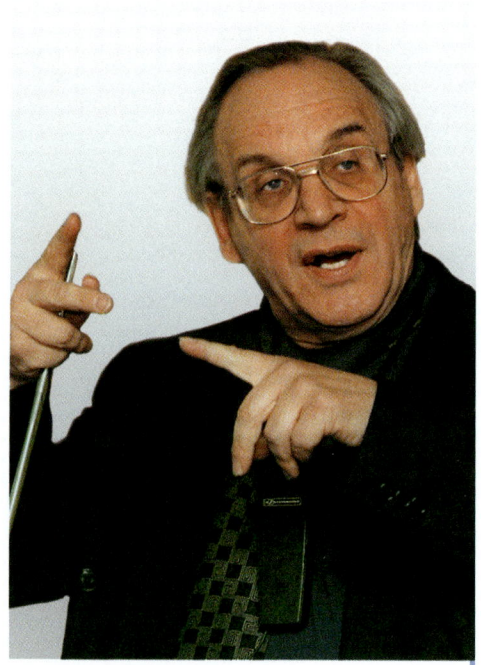

Professor Gerhard Uhlenbruck ist Direktor des Instituts für Immunbiologie der Universität zu Köln. Er ist Experte in den Bereichen Immunologie, Krebs und Sportmedizin.

bezeichnet. Es hat Einfluss auf die Antikörperproduktion, also auf die schnelle Infektabwehr bekannter Eindringlinge. Ferner wirkt sich Vitamin A positiv auf die natürlichen Killerzellen des Immunsystems aus. Die B-Vitamine sind besonders wichtig für die Entwicklung und die Funktion von sich schnell vermehrenden Immunzellen. Das wusste man bis vor kurzen noch gar nicht. Ein Mangel an Vitamin B_6

führt zum Beispiel zu einem Abfall verschiedener Immunzellen. Dat iss doch wat. – *Prof. Uhlenbruck ist waschechter Kölner ...*

DIE SCHÄDEN AN DEN ZELLEN DURCH FREIE RADIKALE WERDEN ALS EINER DER HAUPTGRÜNDE FÜR DEN ALTERUNGSPROZESS GENANNT.

Ja, ganz wichtig sind die Strategien, die man heute entwickelt und als Anti-Aging bezeichnet. Dadurch erleben die Vitamine eine wirkliche Renaissance. Und da sind es gerade die Vitamine B $_6$, B $_{12}$, Folsäure, C und E. Das sind die echten Anti-Aging-Vitamine. Ich bin ja nun in einem Alter, wo man sich mit Anti-Aging auseinander setzen muss. Natürlich habe ich schon früher damit angefangen, um meinen Ärzten, die mich viel zu schnell wegen einer chronischen Autoimmunerkrankung abgeschrieben hätten, die Statistik zu verderben. Besonders die antioxidativen Vitamine verhindern Schäden an den Zellmembranen, also den aktiven Transportwänden, die dafür sorgen, dass die Zellen aktiv Nährstoffe herein- und Schadstoffe aus der Zelle heraustransportieren können. Antioxidanzien schützen diese Membranen. Zum Beispiel lagert sich Vitamin E in die Zellmembran ein und kann die Zellmembran so vor freien Radikalen schützen. Gerade bei den Immunzellen wirken sich Membranschäden ungünstig aus. Die Immunzellen funktionieren dann nicht mehr so gut. Die Fresszellen fahren, bei einem Antioxidanzienmangel, ihre Aktivität herunter, um sich nicht selbst zu zerstören. Sie sehen: Für den Immunologen sind die antioxidativen Vitamine hochinteressant.

AUCH DAS IMMUNSYSTEM ALTERT ...

... Das ist richtig und wird oft vergessen. Wir wissen, dass das Immunsystem im Alter sozusagen abfällt. Mit Antioxidanzien können verschiedene Teile des Immunsystems enorm an Schlagkraft gewinnen. Das sind Wirkungen, die man früher gar nicht so kannte. Für Anti-Aging-Strategien sind Antioxidanzien also nicht nur für die Verminderung von freien Radikalen zuständig, sondern auch für das Immunsystem. Antioxidanzien stimulieren und aktivieren das Immunsystem, um es schlagkräftig zu erhalten.

BEIM SPORT WIRD JA VERMEHRT SAUERSTOFF AUFGENOMMEN UND ENERGIE PRODUZIERT. DADURCH FALLEN NATÜRLICH FREIE RADIKALE AN. SOLLTEN FREIZEITSPORTLER MEHR VITAMINE NEHMEN?

Man muss wissen, dass sich beim Sport zwei Prozent des Sauerstoffs im Körper in toxische freie Radikale verwandeln. Und diese können natürlich Membranschäden an den Zellen verursachen, Fette oxidieren, die Erbmasse verändern und andere Zellstrukturen schädigen. Das ist ganz wichtig. Man weiß heute, dass durch die freien Radikale Muskelzellen absterben können. Was beim Sport aber auch passiert, ist eine Anpassungsreaktion: Je länger Sie über einen Zeitraum trainieren, umso mehr produziert der Körper eigene antioxidative Enzyme, um freie Radikale abzufangen. Dafür brauchen Sie natürlich Rohstoffe wie die Spurenelemente Zink, Selen, Mangan, Vitamine und Aminosäuren.

Das INTERVIEW

SPORTLER SIND NACH STARKER SPORTLICHER BELASTUNG HÄUFIG ERKÄLTUNGSANFÄLLIG. WIE PASST DAS MIT EINEM VERBESSERTEN IMMUNSYSTEM ZUSAMMEN?

Man geht davon aus, dass Sportler durch den erhöhten Energieumsatz die drei- bis fünffache Menge der DGE-Empfehlung brauchen. Was Sportler ganz besonders benötigen, sind die B-Vitamine zur Energieproduktion sowie Vitamin C und Vitamin D. Letzteres wird sehr oft vernachlässigt. Der Grund, warum Sportler verstärkt infektanfällig sind, ist der, dass sie häufig nicht genügend Mikronährstoffe bekommen und zum anderen ihr Immunsystem durch Übertraining und nicht moderates Powertraining zu stark belasten. Vitamin C vermindert die Infektionsrate von Sportlern erheblich.

WAS PASSIERT BEI FREIZEITSPORTLERN, DIE ZUM BEISPIEL TÄGLICH LAUFEN, ABER NICHT GLEICHZEITIG DIE VITAMINZUFUHR UND ERNÄHRUNG VERBESSERN? KANN ES DORT AUCH ZU EINEM »BURN-OUT-SYNDROM« ODER ERMÜDUNGSERSCHEINUNGEN UND EINEM GESCHWÄCHTEN IMMUNSYSTEM KOMMEN?

Die meisten sind so gut über Ernährung informiert, dass sie sich sinnvoll ernähren. Wir empfehlen eine Ernährung mit Vollkorn beziehungsweise Vollkorngetreideprodukten, Obst und Gemüse, dadurch lassen sich – rein theoretisch – alle Nährstoffansprüche abdecken. Allerdings steht dem entgegen, dass in den heutigen Nahrungsmitteln gar nicht mehr das enthalten ist, was man erwartet. Dieses Problem wird von Ihnen ja auch angesprochen. Deshalb sollten Breitensportler zusätzlich Vitamine einnehmen.

STUDIEN ZEIGEN, DASS BEI EINER AUFNAHME VON 1900 KALORIEN AM TAG IN FORM EINER AUSGEWOGENEN MISCHKOST NICHT DIE ZUFUHREMPFEHLUNGEN DER DGE FÜR VITAMINE ERREICHT WERDEN.

Das ist korrekt. Die minimalen Zufuhrempfehlungen der DGE können mit der Ernährung kaum noch erreicht werden! Das ist sicherlich neu für Ihre Leser.

UNSERE LESER INTERESSIERT NATÜRLICH, WAS SIE VON DEN EMPFEHLUNGEN DER DGE FÜR DIE NÄHRSTOFFZUFUHR HALTEN?

Ich komme wieder zurück auf meine Sicht als Immunologe: Wenn Sie sich überlegen, welche Vitamine eine immununterstützende Wirkung haben – Vitamin A, Vitamin B6, Vitamin C, Folsäure, Vitamin E und D sowie Beta-Karotin –, dann reicht eine Minimaldosierung einfach nicht aus. Da bringt mehr tatsächlich auch mehr! Das muss man wissen.
Ich bin nicht gegen die DGE. Dort sitzen schlaue Leute. Aber wenn man bedenkt, wie viele Funktionen Vitamine haben und welchen oxidativen Stress, also die Abwehr gegen freie Radikale, wir bewältigen müssen, dann reichen diese Werte nicht aus.

SIE WÜRDEN ALSO EINEN SICHERHEITSPUFFER BEI DER VITAMINZUFUHR ZUGRUNDE LEGEN?

Ich denke ja! Auch ich bin ein Mensch, der immer wieder behauptet, allzu viel ist ungesund. Dafür stehe ich auch. Aber für diesen Bereich, denke ich, ist das die Ausnahme von dieser Regel. Wir wissen heute um die Bedeutung des oxidativen Stresses so viel, dass man sagen kann, mit den Werten, die die DGE empfiehlt, kommen wir leider nicht hin.

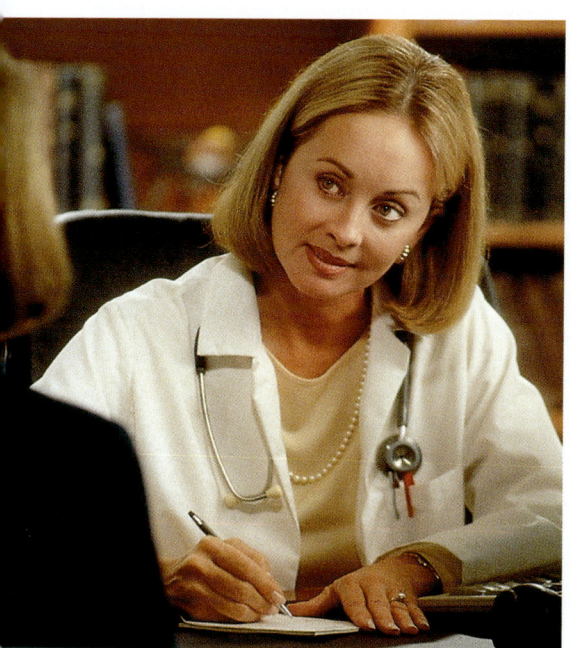

therapeutische Rolle. Die präventive Bedeutung von Vitaminen kommt viel zu kurz. Wir müssen weg von diesem nicht vernetzten Schubladendenken. In der Vitaminforschung stehen wir erst ganz am Anfang! Die Natur ist doch nicht so blöd, dass sie solch wichtige Moleküle nur ein paar Einzelfunktionen ausführen lässt. Nehmen wir zum Beispiel Vitamin D. Es wird als Knochenvitamin etikettiert. Schublade zu. Aber: Es wirkt auch im Immunsystem und senkt das Risiko für Krebsarten wie Brust-, Darm- und Prostatakrebs. Außerdem haben ältere Menschen fast immer zu wenig davon. Das ist dann doch wieder ungeheuer spannend ...

Viele Mediziner sind leider keine Experten, was Vitamine angeht. Wenden Sie sich deshalb am besten an Ärzte und Apotheker mit einer Spezialausbildung in Orthomolekular-Medizin.

WARUM KENNEN SICH VIELE ÄRZTE SO SCHLECHT MIT VITAMINEN AUS?

Heute wissen wir, dass Vitamine nicht nur ein paar Funktionen im Stoffwechsel haben, sondern auch als Antioxidanzien gegen freie Radikale wirken und für reibungslose Abläufe im Hormon- und Immunsystem unerlässlich sind. Für viele Ärzte waren Vitamine in den 80er Jahren während ihres Studiums langweilig. Vitamine wurden in eine kleine, unwichtige Schublade im Grundstudium gepackt. In der medizinischen Praxis spielen sie entweder als Kuriosität oder bei Formen der Blutarmut eine

VITAMIN E VERHINDERT ZELLSCHÄDEN

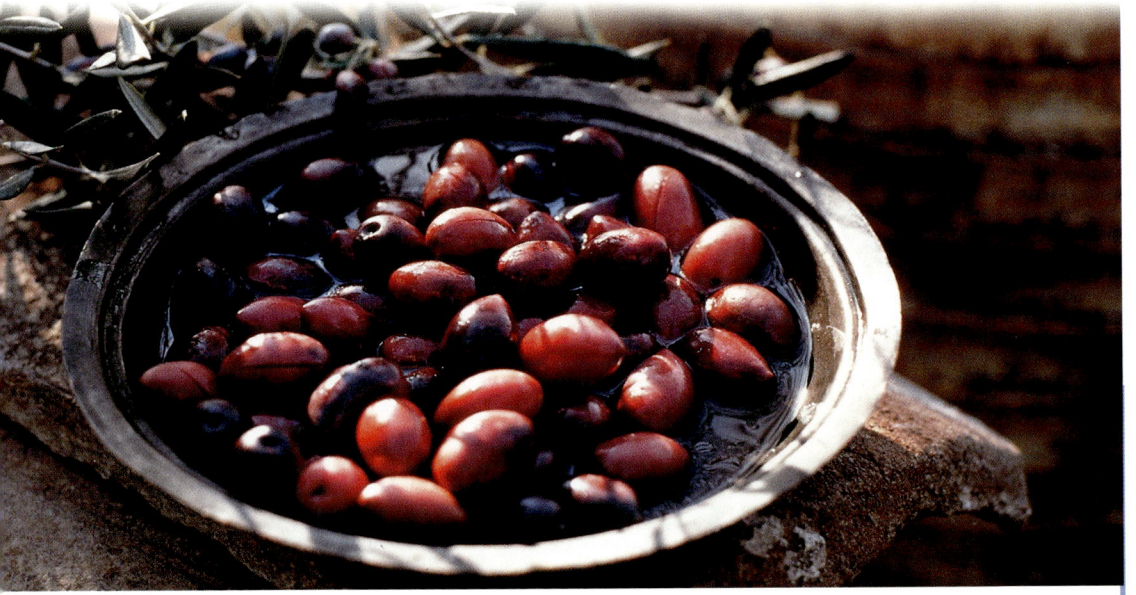

Vitamin E schützt das wertvolle Öl in Samen, Keimen und Früchten, wie beispielsweise in Oliven, vor einer Zerstörung durch freie Radikale.

Ungesättigte Fette bleiben stabil

Ungesättigte Fette und Vitamin E bilden in Pflanzen immer ein Team. Beide werden in hohen Mengen in allen ölhaltigen Keimen und Samen (vor allem in Weizenkeimen und Sonnenblumenkernen) – also den Keimzellen für neues Leben – produziert. Vor allem die ungesättigten Fette (chemisch heißen sie Fettsäuren) werden für den Bau von Zellwänden (Zellmembranen) der neuen Pflanze gebraucht. Ungesättigte Fettsäuren werden aufgrund ihrer chemischen Struktur besonders leicht von freien Radikalen angegriffen, oxidiert und zerstört. Deshalb werden Öle, die einen hohen Anteil an ungesättigten Fettsäuren enthalten, ranzig, wenn sie hell und offen an der Luft stehen, also Sauerstoff und Licht ausgesetzt sind.

Vitamin E schützt Fette vor dem Verderb, indem es den größten Teil der freien Radikale abfängt, bevor diese die ungesättigten Fettsäuren erreichen. Doch Tiere und Menschen können das Duo von ungesättigten Fetten und Vitamin E nicht produzieren. Deshalb sind wir Menschen für den Bau unserer Zellmembranen auf dieses Duo angewiesen: Unser Zellinneres wird also letztlich durch Vitamin E vor freien Radikalen geschützt.

Aktivieren Sie Ihren Zellstoffwechsel

Sportler wissen, dass sie mit dem Duo von ungesättigten Fetten und Vitamin E ihren Stoffwechsel fit machen können. Aktivieren Sie genauso Ihren Stoffwechsel! Ihre Zellmembranen werden mit Hilfe dieses Duos umgebaut und transportfähiger. Das ist wie ein Ölwechsel für Ihre 70 Billionen Zellen! Das Einzige, was Sie tun müssen, ist, mit bestimmten Ölen und einer gemüsereichen Ernährung die Rohstoffe für diesen Ölwechsel zu liefern.

Wie funktioniert das genau?

Um das zu verstehen, stellen Sie sich zuerst einmal eine Ihrer Körperzellen vor: Eine Membran umhüllt jede Zelle wie eine Seifenblase. Innerhalb der Zelle sind noch einmal alle Produktionsstätten – das Genmaterial, die Eiweißfabriken, die Energiezentralen, die Reparaturabteilungen – von Bio-

membranen umgeben. Alle diese Biomembranen bestehen aus ungesättigten Fettsäuren, Vitamin E und einigen anderen Bestandteilen. Sie schirmen die Zelle vom feindlichen Außen ab. Sie ermöglichen es auch erst, dass jede Zelle ihren eigenen Stoffwechsel hat. Die Biomembranen im Zellinneren schirmen wiederum die einzelnen Produktionsabteilungen voneinander ab. Sie funktionieren wie ein geschäftiger Hafen, durch den Nährstoffe nach innen und Müll nach außen transportiert werden. Die ungesättigten flüssigen Fettsäuren in den Biomembranen sorgen dafür, dass die Membranen transportfähig bleiben. Sind die Zellwände mit gesättigten, festen Fetten voll gestopft, ist kein Transport möglich – alle Nährstoffe bleiben im festen Fett stecken. Wenn Frau Fleischklops-Griebenschmalz viel tierisches Fett und zu wenig Pflanzenöle isst, hat sie solche verhärteten Zellmembranen, durch die kaum noch Nährstoffe in ihre Zellen gelangen können. Das kann man messen!

Ölwechsel – aber wie?

Das Phantastische an einem Zellölwechsel ist, dass Sie anschließend mehr ungesättigte Fette in die Biomembranen einlagern können. Dadurch funktionieren sie besser, und der gesamte Zellstoffwechsel wird aktiviert. Nehmen Sie für einen Ölwechsel am besten

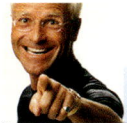

Mein Tipp für Sie

Lebensnotwendige Partner: ungesättigte Fette und Vitamin E

UNGESÄTTIGTE FETTE erkennen Sie daran, dass sie bei Raumtemperatur flüssig-ölig sind. Sie kommen hauptsächlich in Pflanzen vor. Gesättigte Fette sind dagegen bei Raumtemperatur fest und sind meist tierischen Ursprungs.
Die ungesättigten, flüssigen Fette und Vitamin E arbeiten immer zusammen: Vitamin E schützt die ungesättigten Fette vor freien Radikalen.
Wichtig: Je mehr ungesättigte Fette Sie aus Ölen aufnehmen, desto höher ist Ihr Vitamin-E-Bedarf, um diese vor freien Radikalen zu schützen. Das Duo ungesättigte Fette + Vitamin E ist lebensnotwendig für jegliches Zellwachstum und jede Zellerneuerung.

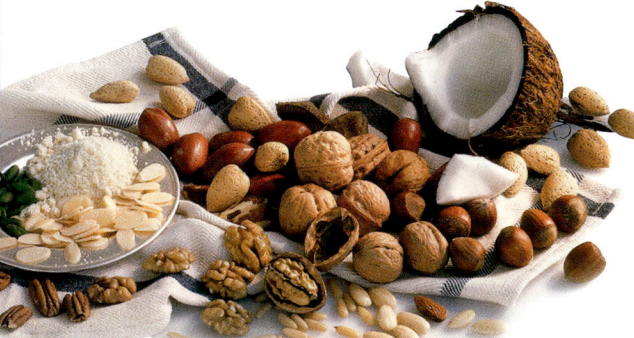

Vitamin E (Tocopherol): Die Hauptfunktionen

Als Antioxidanz: Schutz aller fetthaltigen Zellen und Botenstoffe vor freien Radikalen.

♦ Schützt die ungesättigten Fettsäuren in Biomembranen innerhalb und um die Zelle,

♦ schützt die fetthaltigen Hormone,

♦ schützt Lunge und Blutkörperchen vor Sauerstoffradikalen,

♦ schützt die Blutfette,

♦ schützt die ölige Schicht der Nerven und Gehirnzellen,

♦ schützt die Membranen von Immunzellen,

♦ schützt die Erbsubstanz,

♦ schützt die fetthaltigen Vitamine und Enzyme,

♦ schützt die sensiblen Drüsen: Thymusdrüse, Hoden, Hirnanhangsdrüse.

Als Teil von 144 Enzymen im Stoffwechsel:

♦ verbessert die Abwehrkraft durch eine gesteigerte Produktion von Immunboten-stoffen und die schnelle Vermehrung von Immunzellen,

♦ aktiv im Proteinstoffwechsel, beim Zell-aufbau und beim Bau der Erbsubstanz.

kaltgepresstes Lein- und Weizenkeimöl. Wichtig dabei ist: Erhöhen Sie gleichzeitig die Zufuhr von schützendem Vitamin E, denn bei der Pressung von Pflanzenölen gehen bis zu 40 Prozent Vitamin E verloren.

Vitamin E stoppt den Dominoeffekt

Was passiert eigentlich, wenn ein ungesät-tigtes Fettmolekül in einer Biomembran von einem freien Radikal angegriffen wird?

Sie können sich das vorstellen wie eine Rei-he umkippender Dominosteine: Jedes oxi-dierte Fettmolekül oxidiert das nächste Fett-molekül, das wiederum oxidiert das nächste, das wiederum oxidiert das nächste ... bis die ölige Membran verhärtet oder völlig aufge-löst ist.

Vitamin E stoppt diesen Dominoeffekt. Ohne Vitamin E würden die Biomembranen in und um die Zelle transportundurchlässig, starr und teilweise aufgelöst. Das würde den Tod für jede Zelle bedeuten. Sind die Mem-branen erst einmal durchschossen, können Radikale bis zur genetischen Software Ihrer Zelle vordringen und dort langfristige Feh-ler verursachen. Dadurch werden die Zellen beschädigt, altern schneller oder können sich zu Krebszellen verändern. Je mehr Vit-amin E zum Abfangen von freien Radikalen in den öligen Biomembranen eingelagert ist, desto sicherer sind die Zelle und die wert-volle Gen-Software.

Vitamin E und C: das Blitzab-leiterduo der Zellmembran

Vitamin E arbeitet als Zellschützer nicht alleine. Es übernimmt an den Biomembra-nen die Funktion eines Blitzableiters, der den Einschlag weiterleitet: Binnen einer Millionstel Sekunde schlägt das freie Radi-kal in das Vitamin-E-Molekül ein, statt die ungesättigten Fettsäuren der Membran zu treffen. Wie ein Blitzableiter leitet Vitamin E das freie Radikal dann weiter an Vitamin C, das im wässrigen Teil in und um die Zel-le patrouilliert. So werden Radikale sofort aus den Biomembranen entsorgt und an Vitamin C gebunden, das dann ausgeschie-den wird. Der Radikalableiter Vitamin E ist wieder frei für den nächsten Radikalein-schlag. 10 000 Radikale pro Tag und Zelle werden auf diese Weise abgeleitet. Ohne Vitamin E und die Weiterleitung an Vit-

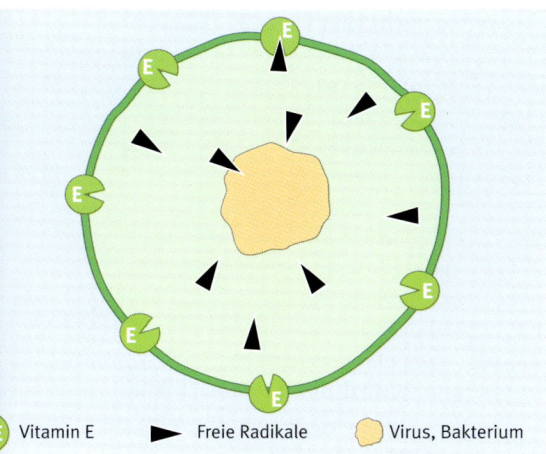

E Vitamin E ▶ Freie Radikale ● Virus, Bakterium

Vitamin E schützt die Fresszelle vor Selbstzerstörung, wenn sie ein Bakterium oder ein Virus mit freien Radikalen vernichtet.

Herzinfarkte und Schlaganfälle um 40 Prozent senken! Das Weiterlesen lohnt sich also: Vitamin E ist das wichtigste Vorsorgevitamin für junge Blutbahnen.

Ihr wirkliches Alter

Wie jung sind Sie? So jung wie Ihre Blutbahnen! Ihr 240 000 Kilometer langes Versorgungssystem, von der Arterie bis zu dem kleinsten Kapillärchen, ist das Transportsystem für Blut, Sauerstoff, Nährstoffe und Vitalstoffe. Damit Ihr Gehirn gut durchblutet ist und Ihre 70 Billionen Zellen bis in den letzten Winkel Ihres Körpers gut versorgt sind, brauchen Sie junge Blutbahnen. Die frühe Wartung Ihres Verkehrssystems zahlt sich aus: in Lebensfreude und Leistungsfähigkeit bis ins hohe Alter.

amin C wären die Zellteile innerhalb kürzester Zeit durchlöchert.

Das Duo Vitamin C und E arbeitet als Abfangsystem ständig zusammen. Ist zu wenig Vitamin C vorhanden, wird mehr Vitamin E verbraucht, weil Vitamin E die freien Radikale nicht mehr an seinen Partner Vitamin C weitergeben kann. Wie diese beiden Vitamine arbeiten auch viele andere Pflanzenstoffe aus Obst und Gemüse als Radikalfeuerwehr zusammen.

Elixier für junge Blutbahnen

Vitamin E schützt nicht nur Ihre Zellen, sondern vor allem auch die Blutfette, die ständig durch Ihren Körper transportiert werden. Jeder Zweite Ihrer Bekannten wird statistisch an einem Herzinfarkt oder Schlaganfall sterben. Sie dagegen können mit Vitamin E Ihre Blutbahnen jung halten und das Risiko für

➤ **TIPP**

Nehmen Sie Vitamin E immer mit Vitamin C

VITAMIN E kann seine schützende Wirkung sehr schnell verlieren. Schon nach einer halben Stunde, so eine neue Studie, kann im menschlichen Körper bis zu 50 Prozent des Vitamin E aufgebraucht sein, weil es von freien Radikalen getroffen wurde. Bei Tieren scheint dies viel langsamer zu gehen. Warum? Tiere produzieren viel Vitamin C im Darm, um damit das wertvolle Vitamin E zu schützen und wieder aufzuarbeiten – zu recyclen. Machen Sie es den Tieren nach: Schützen Sie Vitamin E durch viel zusätzliches Vitamin C.

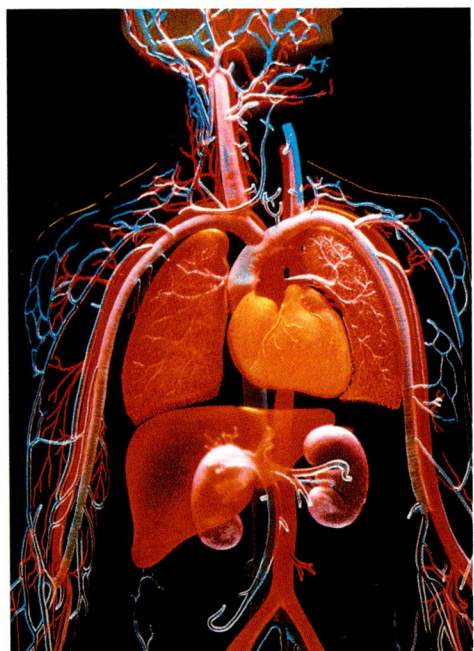

Ihr wahres Alter entspricht dem Zustand Ihrer Gefäße. Deshalb: Pflegen Sie dieses 240 000 Kilometer lange Transportsystem!

Anti-Aging für die Blutbahnen

Stellen Sie sich vor, wie wunderbar es sein könnte, mit 81 Jahren eine Bergwanderung zu machen, wie die Blutbahnen Sauerstoff und Nährstoffe bis in die letzte Verästelung des Gehirns bringen und welch eine anregende Nacht Sie mit Ihrem gut durchbluteten, jung gebliebenen Partner oder Ihrer Partnerin haben werden. Dafür brauchen Sie weite und elastische Blutbahnen. Vitamin E hält die Blutbahnen langfristig jung.

Wie halten Sie Ihre Blutbahnen jung? Wahrscheinlich haben Sie sich diese Frage noch nie gestellt. Die häufigsten Alterungserscheinungen bei den Blutbahnen sind: Sie verstopfen und verfetten (Arteriosklerose), fangen an zu lecken und stehen unter Hochdruck (Bluthochdruck). Erst wenn die wichtigen Lebensadern zu etwa 70 Prozent verstopft sind, merken Sie, dass etwas nicht stimmt.

Viele versäumen das Anti-Aging-Programm mit Biostoffen, um dann live das ganze Horrorszenario amerikanischer Ärzteserien nachzuspielen: Erst hohe Blutfette und nebenwirkungsreiche Verschreibungen, später kommen Ersatzteile, wie Herzklappen, Bypass-Operationen und Reha-Maßnahmen nach Schlaganfällen, hinzu. All diese High-Tech-Maßnahmen behandeln aber nur die Symptome. Man stellt Sie notdürftig wieder her. Doch keine dieser Therapien bekämpft die Ursachen der Alterung Ihres Verkehrssystems: die Arterienverkalkung.

Ölwechsel, Wartung und Wachspolituren gegen Rost sind beim Auto ganz selbstverständlich. Würden Sie den ersten Ölwechsel bei Ihrem Auto erst bei einem Kilometerstand von 150 000 vornehmen? Genau das tun die meisten bei ihren Blutbahnen. Dabei kann die Wartung und Verjüngung Ihrer Blutbahnen so einfach sein: Biostoffe haben dabei den größten Anteil. Mit Biostoffen können Sie vielleicht hüpfend, statt im Rollstuhl, das genetisch mögliche Alter von 120 erreichen.

Anti-Aging fürs Gehirn

Der Alterungsprozess im Gehirn lässt sich teilweise vermeiden. Alles, was Sie brauchen, ist eine gute Sauerstoff- und Nährstoffversorgung durch junge Blutbahnen.

Ältere Menschen haben oft wiederholte und unbemerkte Schlaganfälle, die zum Ausfallen ganzer Gehirnareale und zur Unterversorgung mit Nährstoffen führen. 5 Prozent der über 65-Jährigen und 30 Prozent der über 85-Jährigen leiden statistisch gesehen an einer Demenz. Erste Symptome sind leichte Begriffsstutzigkeit, Vergesslichkeit, die sich weiter verstärken, bis sich die Betroffenen im Leben immer weniger zurechtfinden. Es macht wenig Sinn, 120 Jahre alt zu werden, wenn Sie geistig verfallen. Ein Garant für einen vitalen Geist ist ein gesundes Blutversorgungssystem.

Vitamin E hält die Blutbahnen elastisch

Wie jung sind Ihre Arterien wirklich? Lässt sich das feststellen? Ja. Je mehr Ablagerungen vorhanden sind, desto weniger dehnbar sind Ihre Blutgefäße. Diese Dehnbarkeit ist wichtig: 5 Liter Blut werden pro Minute mit 70 Herzschlägen durch Ihre Blutbahnen gepumpt. Insgesamt 10 000 Liter am Tag.

Stellen Sie sich den Druck auf Ihrem Herzen vor und auf den Arterien, die zum Herz führen, wenn die Blutbahnen sich nun verengen. Das ist so, als ob man einen Gartenschlauch zusammenpresst: Schschscht ... der Druck – Ihr Blutdruck – steigt so stark an, bis die Arterien kleine Risse bekommen. Je elastischer die Blutbahnen sind, desto besser können sie bei jedem Schlag der Herzpumpe nachgeben und den Druck abfedern. Die Blutbahnen um das Herz (die Herzkranzgefäße) stehen unter dem höchsten Druck und

reißen am schnellsten. Mit Ultraschalltechnik kann gemessen werden, in welchem Zustand sich Ihre Blutbahnen befinden. Wie hoch ist Ihr biologisches Alter? Je dicker die Arterien sind, desto stärker sind sie durch Ablagerungen gealtert.

Die gute Nachricht: Viele Studien zeigen, je höher der Vitamin-E-Gehalt des Blutes ist, desto jungfräulicher, mit nur wenigen Ablagerungen belastet, sind die Arterien. Eine gute Biostoffwartung zahlt sich also aus.

Blutfette: die Vitamin-E-Taxis des Körpers

LDL, VLDL und HDL – das sind drei so genannte Lipoproteine (eine Art Blutfette), die Cholesterin im Blut transportieren. Diese Werte misst der Arzt meist bei Ihnen. Vielleicht kennen Sie diese Begriffe auch vom Kaffeekränzchen bei der Tante. Blutfettwerte sind häufig ein Gesprächsthema älterer Menschen. Genauso wichtig wie der Blutfettwert von Tante Ada ist aber auch der Vitamin-E-Gehalt der Blutfette, denn sie sind die Vitamin-E-Taxis im Blut. Je mehr Vitamin E ein Blutfettpartikel trägt, desto weniger wird es durch freie Radikale angegriffen.

Sie erinnern sich: Ungesättigte Fette und Vitamin E sind immer ein Paar. Jedes LDL-Fettpartikel besteht aus 1300 ungesättigten Fettmolekülen. Vitamin E verhindert, dass die Blutfette ranzig (oxidiert) werden und dann an Arterien festkleben.

Fünf bis neun Moleküle Vitamin E sitzen auf jedem LDL-Fettpartikel, um freie Radikale abzufangen. Genau das ist entscheidend: Das Augenmerk liegt auf fünf bis neun Molekülen. Sechs wissenschaftliche Studien zeigen: Je mehr Vitamin E auf dem LDL-Cholesterin gespeichert ist, desto weniger werden die Fette oxidiert – und nur die oxidierten Fette kleben an Ihren Blutbahnen fest.

Hohes Cholesterin alleine verursacht keinen Herzinfarkt

Eine Messung von Blutfetten beim Arzt ohne die gleichzeitige Feststellung Ihrer Vitamin-E-Werte ist also nur die halbe Wahrheit. Eine Studie der Weltgesundheitsorganisation in 16 europäischen Ländern hat gezeigt, dass sich trotz ähnlich hoher Blutfettwerte in den 16 Ländern die Herzinfarkthäufigkeit um das Siebenfache unterschied. Ein Rätsel? Seit den 1960er Jahren wurde gebetsmühlenhaft von der Pharmaindustrie wiederholt, welchen Einfluss ein hoher Cholesterinspiegel auf Herzinfarkt hat. In der erwähnten Studie zeigte sich stattdessen, dass niedrige Vitamin-E-Blutwerte in 63 Prozent der Fälle mit Herz-

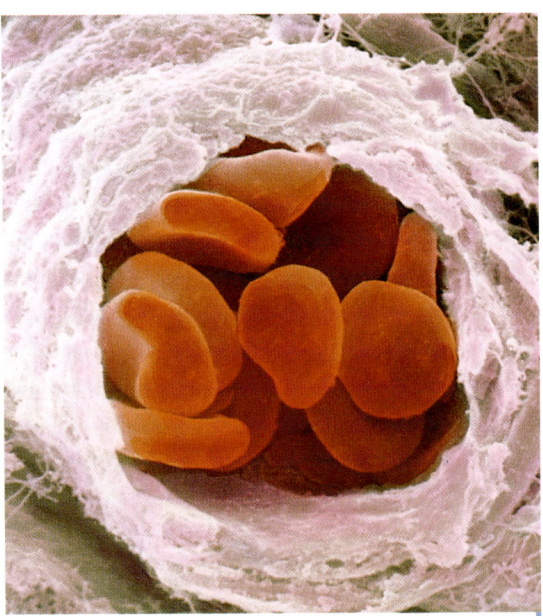

Bei klebrigen Blutplättchen und zugesetzten Arterien sind Verkehrsinfarkte wie Herzinfarkt und Schlaganfall vorprogrammiert.

Kreislauf-Erkrankungen zusammenhängen, während hohe Blutfette und Blutdruck überhaupt nur 20 Prozent der Herzinfarkte erklären konnten. Sie wissen ja bereits, warum das so ist: Cholesterin klebt erst die Arterien zu, wenn es durch freie Radikale ranzig (oxidiert) wird, weil zu wenige Antioxidanzien im Blut sind.

So verhindert Vitamin E Verkehrsstaus

Die wichtigsten Wirkungsweisen des Wunderhelfers Vitamin E sind:
➤ Blutfette werden vor Oxidation geschützt.
➤ Blutplättchen heften sich weniger stark an den Arterien fest.
➤ Blutplättchen kleben weniger aneinander. Das Blut bleibt fließfähig und vital.
➤ Blut gerinnt nicht so leicht.

Das ist doch alles viel zu abstrakt, finden Sie? Das finden wir auch: Damit Sie sich nun eine Ihrer Hauptverkehrsstraßen vorstellen können, haben wir ein passendes Bild herausgesucht (siehe links unten). Sie sehen, wie einige rote Blutkörperchen, die Sauerstoff zu Zellen transportieren, in ein haardünnes Blutgefäß abbiegen. 1 Liter Blut enthält 5 Billionen solcher roter Blutkörperchen. Jedes davon transportiert 1500 Kilometer lang Sauerstoff durch Ihren Körper, bevor es ausgetauscht wird. Sie können sich nun vorstellen, was für ein unglaublicher Stau entsteht, wenn die Blutkörperchen nicht fließfähig sind, am Rand der Blutbahnen festkleben oder gar als Blutgerinnsel ein bereits verfettetes, verengtes Gefäß verstopfen. Das totale Verkehrschaos. Ein Fernfahrerstreik. Die Sauerstoffversorgung der Zellen ist lahm gelegt. Die Blutplättchen dürfen also auf keinen Fall gerinnen oder kleben.

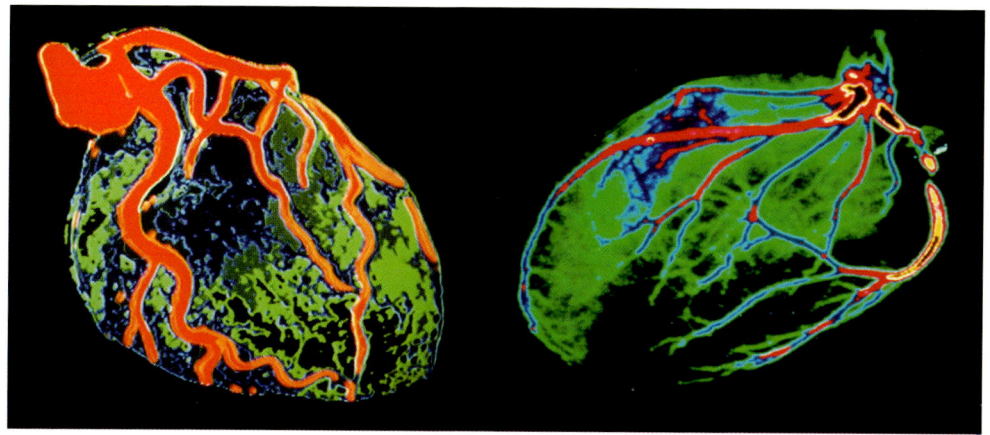

Ein gesundes Herz zeichnet sich durch eine ausreichende Durchblutung aus (links). Rechts dagegen ein Herz nach einem lebensgefährlichen Verschluss der Koronararterien.

Ein natürlicher Blutverdünner

Haben Sie Ihren Eltern oder Großeltern schon Vitamin E geschenkt? Vitamin E verdünnt das Blut und senkt die Blutgerinnung. Genau wie Aspirin es tut. Blutgerinnsel können die schon verengten Blutbahnen verstopfen. Je nachdem, wo die Blutzufuhr unterbrochen ist, kommt es zur Sauerstoffknappheit in Herz oder Gehirn. Millionen von Herzzellen oder Gehirnzellen sterben dann ab. Die Folgen: Herzinfarkt oder Schlaganfall.

Hier die Studie für Patienten, die schon einen Herzinfarkt hatten: 2000 Herzinfarkt-Patienten nahmen an dieser Studie der Cambridge-Universität teil. Patienten, die 400 bis 800 Milligramm Vitamin E einnahmen, bekamen 77 Prozent seltener einen weiteren Herzinfarkt als Patienten, die kein Vitamin E bekamen. Kaum eine High-Tech-Maßnahme kann mit derartigen Erfolgen aufwarten wie Vitamin E.

Übrigens: In Deutschland kann Vitamin E auch vom Arzt verschrieben werden – aber erst nach dem ersten Herzinfarkt ...

Goldmine für die Pharmaindustrie

Pharmaindustrie und Medizingerätehersteller sind auf die Wirkung von Vitamin E bei Herz-Kreislauf-Erkrankungen nicht besonders gut zu sprechen. Jeder zweite Bürger in den Industrienationen stirbt an einer Herz-Kreislauf-Erkrankung. Und davor wird viel – sehr viel Geld für diese Erkrankung ausgegeben. Die US-Krankenkassen werden voraussichtlich im Jahre 2001 683 Milliarden Mark für die gesamte Behandlung von Herz-Kreislauf-Erkrankungen ausgeben. Hersteller von Herzklappen, Entwickler von Operationstechnologien, Labore, Medikamentenhersteller – alle verdienen mit.

Nach Aussage der Investmentbank Dresdner Kleinworth Benson wächst dieser Markt jährlich um zwölf Prozent. Verständlich, dass die Verbreitung der Forschungsergebnisse zu Antioxidanzien, vor allem zu Vitamin E, nicht im Interesse der Pharmaindustrie und anderer Hersteller ist.

Dennoch: Vitamin E senkt Herzinfarkte und Schlaganfälle um 40 Prozent, und die B-Vitamine helfen bei Herz-Kreislauf-Erkrankungen (siehe ab Seite 34).

Vitamin E: in Lebensmitteln schöngerechnet

Sie erinnern sich: Ungesättigte Fette und Vitamin E sollten in einem Lebensmittel immer ein Paar sein. Dieses Paar befindet sich tatsächlich nur in einigen Nüssen, in Weizenkeimöl und in Sonnenblumenöl.

Der größte Unsinn zur Vitamin-E-reichen Ernährung wird in den meisten Ernährungsratgebern verbreitet. Dort lesen Sie häufig: »Vitamin E ist in allen ungesättigten Pflanzenölen, Margarine, Milch, Fisch und Nüssen enthalten.« Die Wahrheit ist: Je mehr ungesättigte Pflanzenöle und Fisch Sie essen, desto mehr zusätzliches Vitamin E brauchen Sie. Denn Pflanzenöle und viele Nusssorten brauchen den größten Teil des Vitamin E, um ihre eigenen ungesättigten Fette zu schützen. Wenn Sie beispielsweise Walnüsse essen, brauchen diese zusätzliches Vitamin E aus Ihrem Körper

auf. Bei starken Fischessern fällt der Vitamin-E-Blutwert ab, da Fisch zwar reich an den wertvollen ungesättigten Fetten ist, aber wenig Vitamin E enthält. Starke Fischesser oder Menschen, die Fischölkapseln einnehmen, brauchen daher zusätzliches Vitamin E. In der Tabelle (siehe unten) erkennen Sie, dass es nur ganz wenige echte Vitamin-E-Quellen gibt.

Nüsse und Pflanzenöle: nicht immer Vitamin-E-Lieferanten

Durch die industrielle Pressung von Ölen gehen 40 Prozent ihres Vitamin-E-Gehalts verloren. Hitze, Licht und Lagerung vernichten Vitamin E zusätzlich und machen Öl ranzig. Verwenden Sie deshalb nur kaltgepresste Öle, die in dunkle Glasflaschen abgefüllt sind, und achten Sie beim Kauf auf das Haltbarkeitsdatum. Lagern Sie Öle dunkel und kühl. Wenn Öl ranzig wird, ist das Vitamin E aufgebraucht – im Körper wird es

➤ **INFO**

Wie viel Vitamin E liefern Lebensmittel wirklich?

Vitamin E in 100 g Lebensmittel »schöngerechnet«		So viel Vitamin E steht Ihrem Körper (nach Abzug der ungesättigten Fette) zur Verfügung
Weizenkeimöl	200 mg	+ 174 mg
Sonnenblumenöl	50 mg	+ 19 mg
Olivenöl	20 mg	+ 5 mg
Maiskeimöl	34 mg	0 mg
Margarine	10 mg	0 mg
Milch	2 mg	0 mg
Makrele	4 mg	– 3 mg
Hering	26 mg	– 5 mg
Distelöl	44 mg	– 10 mg
Walnuss	6 mg	– 21 mg

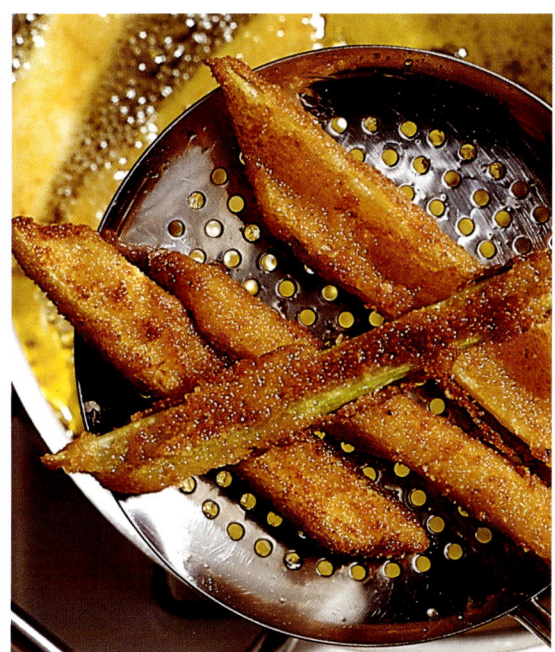

Wer hin und wieder Frittiertes isst, sollte darauf achten, dass es in frischem, noch nicht erhitztem Fett zubereitet wurde.

Magen-Darm-Takts. Frittiertes und Gebratenes wirkt dort deshalb krebsfördernd. Das ist auch der Grund, warum die Vitamin-E-Einnahme in Studien die Häufigkeit von Magen-Darm-Krebs so stark verringert. Genießen Sie Lebensmittel möglichst naturbelassen. Gemüse und Kartoffeln müssen wirklich nicht zu Fettradikal-Cocktails frittiert werden. Sie brauchen dann keine Magenmittel mehr und werden ein unbelastetes, beschwingtes Körpergefühl nach dem Essen haben.

zum Vitamin-E-Räuber. Schmeißen Sie ein solches explosives Fett-Radikal-Gemisch in den Müll! Verwenden Sie es auch nicht mehr zum Braten. Das macht es noch ranziger und schädlicher.

Frittieröle: Vitamin-E-Räuber und Krebserreger

Öle sollten nur einmal erhitzt werden, da die Fette oxidieren und den letzten Rest an Vitamin E vernichten. Mehrmals hoch erhitzte Öle sind ranzig und ein explosives Radikalgemisch für Ihren Körper. Frittierte Lebensmittel sind voll gesogen damit. Mit einer Portion oxidierter Fette steigt der Vitamin-E-Bedarf enorm an. Zum Beispiel nach einer Portion Pommes frites aus mehrmals erhitztem Öl.

Einmal im Körper, müssen die freien Radikale durch Antioxidanzien gebunden werden, wenn nicht, oxidieren sie die Zellen des

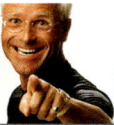

Mein Tipp für Sie

»Blut ist ein ganz besonderer Saft«

GOETHES FAUST wusste es. Als Internist weiß ich es natürlich auch. Im Blut steht Ihre Gesundheit. Hohe Vitamin-E-Blutwerte vermindern die Freie-Radikale-Erkrankungen.

Als Internist schaue ich natürlich gerne auf Blutwerte. Der Sieger-Blutwert für Vitamin E liegt zwischen 27 und 30 Mikrogramm/Milliliter. Bei Werten um die 20 Mikrogramm/Milliliter verdoppelt sich schon das Herzinfarktrisiko.

Um Ihre Vitamin-E-Blutwerte zu verzweifachen, müssen Sie allerdings die zehnfache Menge der Minimalempfehlung an Vitamin E einnehmen! Das liegt daran, dass die Aufnahme im Darm bei hohen Mengen Vitamin E abnimmt. Das ist mit Lebensmitteln nicht zu schaffen. Mit zusätzlich 100 bis 400 Milligramm Vitamin E erreichen die meisten – unabhängig von unterschiedlichen Lebensgewohnheiten und Risikofaktoren – einen schützenden Blutwert.

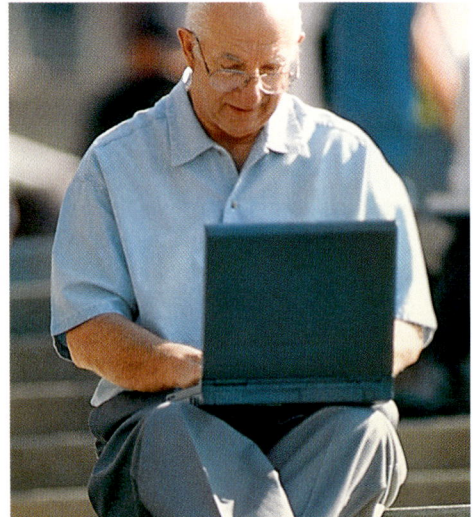

Vitamin E schützt Blutgefäße, Nervenzellen und Augen, damit Sie lange geistig und körperlich jung bleiben.

Wie viel Vitamin E sollten Sie nehmen?

Für die kühlen Rechner: Wie zahlt sich die Investition in 100 Milligramm Vitamin E für Sie aus? Die Antwort bekommen Sie in den vier größten Studien mit insgesamt über 143 000 Personen (siehe Tabelle unten). Prof. Rimm (Harvard University) analysierte 1997 alle bisher durchgeführten Vitamin-E-Studien mit folgendem Ergebnis: Bei einer Einnahme von mehr als 100 Milligramm

Vitamin E über einen Zeitraum von mehr als 2 Jahren sinkt die Sterbehäufigkeit um 30 bis 40 Prozent. Studien unterhalb dieser Dosierung hatten keinen Erfolg! 100 Milligramm sollte also Ihr tägliches Minimum an Vitamin E sein.

Wichtig: Vitamin E aus Nahrungsmitteln verringerte Herzinfarkte nicht, denn aus Nahrungsmitteln bekommen Sie nur etwa 15 Milligramm.

Warum brauchen wir eigentlich heute so viel Vitamin E?

Die Antwort ist einfach: Wir essen doppelt so viel Fett wie in der Steinzeit. Wurst, Käse, Frittiertes, Gebratenes und Fleisch von verfetteten Stalltieren: Der Verzehr dieser fetten Lebensmittel war für uns Menschen in der Evolution nicht vorgesehen. Damit all diese Fette nun sicher durch die Blutbahnen transportiert werden können, brauchen wir heute viel mehr Vitamin E. In Käse, Wurst und den anderen fetten Lebensmitteln ist jedoch kein Vitamin E enthalten.

100 Milligramm täglich

Ernährungswissenschaftler sind sich einig: Zum Schutz vor Krebs und Herz-Kreislauf-

---

➤ **I N F O**

Verheißungsvoll: 100 mg Vitamin E schützen vor Herzinfarkt

Anzahl der unter-suchten Personen	Beobachtungs-zeitraum	Rückgang der Sterbehäufigkeit	Studie
87 245 Frauen	8 Jahre	– 34 %	Rimm 1993
39 910 Männer	4 Jahre	– 30 %	Stampfer 1993
5133 Frauen und Männer	14 Jahre	– 32 % (Frauen) – 65 % (Männer)	Knekt 1994
11 178 Senioren	8 Jahre	– 41 %	Losonczy 1996

Vitamin E (Tocopherol): Das empfehlen Experten

Zufuhrempfehlungen im Vergleich:

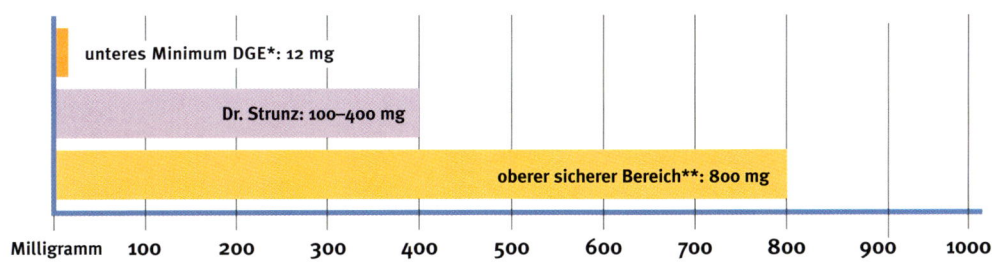

unteres Minimum DGE*: 12 mg

Dr. Strunz: 100–400 mg

oberer sicherer Bereich**: 800 mg

| Milligramm | 100 | 200 | 300 | 400 | 500 | 600 | 700 | 800 | 900 | 1000 |

* Erwachsene, 19–65 Jahre
** mit Vitaminpräparaten (nach Prof. Shrimpton)

➤ CHECK

Wie gut sind Sie versorgt?

WENN MEHERE der folgenden Symptome bei Ihnen auftreten, könnte das auf einen Mangel an Vitamin E hinweisen.

Nach kurzfristigem Mangel (eher selten):
◆ welke Haut ☐
◆ vermehrte Altersflecken ☐
◆ Unfruchtbarkeit ☐
◆ schlecht heilende Wunden ☐
◆ Infektanfälligkeit ☐

Nach langfristigem Mangel:
(Freie-Radikale-Erkrankungen)
◆ Arteriosklerose ☐
◆ Herzinfarkte ☐
◆ Schlaganfälle ☐
◆ zunehmende Krebsanfälligkeit ☐
◆ vermehrte Augenerkrankungen
(grauer Star, Schäden an der Makula) ☐

◆ degenerative Nervenerkrankungen
(Alzheimer, Parkinson) ☐
◆ Rheuma, Arthritis ☐

Gehören Sie zu einer Risikogruppe?
Wenn einer der folgenden Punkte auf Sie zutrifft, haben Sie einen erhöhten Bedarf an Vitamin E.

◆ Sie sind älter als 65 Jahre ☐
◆ Sie sind Raucher ☐
◆ Ihre Blutfette sind erhöht ☐
◆ Sie haben Herz-Kreislauf-Erkrankungen ☐
◆ Ihre Gallenblasen- und Pankreas-
funktion sind gestört ☐
◆ Sie haben Krebs ☐
◆ Sie sind Diabetiker ☐
◆ Sie sind HIV-infiziert ☐
◆ Sie sind schwanger oder nehmen
die Antibabypille ☐

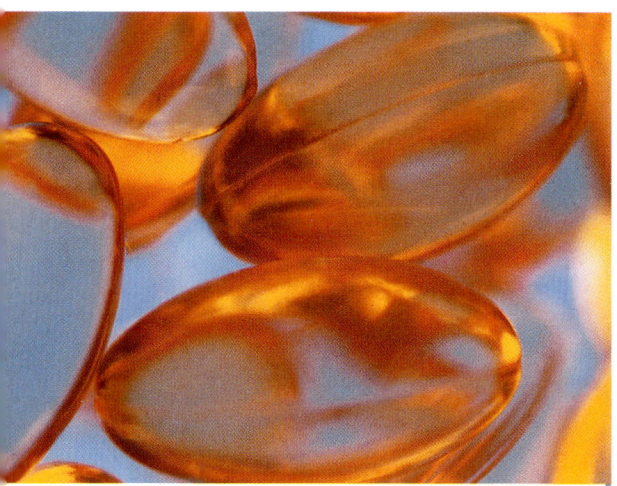

Vitamin E ist das Anti-Aging-Vitamin schlechthin. Mit täglich 100 Milligramm aus der Apotheke sind Sie bestens versorgt.

lassen – für die eigene Vorbeugung gegen Herz-Kreislauf-Erkrankungen greifen sie zu Vitamin E und anderen Antioxidanzien. In einer neueren Umfrage im amerikanischen Journal für Kardiologie stellte sich heraus, dass von den 181 Mitgliedern der Amerikanischen Kardiologischen Gesellschaft fast die Hälfte (44 Prozent) regelmäßig Antioxidanzien einnehmen. Spitzenreiter dabei ist Vitamin E, das von 39 Prozent der Herzspezialisten präferiert wird.

Erkrankungen brauchen Sie etwa 100 Milligramm Vitamin E täglich. Das empfiehlt auch das amerikanische Krebsinstitut. Wir unterstützen diese Ergebnisse und verzichten darauf, Ihnen eine Liste Vitamin-E-haltiger Lebensmittel zu geben, da Sie diese schützende Zufuhr sowieso nicht mit Lebensmitteln erreichen können. Ein absurdes Beispiel: Um 100 Milligramm Vitamin E zum Schutz vor Herzinfarkt zu bekommen, müssten Sie täglich $1/2$ Liter Sonnenblumenöl oder 2 Liter Olivenöl trinken. Gemüse und Obst haben relativ wenig Vitamin E. Bei keinem anderen Vitamin ist unsere Empfehlung deshalb so eindeutig wie bei Vitamin E: Kaufen Sie es am besten in der Apotheke! Gönnen Sie sich ruhig diese Gesundheitsversicherung. Vitamin E ist das Anti-Aging-Vitamin für Ihre Zellen und Ihre Blutbahnen.

Spezialisten – das doppelte Gesicht

Es ist interessant, was Kardiologen, die Spezialisten für Herz-Kreislauf-Erkrankungen, selber machen, um Erkrankungen vorzubeugen. Auch wenn Patienten gerne teure Reparaturmedizin angedient wird und sich Kardiologen in Diskussionsrunden kritisch über das Für und Wider von Vitaminen aus-

NUTZEN SIE VITAMIN E ALS GESUNDHEITSVERSICHERUNG

Vitamin E schützt alle Zellen, Blutbahnen, Nerven, Augen und das Immunsystem. Sie wissen jetzt auch, wie Vitamin E den Dominoeffekt in Fetten stoppt und wie Vitamin E und C zusammenarbeiten. Was kann Vitamin E nun für Sie konkret als Gesundheitsversicherung tun?

➤ 1. DIE WAHRSCHEINLICHKEIT, AN KREBS ZU ERKRANKEN, SINKT

Bei Vitamin-E-Mangel werden die Zellmembranen um und in der Zelle beschädigt. Die Gen-Software wird angegriffen. Die langfristige Folge: Stoffwechselstörungen und entartete Zellen, die sich zu Krebszellen entwickeln können. Jeder dritte Deutsche bekommt Krebs. Hier die drei häufigsten Krebserkrankungen: Lungenkrebs (17 Prozent), Darmkrebs (14 Prozent), Magenkrebs (6,7 Prozent). Vitamin E zeigte sich in langjährigen Studien vor allem wirksam gegen Lungen-, Mund-, Rachen-, Speiseröhren-, Magen- und Darmkrebs. Wenn Sie langfristig zusätzlich Vitamin E einnehmen, können Sie die Wahrscheinlichkeit, dass Sie daran erkranken, um 30 bis 40 Prozent senken. Unser Tipp: Da alle Antioxidanzien zusammenarbeiten, können Sie die Wirkung von Vitamin E noch verstärken, wenn Sie Obst und Gemüse essen.

➤ 2. RHEUMA- UND ARTHRITIS- SCHMERZEN NEHMEN AB

Schon bei leichtem Vitamin-E-Mangel werden Hormone, fetthaltige Vitamine und fetthaltige Stoffwechselenzyme zerstört. Die Folge: Es werden vermehrt Entzündungsbotenstoffe ausgeschüttet. Vitamin E lindert Entzündungen bei Rheuma- und Arthritisschmerzen, weil die Entzündungsbotenstoffe vermindert werden. Betroffene können dadurch oft schmerz- und entzündungshemmende Medikamente weglassen.

➤ 3. WENIGER SCHÄDEN AN RAUCHERLUNGEN

Sauerstoff und Schadstoffe sind Hauptverursacher von freien Radikalen im Körper. Beides kommt in der Lunge an. Die Lungenzellen müssen daher besonders durch Vitamin E geschützt werden.
Unser Tipp: Raucher haben einen erhöhten Bedarf an Vitamin E, weil Tabakrauch hohe Schadstoffmengen enthält. Vitamin E schützt besonders die Lungenzellen. In einer Studie verminderte Vitamin E das Lungenkrebsrisiko um 45 Prozent.

➤ 4. SCHUTZ FÜR MUSKELZELLEN

Wer Sport treibt, braucht mehr antioxidative Vitamine E und C: Beim Sport gelangt verstärkt Sauerstoff in den Körper, und die Energieproduktion in den Zellen steigt. Wo Sauerstoff transportiert und Energie produziert wird, entstehen zugleich auch freie Radikale. Vitamin E verhindert, dass vermehrt Radikalschäden an Muskelzellen verursacht werden.

➤ 5. IMMUNZELLEN BLEIBEN INTAKT

Die Zellen des Immunsystems fressen Bakterien und Viren. Dann bombardieren sie die Eindringlinge mit freien Radikalen, um diese zu zerstören. Damit die Fresszellen nicht ihre eigenen Membranen zerstören, haben sie den höchsten Vitamin-E-Gehalt von allen Körperzellen, um die Radikale dort abfangen zu können.

NUTZEN SIE VITAMIN E ALS GESUNDHEITSVERSICHERUNG

Die Folge eines Vitamin-E-Mangels: Es werden weniger Immunzellen produziert. Und die Aktivität der verbliebenen Immunzellen ist vermindert, da sich die Fresszellen bei Vitamin-E-Mangel selbst zerstören würden. Dadurch sind sie weniger schlagkräftig.

Unser Tipp: Erhöhen Sie Ihre Vitamin-E Zufuhr, wenn Ihre Immunzellen aufgrund eines Infektes aktiv werden.

➤ 6. SCHUTZ FÜR GEHIRN- UND NERVENZELLEN

Eine ölige Schicht schützt Ihre Nerven- und Gehirnzellen. Wird diese Schicht durch freie Radikale angegriffen, werden die Zellen geschädigt. Die Folge: Alzheimer, Parkinson und schwere Nervenentzündungen. Bei Alzheimer ist die ölige Schicht der Gehirnnerven, bei der Zitterkrankheit Parkinson die Nervenübertragung vom Gehirn zu den Muskeln betroffen. Vitamin E kann die ölige Schicht von Nerven und Gehirnzellen schützen.

➤ 7. GUTE SICHT EIN LEBEN LANG

UV-Licht ist sehr aggressiv und produziert freie Radikale. Besonders die Zellen des Auges werden von freien Radikalen bedroht. Auf dem Bild rechts oben sehen Sie – wo das A ist –, wie Licht durch die vordere Augenlinse auf den hinteren Teil des Auges fällt. Das ist die Stelle des schärfsten Sehens oder die Makula. Die Augenlinse und die Makula sind die beiden Stellen, an denen das Auge durch freie Radikale am schnellsten geschädigt wird.

Vitamin E stabilisiert dagegen die Zellen der Augenlinse und verhindert so die Entwicklung des Altersstars (Katarakt). In den USA sind 40 000 Menschen am Katarakt erblindet, und 300 000 werden jährlich daran operiert. Vitamin E schützt Ihre Augen vor diesen Schäden. In einem Experiment wurden Mäuseaugen mit UV-Licht bestrahlt. Die Katarakthäufigkeit konnte durch eine hohe Vitamin-E-Zufuhr um 89 Prozent gesenkt werden.

10 300 Männer und Frauen haben an 9 Studien mit Vitamin E teilgenommen. Es sollte herausgefunden werden, ob Vitamin E auch den Menschen vor Katarakten schützt. Das Ergebnis: Sie können die Häufigkeit des Kataraktes bei hohen Vitamin-E-Blutwerten halbieren! Vitamin E und C arbeiten dabei zusammen.

➤ 8. SUPERSTOFF FÜR DIE MAKULA

Die Makula ist eines der großen Wunder der Natur: An der Stelle des schärfsten Sehens sind 130 Millionen Lichtstäbchen eingelagert, die ankommende Signale an das Gehirn weiterleiten. In diesen 130 Millionen Lichtstäbchen ist 70-mal so viel Vitamin E eingelagert wie in der Augenlinse. Die Natur macht das nicht ohne Grund. Tiere in der Natur wären mit einer kaputten Makula zum Tode verurteilt, denn sie würden alles nur noch verschwommen sehen. Vitamin E schützt die empfindliche Makula vor freien Radikalen. Tragisch ist, dass 20 Prozent der über 65-Jährigen und 40 Prozent der über 75-Jährigen von diesem gestörten Sehen im zentralen Sichtfeld betroffen sind. Sie können dann nicht mehr lesen, Auto fahren oder fernsehen – die Lebensqualität im wohlverdienten Ruhestand schmilzt dahin. Wenn die komplizierte Makula erst einmal geschädigt ist, gibt es keine erfolgversprechende Behandlungsmethode. Die einzige

Vitamin E (Tocopherol) einkaufen

DER VITAMIN-E-EINKAUF kann etwas kompliziert sein. Am besten ist es, wenn Sie natürliches Vitamin E aus Weizenkeimen oder Soja kaufen. Natürliches Vitamin E ist das biologisch aktivste. Um die biologische Aktivität von künstlichem und natürlichem Vitamin E miteinander vergleichen zu können, wurde die Bezeichnung »Äquivalent« eingeführt: 1 Milligramm RRR-alpha-Tocopherol-Äquivalent aus natürlichem Vitamin E entspricht dabei einer biologischen Aktivität von 100 Prozent, 1 Milligramm künstliches Vitamin E erreicht nur eine biologische Aktivität zwischen 60 und 90 Prozent.

Natürliches Vitamin E:
♦ 100 % 1 mg RRR-alpha-Tocopherol
Künstliches Vitamin E:
♦ 91 % 1 mg RRR-alpha-Tocopherolacetat
♦ 81 % 1 mg RRR-alpha-Tocophydrogensuccinat
♦ 74 % 1 mg RRR-all-rac-alpha-Tocopherol
♦ 67 % 1 mg RRR-all-rac-alpha-Tocopherylacetat
♦ 60 % 1 mg RRR-all-rac-alpha-Tocopherylhydrogensuccinat

Internationale Einheiten
Oft wird statt Milligramm (mg) die Maßeinheit IE (Internationale Einheit) oder IU (International Unit) verwendet. Hier die Umrechnung für natürliches Vitamin E (d-alpha-Tocopherol, d steht für natürliches Vitamin E):
♦ 1,49 IU d-alpha-Tocopherol =
1 mg RRR-alpha-Tocopherol

und für künstliches Vitamin E (dl-alpha-Tocopherol, dl bezeichnet immer künstliches Vitamin E):
♦ 1,10 IU dl-alpha-Tocopherol =
1 mg RRR-alpha-Tocopherol

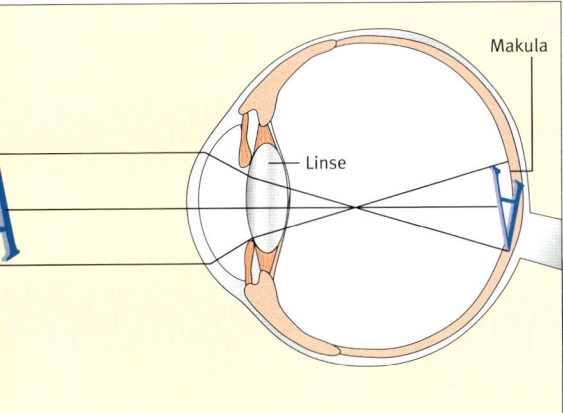

Makula

Linse

In der Makula ist 70-mal mehr an Vitamin E und Karotinoiden eingelagert als in der Augenlinse – das bedeutet optimalen Schutz vor den freien Radikalen des UV-Lichts.

Möglichkeit besteht darin, diese Schäden im Vorfeld zu vermeiden! Wenn man Affen eine Vitamin-E-arme Ernährung gibt, dann entwickeln sie schon nach zwei Jahren Makulaschäden. Je mehr Antioxidanzien in der Makula eingelagert sind, desto weniger Schäden entstehen durch freie Radikale.

Vor allem Vitamin C und Karotinoide (Zeaxanthin und Lutein) sowie Vitamin E sind für den Schutz entscheidend. Vitamin C und E und Karotinoide arbeiten als Blitzableiter-Trio zusammen: Vitamin C übernimmt die freien Radikale von Vitamin E und den Karotinoiden. Studien mit 2220 Teilnehmern zeigten, dass das Risiko für Makulaschäden mit hohen Vitamin-E-Blutwerten halbiert werden kann.

Adressen, die weiterhelfen

Den ANT.OX Test (Seite 112) erhalten Sie bei:
ANT.OX Center

Bayerstr. 53, D-80335 München
Tel. 089/54379882
www.antox.de, info@antox.de

Die ANT.OX Center sind auf Anti-Aging und orthomolekulare Medizin spezialisiert. Eine Liste aller Zentren können Sie unter der obigen Telefonnummer anfordern.

Spezialisierte Ärzte

Die Ärztekammer bietet Ärzten eine Fortbildung in orthomolekularer Medizin an. Adressen zertifizierter Ärzte erhalten Sie bei:

**Thieme Veranstaltungsmanagement
Medizinische Fortbildung**
Rüdigerstr. 14, D-70469 Stuttgart

Bitte legen Sie Ihrer Anforderung einen frankierten Rückumschlag bei.

Forum Orthomolekulare Medizin (FOM)
Elvirastr. 29, D-80636 München
Tel. 0 89/12 00 00 05, Fax 12 00 00 06,
www.F-O-M.de

Produktnachweis

Im Internet offerieren ausländische Anbieter häufig Vitaminprodukte, die nicht den höchsten Qualitätskriterien entsprechen. Vor allem die Marktführer orientieren sich an den höchsten Kriterien der Bioverfügbarkeit, produzieren hypoallergen, ohne Farb- und Konservierungsstoffe, ohne Hefe, Zucker oder Laktose. Apotheker können bei den nachfolgend aufgeführten Marktführern Produkte bestellen – als Endverbraucher erhalten Sie nur Informationsmaterial (siehe auch Seite 82-85).

Orthica ist der niederländische Marktführer:
Orthica Kontaktbüro
Jägerweg 10, D-85521 Ottobrunn
Tel. 0 89/60 85 59 87, Fax 0 89/60 85 59 86
www.Orthica.de oder www.Orthica.nl

Solgar ist der amerikanische Marktführer – Kontaktbüro:
Formula Pharmazeutische Produkte GmbH
Mariannenweg 46, D-61348 Bad Homburg
Tel. 0 61 72/93 88 44, Fax 0 61 72/93 88 99
formula@formulapharm.de
www.solgar-formular.com

Hochdosierte Nahrungsergänzungsmittel als Trinkampulle mit 22 Mikronährstoffen oder ein von Dr. Strunz entwickeltes Granulat mit 31 Nährstoffen können Sie bestellen bei:
Strunz GmbH
Informationen erhalten Sie unter
Tel. 0 91 71/84 35 20, Fax 0 91 71/84 35 21
www.strunz.com

Bücher, die weiterhelfen

Burgerstein, Lothar: **Burgersteins Handbuch Nährstoffe.** Haug Verlag, Heidelberg

Elmadfa, Prof. Dr. Ibrahim./Fritzsche, D.: **Die große GU Vitamin- und Mineralstoff-Tabelle.** Gräfe und Unzer Verlag, München

Gröber, U. **Orthomolekulare Medizin. Ein Leitfaden für Apotheker und Ärzte.** Wissenschaftliche Verlagsgesellschaft, Darmstadt

Jopp, Andreas: **Risikofaktor Vitaminmangel.** Haug Verlag, Heidelberg

Walker, N.: **Frische Frucht- und Gemüsesäfte.** Goldmann Taschenbuch, München

Weitere Titel von Dr. Ulrich Strunz aus der Reihe »**Forever young**« siehe Seite 160.

Register

> **TIPP**

Informationen zu
Seminaren

Forever-young-Seminare und -Workshops
mit Dr. Ulrich Strunz
www.strunz.com

Seminare und Vorträge mit Andreas Jopp
seminare@jopp-online.com

Impressum

Redaktion: Reinhard Brendli
Lektorat: Cornelia Klaeger, München

Fotos: Archiv für Kunst und Geschichte: S. 117; Bavaria: S. 6, 12, 27, 40 unten 1 und 3, 47, 54, 61 oben 2 und 4, 76, 116; G+J Fotoservice: vordere Außenklappe unten, S. 4 rechts, 106; Uwe Gröber: S. 104; Hansmann: S. 22; Andreas Hosch: S. 57; IFA-Bilderteam: vordere Außenklappe oben, S. 2 links, 8, 36, 39, 62; Manfred Jahreis: S. 83; Jump: S. 88; Manfred Kage: S. 55, 56 oben, 69, 77, 92; Mauritius: vordere Außenklappe unten, S. 2 rechts, 32, 34, 43, 44, 58, 60, 61 oben 1 und 3, 63, 85 oben 1, 3 und 4, 90, 95, 119 unten, 126, 144, 152; Okapia: S. 28, 48, 52, 129; Anna Peisl: S. 61 unten; Photonica: vordere Umschlagseite, S. 1, 3 oben; Prof. Klaus Pietrzik: S. 72; Tom Roch: S. 119 oben; Reiner Schmitz: vordere und hintere Innenklappe 2 und 4, S. 19 oben, 20, 21, 24, 30, 31, 40 oben, 45, 68, 75, 85 oben 2, 89, 98, 102, 108, 113, 115, 120, 121; Science Photo Library: S. 10, 38, 71, 96, 105, 146; Stock Food: S. 19 unten, 49, 50 unten, 56 unten, 66, 74, 78, 79, 135, 140, 141, 148, 149, 152; Stock Market: hintere Außenklappe oben, S. 4 links, 40 unten 2 und 4, 50 unten, 80, 88, 101, 139, 147; Superbild: S. 14, 131, 132; Tony Stone: vordere und hintere Innenklappe 1 und 3, S. 17, 23, 65, 114, 123, 125, 127, 150; Dr. Ulrich Strunz: hintere Umschlagseite; Teubner: S. 41, 99; Prof. Gerhard Uhlenbruck: S. 136

Illustrationen: Detlef Seidensticker: S. 16, 18, 25, 26, 107, 108, 141, 153; Ludger Vorfeld: S. 41, 46, 53, 58, 71, 80, 91, 98, 101, 110, 130, 149

Umschlaggestaltung und Innenlayout:
independent Medien-Design
Herstellung: Susanne Mühldorfer
Layout und Satz: Ludger Vorfeld
Lithos: Repro Ludwig
Druck und Bindung: Druckhaus Kaufmann

ISBN 3-7742-3253-9

Auflage	5.	4.	3.	2.	1.
Jahr	2005	2004	2003	2002	2001

Wichtiger Hinweis
Die Gedanken, Methoden und Anregungen in diesem Buch stellen die Meinung beziehungsweise Erfahrung der Verfasser dar. Sie wurden von den Autoren nach bestem Wissen erstellt und mit größtmöglicher Sorgfalt geprüft. Sie bieten jedoch keinesfalls Ersatz für kompetenten medizinischen Rat. Jede Leserin, jeder Leser sollte für das eigene Tun und Lassen auch weiterhin selbst verantwortlich sein.
Weder Autoren noch Verlag können für eventuelle Nachteile oder Schäden, die aus den im Buch gegebenen praktischen Hinweisen resultieren, eine Haftung übernehmen.

Umwelthinweis
Dieses Buch wurde auf chlorfrei gebleichtem Papier gedruckt. Um Rohstoffe zu sparen, haben wir auf Folienverpackung verzichtet.

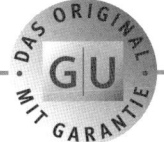

Das Original mit Garantie

Ihre Meinung ist uns wichtig: Deshalb möchten wir Ihre Kritik, gerne aber auch Ihr Lob erfahren, um als führender Ratgeberverlag für Sie noch besser zu werden.
Darum: Schreiben Sie uns! Wir freuen uns auf Ihre Post und wünschen Ihnen viel Spaß mit Ihrem GU-Ratgeber.

Unsere Garantie: Sollte ein GU-Ratgeber einmal einen Fehler enthalten, schicken Sie uns bitte das Buch mit einem kleinen Hinweis und der Quittung innerhalb von sechs Monaten nach dem Kauf zurück. Wir tauschen Ihnen den GU-Ratgeber gegen einen anderen zum gleichen oder ähnlichen Thema um.

Ihr Gräfe und Unzer Verlag
Redaktion Gesundheit
Postfach 86 03 25, 81630 München
Fax: 089/41981-113
e-mail: leserservice@graefe-und-unzer.de

FOREVER YOUNG
das Erfolgsprogramm von Dr. Strunz

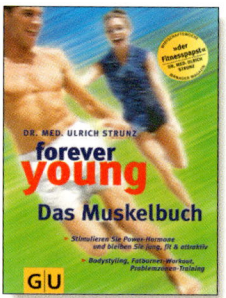

ISBN 3-7742-5637-3
128 Seiten

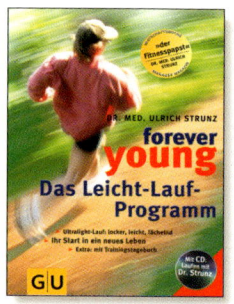

ISBN 3-7742-4830-3
160 Seiten
mit Lauftagebuch und CD

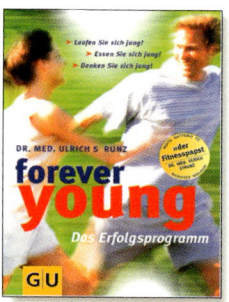

ISBN 3-7742-1736-X
192 Seiten
mit Lauftagebuch

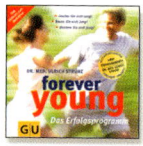

ISBN 3-7742-6262-4
2 CDs
ca. 90 Min. Laufzeit

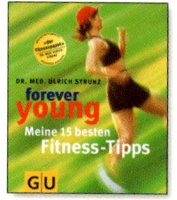

ISBN 3-7742-6237-3
32 Seiten

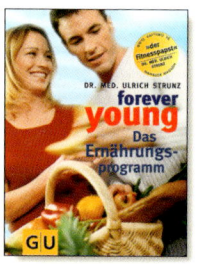

ISBN 3-7742-4001-9
128 Seiten

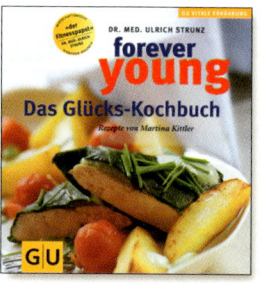

ISBN 3-7742-2025-5
168 Seiten

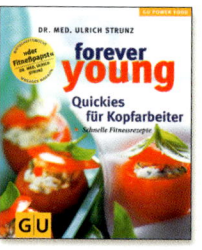

ISBN 3-7742-2613-X
64 Seiten

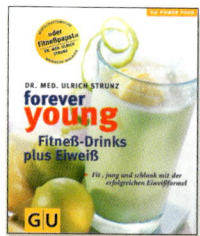

ISBN 3-7742-1904-4
64 Seiten

Starten Sie ab heute in Ihr neues Leben. Mit dem sensationellen Erfolgsprogramm
von Dr. Strunz: Laufen Sie sich jung! Essen Sie sich jung! Denken Sie sich jung!

WEITERE LIEFERBARE TITEL:

➤ Topfit mit Vitaminen
➤ Fitness-Kalender 2002

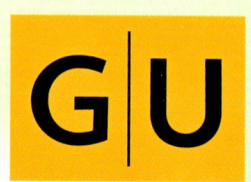

Gutgemacht. Gutgelaunt.